Klinische Anästhesiologie und Intensivtherapie

Band 13

Herausgeber:
F. W. Ahnefeld H. Bergmann C. Burri W. Dick
M. Halmágyi E. Rügheimer
Schriftleiter: J. Kilian

Fortschritte in der parenteralen Ernährung

Herausgegeben von

F. W. Ahnefeld H. Bergmann C. Burri W. Dick M. Halmágyi L. Heller
E. Rügheimer

unter Mitarbeit von

J. Ahlberg, F. W. Ahnefeld, G. Berg, J. Bergström, B. V. Biletov
L. P. Busowkina, H.-D. Czarnetzki, E. M. Copeland, W. Dick
R. Dölp, M. Dörr, S. J. Dudrick, H. Faust, W. Fekl, P. Ferenci
J. D. Fernstrom, E. Fickweiler, P. Fürst, J. M. Funovics, H. Gofferje
G. V. Gulajev, W. Hartig, E. Hecking, H. Heid, B. Holmström
H. Joyeux, J. Kilian, J. Kult, St. Langer, B. Lohmann
B. V. MacFadyen, H. Mader, F. Matzkies, Z. Miladinovic
H. N. Munro, W. Pemsel, H. Peters, F. K. Port, V. Puri, R. M. J. Rault
K. Rommel, B. Schildt, K. Schicketanz, B. H. Scribner, W. Seeling
Cl. Solassol, A. V. Sudjan, D. W. Thomas, E. Treutlein, E. Vinnars
M. H. Weil, F. Wewalka, R. J. Wurtman, V. R. Young, R. Zobel

Mit 96 Abbildungen

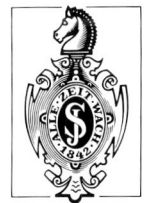

Springer-Verlag Berlin Heidelberg New York 1977

ISBN 3-540-08262-X Springer-Verlag Berlin · Heidelberg · New York
ISBN 0-387-08262-X Springer-Verlag New York · Heidelberg · Berlin

Druck und Bindearbeiten: Offsetdruckerei Julius Beltz KG, Hemsbach
2123/3140-543210

Vorwort

Ernährungsprobleme wurden in der klinischen Medizin lange Zeit hindurch nur am Rande behandelt. In der Regel wurden sie im Zusammenhang mit Stoffwechselerkrankungen besprochen und fanden daher das Interesse nur weniger Spezialisten. Über den Stoffwechsel im Streß oder in der postoperativen Phase und über die hieraus sich ergebenden Ernährungsprobleme dagegen war kaum etwas bekannt.

Vor 15 Jahren etwa befaßten sich nur einige wenige, kleine Arbeitsgruppen in der Welt mit Fragen der parenteralen und der künstlichen Ernährung. Anfangs nahm die Klinik von diesen Arbeiten kaum Kenntnis. Dies änderte sich jedoch sehr rasch, als die Klinik lernte, aus den Ergebnissen dieser Arbeiten in immer größerem Umfang Nutzen zu ziehen. Heute hat die künstliche Ernährung ebenso wie die parenterale Ernährung ihren festen Platz in der Medizin. Für die tägliche Arbeit am Krankenbett sind die modernen Ernährungsformen oft genug ein entscheidender Bestandteil der Therapie. Unstreitig sind manche große Eingriffe der modernen Chirurgie ohne eine exakt bilanzierte Ernährung – gleichgültig, ob auf oralem oder parenteralem Wege, ob halb- oder vollsynthetisch – nicht erfolgreich durchführbar.

Die entscheidenden Anregungen und Entwicklungen gingen von Arbeitsgruppen in Schweden, den USA und in Deutschland aus. Sie schufen die Grundlagen der modernen Ernährungsformen und gewannen wesentliche Erkenntnisse über regelmäßig auftretende Stoffwechselstörungen im Gefolge chirurgischer Eingriffe, nach Verbrennungen, nach Herzinfarkten oder anderen Streßsituationen. Zwischen diesen Arbeitsgruppen bestanden schon frühzeitig enge Kontakte, die schließlich zur Gründung der Internationalen Gesellschaft für Parenterale Ernährung führten.

Die International Society of Parenteral Nutrition (ISPN), die sich 1966 in Hamburg anläßlich des VII. Weltkongresses für Ernährung konstituierte, blickte bei der Erlanger Tagung auf eine zehnjährige Geschichte zurück. In dieser Zeit hat sie sich aus einem kleinen Häuflein von Experten zu einer stattlichen wissenschaftlichen Gesellschaft entwickelt, deren Mitglieder ihre Ergebnisse auf Tagungen und Symposien in allen Teilen der Welt vortragen.

Der Einladung nach Erlangen sind nahezu alle Wissenschaftler gefolgt, die auf dem Spezialgebiet der künstlichen Ernährung und der parenteralen Ernährung in der Welt Rang und Namen haben. So stellt der vorliegende Tagungsbericht einen Rechenschaftsbericht dar. Er gibt jedoch nicht nur Antwort auf die Frage, was erreicht wurde. Bewußt wurde von der ISPN ein völlig neues Gebiet zum Verhandlungsthema des zweiten Tages gewählt, die Bedeutung der parenteralen Ernährung in der konservativen Therapie des Karzinoms. Diese Thematik hat nichts mit einer „krebsfeindlichen" Diät und schon gar nichts mit irgendwelchen medizinisch verbrämten Ideologien zu tun. Es hat sich gezeigt, daß der Allgemeinzustand der Patienten, die bestrahlt oder chemotherapeutisch behandelt werden, durch eine zusätzliche parenterale Ernährung wesentlich gebessert werden kann. Übereinstimmend stellen die vier Arbeitsgruppen in Deutschland, Frankreich, USA und UdSSR fest, daß die zusätzliche bilanzierte parenterale Ernährung die Verträglichkeit der Chemotherapie bessert und eine Dosiserhöhung ermöglicht. Alle vier Arbeitsgruppen kamen auf der Tagung zu Wort. So darf die Erlanger Tagung auch als Beispiel guter und freundschaftlicher internationaler Zusammenarbeit gelten.

Um diese internationale Zusammenarbeit haben sich zwei Mitglieder unserer Gesellschaft besonders verdient gemacht:
Herr Professor Dr. Oscar Schuberth, Stockholm,
und
Herr Prof. Dr. Dr. Konrad Lang, Bad Krozingen.

Beide Herren haben das 7. Lebensjahrzehnt längst überschritten. Sie sind nicht nur international hochangesehene Wissenschaftler und Persönlichkeiten, sondern sie haben auch unserer jungen Gesellschaft seit ihrer Gründung immer wieder mit Rat und Tat zur Seite gestanden, wenn es galt, Schwierigkeiten zu überwinden. Der Außenstehende hat von ihrer bescheidenen, stillen, aber stetigen und wirksamen Mitarbeit kaum etwas verspürt. Die ISPN möchte beiden Herren anläßlich des 10. Jahrestages ihrer Gründung ihren besonderen Dank aussprechen.

Aufrichtiger Dank gilt den Pharmazeutischen Werken J. Pfrimmer + Co., Erlangen. Sie haben die organisatorischen Vorarbeiten geleistet und den schönen Tagungsrahmen ermöglicht. Vor allem haben sie durch fachliche und finanzielle Unterstützung wesentlich dazu beigetragen, Fortschritte auf dem Gebiet der parenteralen Ernährung und der künstlichen Ernährung zu erzielen.

An dieser Stelle darf ein ganz besonderer Dank an Herrn Dr. Werner Fekl ausgesprochen werden, der durch eigene Ideen auf dem Gebiet der parenteralen Ernährung grundlegende Erkenntnisse gewonnen hat und der auch immer wieder internationale Kontakte herstellte. Er feierte an diesem Symposion seinen 50. Geburtstag. Wir dürfen ihm dazu unsere herzlichsten Glückwünsche aussprechen.

In diesem Zusammenhang darf ein Wort an die Vertreter staatlicher Institutionen gerichtet werden: Die deutsche pharmazeutische Industrie hat auf diesem Gebiet beträchtliche Mittel in die Forschung investiert, und sie kann eine beachtliche Bilanz ziehen. Die staatlichen Stellen sollten gerade anhand dieses Beispiels gründlich darüber nachdenken, ob die heutzutage gegen die pharmazeutische Industrie von meist unberufener Seite erhobenen Vorwürfe gerechtfertigt sind. Es dürfte kaum ein besseres Beispiel geben für die erfolgreiche und fruchtbare Zusammenarbeit zwischen einer freien Wissenschaft und einer freien, interessenunabhängigen pharmazeutischen Forschung – und damit einem freien Unternehmertum – als diese Tagung in Erlangen.

Mögen die vorliegenden Referate und Diskussionsergebnisse nicht nur Anregungen für unsere weitere Arbeit geben. Mögen sie vor allem Interesse an diesem Arbeitsgebiet wecken und mögen sie dazu beitragen, die freundschaftlichen Beziehungen zwischen den Kollegen in allen Teilen der Welt zu vertiefen und immer enger werden zu lassen.

Im Mai 1977   L. Heller
                                                                                                          Präsident der ISPN

Inhaltsverzeichnis

Verzeichnis der Referenten

Prof. Dr. G. Berg
Medizinische Klinik
der Universität Erlangen-Nürnberg
Krankenhausstraße 12
8520 Erlangen

Prof. Dr. W. Dick
Department für Anästhesiologie
der Universität Ulm
Prittwitzstraße 43
7900 Ulm (Donau)

Priv. Doz. Dr. R. Dölp
Department für Anästhesiologie
der Universität Ulm
Steinhövelstraße 9
7900 Ulm (Donau)

Prof. S. J. Dudrick, M. D.
The University of Texas
Medical School at Houston
Texas Medical Center
Houston, Texas 77052
USA

Dr. P. Ferenci
Lehrkanzel für Gastroenterologie
und Hepatologie
I. Med. Univ. Klinik
Spitalgasse 23
A-1090 Wien

Doz. Dr. J. M. Funovics
I. Chirurgische Klinik
Alserstraße 4
A-1097 Wien

Prof. Dr. G. V. Gulajev
Institute of Experimental Oncology
Kashirskoye Chaussee 6
Moskau 115478
UdSSR

MR Doz. Dr. W. Hartig
Chefarzt der I. Chirurgischen Klinik
Bezirkskrankenhaus St. Georg
Straße der DSF 141
DDR-7021 Leipzig

Dr. E. Hecking
I. Med. Klinik und Poliklinik
der Universität Mainz
Langenbeckstraße 1
6500 Mainz (Rhein)

Prof. Dr. L. Heller
Chefarzt der Geburtshilflich-
Gynäkologischen Abteilung
des Stadt- und Kreiskrankenhauses
Strütherberg 7
8800 Ansbach

Priv.-Doz. Dr. J. Kilian
Department für Anästhesiologie
der Universität Ulm
Steinhövelstraße 9
7900 Ulm (Donau)

Dr. J. Kult
Kuratorium für Heimdialyse e.V.
Gemeinnützige Körperschaft
Dialysezentrum
Grobmühlstraße 12
8700 Würzburg

Dr. St. Langer
Med. Fakultät
der RWTH Aachen
Goethestraße 27/29
5100 Aachen

Dr. W. Pemsel
Kreiskrankenhaus
8553 Ebermannstadt

X

Prof. H. N. Munro, DSc, M. B.
Department of Nutrition and Food Science
Massachusetts Institute of Technology
77 Massachusetts Avenue
Cambridge, Mass. 02139
USA

R. M. J. Rault, M. B.
Department of Medicine
University of Washington
Seattle, Washington
USA

Prof. Dr. K. Rommel
Department für Klinische Chemie
der Universität Ulm
Steinhövelstraße 9
7900 Ulm (Donau)

B. H. Scribner, M. D.
Department of Medicine
University of Washington
Seattle, Washington
USA

Prof. Cl. Solassol
Université de Montpellier
Centre Anticancereux
Cliniques Saint-Eloi
34059 Montpellier Cedex/Frankreich

Dr. D. W. Thomas
Division of Clinical Chemistry
Institute of Medical and
Veterinary Science
Adelaide, Süd-Australien, 5000.

Dr. E. Vinnars
Centrallaboratoriet
S:t Eriks Sjukhus
Stockholm/Schweden

Prof. M. H. Weil, M. D.
University of Southern California
School of Medicine
1300 North Vermont Avenue
Los Angeles, California 90027
USA

Verzeichnis der Herausgeber

Prof. Dr. Friedrich Wilhelm Ahnefeld
Department für Anästhesiologie
der Universität Ulm
Steinhövelstraße 9, 7900 Ulm (Donau)

Prof. Dr. Hans Bergmann
Allgemeines öffentliches Krankenhaus
der Stadt Linz
Institut für Anästhesiologie
A-4020 Linz

Prof. Dr. Caius Burri
Abteilung Chirurgie III
der Universität Ulm
Steinhövelstraße 9, 7900 Ulm (Donau)

Prof. Dr. Wolfgang Dick
Department für Anästhesiologie
der Universität Ulm
Prittwitzstraße 43, 7900 Ulm (Donau)

Prof. Dr. Miklos Halmágyi
Institut für Anästhesiologie
der Universität Mainz
Langenbeckstraße 1, 6500 Mainz

Prof. Dr. Erich Rügheimer
Institut für Anästhesiologie
der Universität Erlangen-Nürnberg
Maximiliansplatz 1, 8520 Erlangen

Parenteral Nutrition as an Adjunct to Cancer Therapy

S. J. Dudrick, E. M. Copeland and B. V. MacFadyen

The purpose of our recent studies has been to define the safety
and efficacy of intravenous hyperalimentation (IVH) in the management of malnourished patients with malignant diseases. During
a three year period, 406 cancer patients received approximately
2500 calories and 17 g nitrogen daily for 10 - 147 days (average
23.9 days) as an adjunct to oncologic therapy. Indications for
IVH were 43 % chemotherapy, 36 % surgery, 3 % interim nutritional support, 10 % radiation therapy, 6 % enteric fistulas, 2 %
leukemia.

Of the 488 subclavian vein catheters in this series, 428 were
cultured consecutively upon removal. The average catheter remained in place 22.4 days, and pathogenic organisms were grown
from 19 catheters (4.4 %). However, simultaneous positive blood
and catheter cultures were obtained in only ten patients (2.5 %).
In three of these ten patients, a primary source of the septicemia other than the catheter was identified. In the remaining
seven patients (1.7 %), the temperature returned to normal within
48 h of catheter removal, and it is in these patients that the
catheters must be incriminated as the primary source of organisms.
Patients treated surgically for head and neck malignancies were
clearly the highest risk group for catheter sepsis (16 % positive catheter cultures), whereas only 1.6 % of the patients in
the chemotherapy group had positive catheter cultures, even
though 56.6 % of this group had leukocyte depressions below
2500 cells/mm^3 for an average of 7.7 days.

Of the 100 general surgery patients in this series, 66 % underwent major ablative procedures, and the mortality rate for the
entire group was only 4 %. 95 % of the radiation therapy group
completed their planned courses of therapy, and 54 % responded
with a greater than 50 % reduction in radiated tumor volume.
260 courses of chemotherapy were administered to 175 patients
in conjunction with IVH. It was used for an average period of
22.8 days; average weight gain was 5.6 lbs.; tumor response rate
was 27.8 %; responding patients survived an average time of 8.2
months, and non-responding patients survived only 1.9 months.
A positive correlation between nutritional status and response
to chemotherapy was identified.

Many patients with malignant disease eat and appear to assimi-
late a normal diet but continue to lose weight. To superimpose
treatment with chemotherapy, radiotherapy or surgery upon this
trend toward malnutrition limits the success of therapy, increases treatment morbidity and potentiates inanition. Cancer
cells obtain their nutrients from the host's nutrient pool. The
contributors to this pool are the host's tissues and the enteral
or parenteral intake of the host. Since patients who eat normally

have been observed to lose weight while the cancer gains in
bulk, cancer cells must have priority over normal cells for
common nutrients. If these nutrients are in adequate supply
for both the cancer and the host, as when the tumor burden is
small, the general well-being of the host is maintained. As tumor mass increases, however, host body mass decreases propor-
tionally because of the increased metabolic demands of the cancer and, often, the diminished caloric intake of the host.

All oncologic therapy has the potential of destroying normal
cells; moreover, normal cellular function such as leukotaxis,
phagocytosis and immunoreactivity are necessary to eliminate
cancer cells damaged by the oncologic treatment. Adequate host
nutrition is necessary for normal tissue repair and function.
Unfortunately, cancer therapy often limits oral intake and inhibits gastrointestinal absorption. For example, 5-fluorouracil
and radiation therapy to the gastrointestinal tract reduce the
dipeptidase and other intestinal absorptive enzyme systems soon
after initiation of treatment (5, 18). Malnutrition in itself can
create a vicious cycle, for protein-calorie deprivation impairs
the jejunal absorption rate of various amino acids (1) and im-
pedes the replication of intestinal villus cells (15). Consequently, attempts to force feed the malnourished cancer patient
often results in abdominal cramping, bloating and diarrhea.

Anabolism, positive nitrogen balance and normal cellular function seem critical for successful anti-cancer treatment. Maintenance of these parameters by the oral route with enteral assimilation is ideal if possible. Unfortunately, too frequently
it is not. DeWYS (14) has recently shown that patients with
metastatic cancer have a taste aversion to meat protein and
amino acids, which partially explains the anorexia these patients exhibit. BOUNOUS and his co-workers (4) have popularized
the use of chemically defined (elemental) oral diets and report
weight gain in patients undergoing chemotherapy. This has not
been our experience, for the patients reject the material because of its taste. Based on DeWYS' data, this should not be an
unusual finding since the taste of the elemental diet is im-
parted by the contained amino acids. Feeding via nasogastric
tubes is also poorly tolerated by malnourished patients, for
they often regurgitate the infused material resulting in an
unpleasant taste and aspiration. Gastrostomy and jejunostomy
tubes can be used, but these require operative insertion. Often,
too, the gastrointestinal tract cannot be utilized for food administration because of problems with deglutition, obstruction
and malabsorption. Thus, the most rapid, safe and efficacious
method to improve nutrition in the cachectic, poor-therapeutic
risk cancer patient is intravenous hyperalimentation (7).

Clinical Application

During a 3-year interval, 406 debilitated oncologic patients
admitted to the University of Texas Systems Cancer Center, M. D.
Anderson Hospital and Tumor Institute, have received intravenous
hyperalimentation (IVH). Each of these patients had lost body

mass to at least ten pounds below ideal or usual body weight and
had a serum albumin concentration of less than 3.4 g%. A hyperalimentation team which consisted of the author and accompanying
resident staff, a registered nurse, a pharmacist and a research
associate cared for each of these patients. All subclavian vein
catheters were aseptically inserted in the patients' rooms by
physician members of the team. All the IVH solutions were prepared under filtered air laminar flow hoods by the trained pharmacist. No additions were made to the nutrient solutions after
the bottles left the pharmacy, and only these solutions were infused through the subclavian vein catheters, for the catheters
were not used for blood withdrawal, bolus administration of me-
dication, administration of blood or blood by-products or central venous pressure monitoring. Simultaneous intravenous therapy,
such as intermittent infusion of antibiotics or additional fluids
to maintain water and electrolyte balance, was allowed through
the side arm of the micro-drip tubing. Ideally, however, peripheral venous sites were used for simultaneous intravenous infusion. The registered nurse changed the catheterization site
dressings and intravenous administration tubing every Monday,
Wednesday and Friday. The underlying skin was defatted with
acetone and prepared with a 2 % tincture of iodine for 3 min.
Antimicrobial ointment was applied to the skin entrance catheter site and a sterile, water repellent dressing was reapplied.
Each patient was evaluated by the team daily and flow sheets
which listed body weight, vital signs, oncologic therapy, surgical procedures, sources of infection, antibiotic therapy,
leukocyte count and response to therapy were maintained daily.

At the termination of IVH, each catheter was aseptically removed,
and the distal two-inch segment was cultured for bacteria and
fungi. If a patient became febrile during the course of IVH the
catheter was not empirically removed. The source of the fever
was sought and, if found, appropriate antimicrobial therapy was
instituted. If a source of fever could not be identified or if
the patient had a positive blood culture, then the catheter was
removed. The catheters were reinserted once blood cultures became negative, or if the patient's febrile course regressed, a
period usually of 48 h.

The IVH solutions were prepared from commercially available
parenteral solutions by mixing 500 ml of 50 % dextrose with
500 ml of 8.5 % amino acid solution. Appropriate minerals and
vitamins were added to meet the metabolic requirements (16).
The resultant mixture contained approximately 1 calorie/ml and
1800 - 2400 mosm/l. Prepared solutions were chemically stable
for ten days or longer but because of the possibility of bacterial contamination, the solutions were refrigerated and administered within 24 h of preparation. All patients were in
normal electrolyte balance prior to instituting IVH, and blood
volume was restored with packed red blood cells. Hypoalbumin-
emia was initially corrected by the infusion of intravenous
serum albumin. Weight gain of lean body mass was determined by
an increase in muscle mass, strength and exercise tolerance.
Objective response to chemotherapy was considered to be a decrease in the size of measurable malignant disease by 50 % or
more.

The average duration of central venous catheterization in this group of patients was 24 days. The longest a single catheter remained in place was 96 days, and the longest period of hyperalimentation in any one patient was 112 days.

Chemotherapy:
Chemotherapy and hyperalimentation were used adjunctively in 50 % of the patients treated. Hyperalimentation was administered for an average of 26 days and the average weight gained by these patients was 8.8 lbs. Leukocyte depression below 2500 cells/mm^3 occurred in 48 % of the patients, and there was no catheter sepsis. The incidence of nausea, vomiting, diarrhea, weakness and weight loss in these patients was much less than would be expected from the chemotherapeutic drug protocols which were being administered. Often these patients did not need to go home following one course of chemotherapy in order to recuperate nutritionally. Following a return of the leukocyte count to normal, the patient could be treated with a second course of chemotherapy during the same hospitalization. IVH had no effect on the magnitude or duration of the myelosuppression secondary to the administered drugs. If a patient attained a response to chemotherapy, he had no difficult maintaining his weight once discharged from the hospital. Often these people would return for a second or third course of chemotherapeutic drugs weighing exactly the same as their discharge weight and would not need intravenous nutritional support.

The response rate in these patients was similar to the response rate in individuals who were well nourished at the onset of chemotherapy and did not require intravenous nutritional support (9). 35 patients with non-oat cell carcinoma of the lung were evaluated in a retrospective study. 15 of these patients received IVH for nutritional support prior to and during chemotherapy, and each of these patients had lost 15 % of their usual body weight prior to treatment. Seven of these patients responded to chemotherapy and experienced a weight gain of at least 8 % over their admission weight. Eight patients did not respond to chemotherapy, and failed to gain weight during IVH. 20 of the patients did not receive IVH during chemotherapy, and a 50 % reduction in tumor volume was obtained in only six patients. The responding patients had lost no weight prior to treatment and lost minimal weight during chemotherapy. The 14 non-responding patients had lost 11 % or more of their usual body weight prior the chemotherapy and lost at least 10 % of their admission weight during therapy. Thus, from this retrospective study, there would appear to be a relationship between the nutritional status of the patient receiving chemotherapy and the tumor response rate.

Rats maintained on IVH tolerated a larger dose of 5-fluorouracil (5-FU) than rats maintained on oral rat chow (21). Administration of 15 mg/kg/day of 5-FU intraperitoneally for seven days killed 80 % of orally fed rats, whereas only 30 % of rats given IVH were killed by the same dose of 5-FU. Minimal diarrhea, melena and epistaxis occurred in the IVH group, whereas each animal in the orally fed group manifested at least one of these symptoms.

This information was extrapolated to the administration of 5-FU in the human being. The cachectic patients with metastatic colon carcinoma were placed on IVH for seven days prior to treatment with 5-FU, 15 mg/kg/day diluted in 50 ml of 5 % dextrose and water, and administered as a one-hour infusion. Nitrogen balance studies were performed on each of these patients, and positive nitrogen balance was obtained prior to the initiation of 5-FU. The drug was administered over an average of 8.8 days, and the average total dose of 5-FU received was 7.5 g. The patients gained 8.7 lbs. during IVH, and a 40 % response rate occurred. Pulmonary, sacral, perineal and intra-abdominal metastases were among the responding lesions. The toxic side effects of the 5-FU remained stomatitis and diarrhea, and leukocyte counts were normal throughout therapy. The administration of 5-FU had no effect on the positive nitrogen balance in any of these patients. A similar group of malnourished patients who were not supported with IVH tolerated only 3.7 g of 5-FU.

Radiation therapy:
Mucositis, diarrhea and anorexia are common symptoms produced by radiation therapy to any area of the gastrointestinal tract. Patients who manifested each of these symptoms and had lost weight during radiation therapy were admitted to the hospital for support with IVH. Anorexia and diarrhea resolved spontaneously once IVH was instituted. If the patient attempted to eat, however, these symptoms would immediately recur. Hyperalimentation was utilized for an average of 35 days, and each patient received a daily average of 3000 intravenous calories. Nevertheless, the average weight gain in this group of patients was only 4 lbs. This limited weight gain indicates that radiation therapy greatly increased the metabolic energy demand, for a similar group of patients without radiation therapy should have gained from 12 - 15 lbs. Mucositis healed promptly once IVH was begun or occurred in only a mild form if IVH was started prior to instituting radiation therapy.

Surgery:
The efficacy of intravenous hyperalimentation in the preoperative nutritional repletion of the surgical patient has been amply demonstrated. In our hands, IVH was used for an average of 25 days in this group of patients. The average weight gain was 6 lbs., even though each patient underwent a major operation during the period of nutritional maintenance. Patient recovery from the magnitude of the surgical procedure would have been questionable in each instance without optimal nutritional support. Nevertheless, the operative mortality rate for this group of patients was only 4.1 %. Intravenous hyperalimentation has made an even more impressive contribution to the surgical management of those patients requiring a colon bypass for carcinoma of the esophagus. The mortality and major morbidity rate in the patients so treated to date has been zero.

A prospective, randomized study of malnourished patients with resectable upper gastrointestinal tract malignancies has been carried out by HEATLEY and his group from England (17). Those

patients who were randomized to IVH for ten days prior to surgery had less postoperative morbidity and mortality. Gastrointestinal fistulas, wound infections, wound dehiscence and
postoperative pneumonia were much less in the group receiving
IVH. Similarly, the group receiving IVH had a significantly
shorter hospital stay than the group which did not receive intravenous nutritional support. Our group has not done such a
randomized prospective study, but the morbidity and mortality
in our initially malnourished patients has been impressively
low.

Patients with bulky head and neck malignant diseases present a
special problem. The majority of these patients have a heavy
alcohol intake and have had poor nutritional habits for many
years. They also suffer from the problems of long term, partial
pharyngeal obstruction and difficulty with deglutition produced
by the growing neoplasm. Head and neck surgeons have known for
many years that these patients have better wound healing if they
are operated upon when they are nutritionally replenished, and
these surgeons have regularly used nasogastric feeding tube
supplementation. Rapid nutritional repletion by this mechanism
is unfortunately limited, and positive nitrogen balance is difficult to obtain in the severely malnourished patient. IVH has
provided a rapid and safe mechanism for achieving adequate nutrition in these patients preoperatively, and, thus, acromioclavicular flaps healed, pharyngocutaneous fistulas did not
occur, skin grafts often healed over a radiated base, and
early ambulation in the elderly patient prevented problems of
postoperative atelectasis. Infection and overzealous surgery
were problems only in this group, for two patients developed
candidemia, and three patients died of surgical complications
related to the magnitude of the surgical resection. Astute surgical judgment is required when evaluating patients with head
and neck malignancies, for these bulky lesions may be anatomically resectable, but limits of tissue repair even with adequate nutritional repletion can be exceeded (10).

Fistulas:
Many physicians have assumed that an enteric-cutaneous fistula
in a person with intra-abdominal carcinomatosis is a lethal
complication. In our institution, the hyperalimentation team
has been called on to treat eight such patients. One patient
succumbed and the other seven patients spontaneously healed
the fistulas following an average of 32 days of intravenous
nutritional support. Overall, the spontaneous fistula closure
rate has been 85 %. Operative intervention has been necessary
in 15 % of the patients, each of whom had an enterocutaneous
fistula in a radiated area. In our entire experience, only two
radiation-induced fistulas have closed spontaneously, one from
the duodenum and one from the distal ileum. Our current recommendation is that patients with fistulas through radiated bowel
be prepared for surgery by preoperative intravenous nutritional
support. Following the initiation of anabolism and positive
nitrogen balance, a long intestinal tube such as a Miller-Abbott
or Cantor tube is inserted into the small bowel. At exploratory
laparotomy, the proximal small bowel will contain the tube and

can be identified from the distal small bowel. As much of the
proximal small bowel as can possibly be retained is anastomosed
end-to-side to the colon in a non-radiated area. The distal
small bowel is oversewn, and the fistula tract is left within
the defunctionalized distal small bowel to serve as a vent. The
success rate with small bowel fistulas utilizing this method of
treatment, has been uniformly successful, whereas attempted resection of the fistulas and reanastomosis within radiated bowel
has failed.

Leukemia:
The hyperalimentation team has been consulted to treat 12 patients with acute leukemia. Each patient had minimal clotting
factors and a platelet count of less than 20,000/mm^3. Six units
of platelets were given prior to catheter insertion, and another
six units of platelets were given immediately following catheter
insertion. No septic or hemorrhagic complications occurred. Each
of these patients received intensive chemotherapy during the 21
days of IVH, and weight was maintained throughout therapy.

Complications and Solutions

Catheter-related sepsis has occurred in only 2 % of our patients,
whereas the subclavian catheter microbial contamination rate has
been 7 % (11). This low rate of microbial complications in the
result of strict adherence to aseptic technique in preparation
of the solutions, insertion of the catheters, and long-term
maintenance of the delivery system (8). Most catheters which
were contaminated were removed because of patient recovery and
discharge from the hospital. Episodes of catheter-related sepsis
occurred primarily in patients with head and neck cancer. Catheter care in this group of patients must be extremely meticulous,
for drainage from pharyngocutaneous and tracheostomy stomas con-
taminates the dressings. This problem can be partially circum-
vented by frequent catheter dressing changes and the application
of a water repellent plastic sheet over the dressing. If catheter-related sepsis is suspected, the catheters must be immediately removed. Other investigators (2, 12) who have reported a
much higher incidence of catheter contamination, have found
Candida albicans to be the most frequent offending organism.
This has also been our experience and would be expected in a
patient population subjected to so many predisposing factors
to candidemia. No doubt, the correction of nutritional defi-
ciences and biochemical abnormalities which decrease host-re-
sistance to bacterial and fungal invasion, and the strict adherence to aseptic technique have reduced our rate of microbial
complications below the rate reported by others. Certainly, the
patients with an infection or the potential for an infection
should not be denied IVH; in fact, these individuals should be
prime candidates for intravenous nutritional repletion. Our
data does not suggest that there is a depression of the candi-
dacidal activity in the blood of patients receiving IVH (3),
nor do we recommend the use of an amphotericin flush of the IVH
delivery tubing (6). We do, however, recommend that the delivery

tubing be considered the patient's nutritional life-line, and that it be utilized for no other purpose than the delivery of the nutritional solutions.

Although thrombogenesis is increased in cancer patients, clinical evidence of subclavian vein thrombosis occurred in only three patients in our entire series. In each patient, the ipsilateral arm became edematous, and this edema resolved spontaneously three to five days following subclavian vein catheter removal. Only two patients have had a diagnosed pulmonary embolism while receiving IVH, and the source of the clot was demonstrated to be from the pelvis in both instances. Because of this low rate of thrombotic complications, we do not advocate the use of heparin in the IVH solutions.

Hyperchloremic metabolic acidosis has occurred in only one patient. This complication resolved quickly once the administered chloride concentration was diminished. Amino acids are often in solution as the hydrochloride salt. If this is the case, sodium and potassium should be added to the solutions as the acetate, lactate, or bicarbonate salt. If they are added as the chloride salt, a hyperchloremic solution results and prolonged infusion will produce hyperchloremic metabolic acidosis. We recommend that serum electrolytes be monitored each Monday, Wednesday and Friday and that serum calcium, phosphorous and magnesium be monitored once weekly.

Accurate attention to detail in the management of the patients receiving IVH has prevented metabolic complications related to the infusion of glucose, sodium, potassium, calcium and magnesium. Symptomatic hypophosphatemia occurred in one patient recovering from a head and neck surgical procedure. His only symptom was abnormal behavior which resolved with the infusion of phosphate. One note of caution, since calcium and phosphate interrelate in solution via a constant solubility coefficient, as more phosphorous is administered and utilized, additional calcium must be added, or a reciprocal fall in serum calcium will occur.

The physician who manages the IVH should insist upon the management of all parenteral and enteric intake. For example, the medical oncology service might treat the patient with a chemotherapeutic drug which requires peripheral intravenous administration. The volume and electrolyte content of the peripherally administered solution must be correlated with the volume and electrolyte content of the centrally administered IVH. If not, severe electrolyte imbalance and pulmonary edema might result. The necessity of this management regimen became clear when two of our patients who were receiving peripherally administered chemotherapy developed transient pulmonary edema from fluid overload. Similarly, all patients who receive IVH should have daily weights performed on a metabolic scale. Weight gain of 1.5 lbs. or more indicates fluid overload and should be treated with diuretics or fluid restriction.

Comments

Oncologic patients who do not have a vital organ totally re-
placed or obstructed by cancer often die of the complications
of malnutrition. Hyperalimentation can reserve this catabolic
self-consumptive process and restore the patient to nutritional
equilibrium. Once IVH is discontinued, however, catabolism will
rapidly ensue, and weight loss to pre-IVH levels will occur
within 10 - 14 days. Only if the patient responds to his oncologic therapy can weight be maintained following IVH. Therefore,
those patients who are no longer candidates for any form of oncologic therapy are also not candidates for IVH, at least not
until a safe and effective means of out-patient hyperalimentation is developed. Judgment in the selection of patients for
IVH must be exercised so that only patients who might derive
some long-term benefits from short-term intensive parenteral
nutrition are selected for treatment.

The future is bright for intravenous hyperalimentation as a
research and therapeutic tool in the management of patients
with cancer. Although stimulation of tumor growth has not occurred in any of the patients in our series, an increase in
tumor cell replication might be the desired result. Cell-cycle
specific chemotherapeutic agents have their effect upon the
multiplying cell; however, not all of the cells of a cancer are
multiplying at one time, and use of these chemotherapeutic agents
would leave some malignant cells alive with the capacity to re-
populate the host. If, through intravenous nutritional support,
100 % of the cancer cells were stimulated to multiply synchron-
ously, then cell-cycle specific drugs might effect a total elimination of the cancer from the host.

Attempts to treat cancer in man by inducing amino acid deficiency
or by loading the diet with selected amino acids to produce an
amino acid imbalance is not a new concept. For example, DEMOPOULOS
restricted phenylalanine and tyrosine from the diets of patients
with metastatic melanoma and noted tumor regression in four of
five patients (13). He stated, however, that this diet was
"cumbersome, complex and unpalatable, making its application
difficult". Consequently, the experimental difficulty has been
the lack of a good method of long-term administration of these
diets while otherwise maintaining nutritional equilibrium. Utilizing IVH, the investigator has total control over the nutritional intake of the patient and can selectively add or delete
an amino acid from the solution without otherwise affecting the
patient's intake.

MEYER and his associates (19) have suggested that certain chemotherapeutic agents, specifically methotrexate, have a higher cell
penetrance in an acid environment. Cancer cells have the enzyma-
tic machinery for both aerobic and anaerobic glucose metabolism;
however, they cannot metabolize lactic acid, the by-product of
anaerobic metabolism. If a continuous large volume of glucose
is presented to the tumor, as is theoretically the case when
the patient receives hyperalimentation, lactic acid should build
up in the tumor environment, and, if MEYER's theory is correct,
the cancericidal effects of methotrexate might be improved.

Similarly, there is good evidence that the tricarboxylic acid
cycle does not function at a pH below 7.4 (20), also WARBURG (22)
has shown that in vitro glycolysis is progressively inhibited
by a falling pH and will cease to function at a pH below 6. Thus,
in the metabolism of glucose, a vicious cycle may occur within
the cancer cell: as more glucose is metabolized, more lactic
acid is generated which causes a fall in interstitial and cellular pH; the tricarboxylic acid cycle ceases to function and more
dependence on anaerobic glycolysis ensues, thus producing more
lactic acid and a further fall in pH. If the pH reaches 6, it
is conceivable that tumor energy metabolism might be severely
restricted, for both anaerobic and aerobic glycolysis would
cease.

Cancer is, no doubt, a biochemical disease and biochemical mani-
pulation of the cancer by control of the human host's intake is
a relatively unexplored avenue of oncologic research. It is
within the realm of possibility that a nutritional regimen will
be identified which will be supportive of host metabolism and
lethal to cancer cells. In the interim, intravenous hyperalimentation has become a valuable supportive technique in the treatment of properly selected cancer patients.

References

1. ADIBI, S. A., ALLEN, R. E.: Impaired jejunal absorption
   rates of essential amino acids induced by either dietary,
   caloric or protein deprivation in man. Gastroenterology
   59, 404 (1970).

2. ASHCRAFT, K. W., LEAPE, L.: Candida sepsis complicating
   parenteral feeding. J.A.M.A. 212, 454 (1970).

3. BOECKMAN, C. R., KRILL, C. E.: Bacterial and fungal infections complicating parenteral alimentation in infants and
   children. J. Ped. Surg. 5, 117 (1970).

4. BOUNOUS, G., GENTILE, J. M., HUGON, J. S.: Elemental diet
   in the management of intestinal lesions produced by 5-fluoro-
   uracil in man. Can. J. Surg. 14, 312 (1971).

5. BOUNOUS, G., HUGON, J. S., GENTILE, J. M.: Elemental diet
   in the management of the intestinal lesion produced by 5-
   fluorouracil in the rat. Can. J. Surg. 14, 298 (1971).

6. BRENNAN, M. F., GOLDMAN, M. H., O'CONNELL, R. C., KUNDSIN,
   R. B., MOORE, F. D.: Prolonged parenteral alimentation:
   candida growth and the prevention of candidemia by amphotericin installation. Ann. Surg. 176, 265 (1972).

7. COPELAND, E. M., MacFADYEN, B. V., jr., DUDRICK, S. J.:
   Intravenous hyperalimentation in cancer patients. J. Surg.
   Res. 16, 241 (1974).

8. COPELAND, E. M., MacFADYEN, B. V. jr., DUDRICK, S. J.: Pre-
    vention of microbial catheter contamination in patients re-
    ceiving parenteral hyperalimentation. Sth. med. J. <u>67</u>, 303
    (1974).

9. COPELAND, E. M., MacFADYEN, B. V., jr., LANZOTTI, V. J.,
    DUDRICK, S. J.: Intravenous hyperalimentation as an adjunct
    to cancer chemotherapy. Amer. J. Surg. 1975 (In press).

10. COPELAND, E. M., MacFADYEN, B. V., jr., MacCOMB, W. S.,
    GUILLAMONDEGUI, O., JESSEE, R. A., DUDRICK, S. J.: Intra-
    venous hyperalimentation in patients with head and neck
    cancer. Cancer 1975 (In press).

11. COPELAND, E. M., MacFADYEN, B. V., jr., MacGOWN, C., DUDRICK,
    S. J.: The use of hyperalimentation in patients with poten-
    tial sepsis. Surg. Gynec. Obstet. <u>38</u>, 377 (1974).

12. CURRY, C. R., QUIE, P. G.: Fungal septicemia in patients
    receiving parenteral hyperalimentation. New Engl. J. Med.
    <u>285</u>, 1221 (1971).

13. DEMOPOULOS, H. B.: Effects of reducing phenylalanine-tyro-
    sine intake of patients with advanced malignant melanoma.
    Cancer <u>19</u>, 657 (1966).

14. DeWYS, W. D.: Systemic effects of cancer: cachexia-anorexia.
    Abstracts of the XI. International Cancer Congress <u>1</u>, 145
    (1974).

15. DEY, M. G., RAMALINGASWAMI, V.: Reaction of the small in-
    testine to induced protein malnutrition in rhesus monkeys -
    a study of cell population kinetics in the jejunum. Gastro-
    enterology <u>49</u>, 150 (1965).

16. DUDRICK, S. J., COPELAND, E. M.: Parenteral Hyperalimenta-
    tion. Surgery Annual 1973 (ed. L. M. NYHUS), p. 69. Appleton-
    Century-Crofts.

17. HEATLEY, R. V., HUGHES, L. E.: Preoperative intravenous
    nutrition in cancer patients. Abstracts of the XI. Inter-
    national Cancer Congress <u>4</u>, 874 (1974).

18. HUGON, J. S., BOUNOUS, G.: Elemental diet in the management
    of intestinal lesions produced by radiation in the mouse.
    Can. J. Surg. <u>15</u>, 18 (1972).

19. MEYER, J. A.: Potentiation of solid-tumor chemotherapy by
    metabolic alteration. Ann. Surg. <u>179</u>, 88 (1974).

20. McKEE, R. W., LOMBERG-HOLM, K., JEHL, J. A.: Substrate uti-
    lization by Ehrlich mouse ascites carcinoma cells. Cancer
    Res. <u>13</u>, 537 (1953).

21. SOUCHON, E. A., COPELAND, E. M., WATSON, P., DUDRICK, S. J.:
    Intravenous hyperalimentation as an adjunct to cancer chemo-
    therapy with 5-fluorouracil. J. Surg. Res. 1975 (In press).

22. WARBURG, O., POSENER, K., NEGELEINE, E.: Über den Stoffwech-
    sel der Karzinomzelle. Biochem. Zeitschr. 152, 309 (1924).

Parenterale Ernährung von Krebskranken

G. V. Gulajev, B. V. Biletov, A. V. Sudjan und L. P. Busowkina

Obwohl die chirurgische Therapie in der Behandlung des Krebskranken heute noch führend bleibt, haben in letzter Zeit Chemotherapie, Strahlentherapie und andere Behandlungsmethoden in
großem Maßstab breite Anwendung gefunden. Sehr oft muß jedoch
die bislang geltende Methode oder eine Kombination verschiedener Methoden infolge der großen Ausdehnung des Tumorprozesses
oder wegen der Verschlechterung des Allgemeinzustandes des Kranken unterbleiben.

Infolge der durch den Tumor ausgelösten gravierenden metabolischen Veränderungen im Organismus treten bei den Kranken häufig
Symptome einer allgemeinen Intoxikation, einer Eiweißinsuffi-
zienz, von Störungen im Wasser- und Elektrolythaushalt sowie
andere Veränderungen auf.

Am häufigsten ist das klinische und biochemische Gleichgewicht
bei Kranken mit Speiseröhren- und Magenkrebs gestört. Durch die
damit verbundene Abnahme der regenerativen Funktionen des Organismus steigt das Operationsrisiko, verbunden mit der Gefahr
postoperativer Komplikationen in Form von Nahtinsuffizienzen,
Peritonitis, Eventeration und ähnlichem rapide an. Zu diesen
negativen Veränderungen, die teilweise durch den Tumor und teilweise durch das chirurgische Trauma selbst hervorgerufen werden,
addiert sich als zusätzlicher Risikofaktor eine inadäquate Nähr-
stoffversorgung bzw. eine absolute Nahrungskarenz, wodurch in
Verbindung mit den möglicherweise noch hinzukommenden chirurgischen Komplikationen das Operationsrisiko zusätzlich erhöht wird.
Infolge eines verschlechterten Allgemeinzustandes wird eine er-
neute Operation zunehmend gefährlich oder gar unmöglich.

Prophylaxe und Behandlung solcher Komplikationen, die nicht nur
von chirurgischen Fehlern abhängen, sind vor allem mit der be-
darfsgerechten Zufuhr aller lebensnotwendigen Nährstoffe möglich, insbesondere von Eiweiß, Kalorien und Elektrolyten, wie
in Übereinstimmung mit anderen Autoren gezeigt werden konnte
(DUDRICK (1975); SOLASSOL (1975); SUDJAN (1973); WEINZ (1974)).

Analog dazu ist das Chemotherapieproblem zu beurteilen. Die Reserven des Gesamtorganismus und der Ernährungszustand des Kranken sollen hier nicht weniger gut sein als beim operativen Patienten. Sehr oft wird in solchen Fällen die Chemotherapie noch
als alleinige Therapiemaßnahme durchgeführt, wenn chirurgische
Maßnahmen wegen der Ausdehnung des Tumorprozesses unmöglich
sind. Metabolische Veränderungen sind bei diesen Kranken aus
diesem Grunde noch stärker ausgeprägt.

Leider gibt es bis heute noch keine spezifischen, ausschließlich auf das Tumorgewebe wirkenden chemotherapeutischen Phar-

maka, fast jedes dieser Präparate wirkt auch auf das gesunde
Gewebe und auf den Gesamtorganismus und verstärkt dadurch die
negativen Veränderungen, die durch das gestörte metabolische
Gleichgewicht bereits vorhanden sind. Erbrechen, Diarrhöen,
Appetitlosigkeit, Übelkeit, welche als häufige Nebenwirkungen
der Chemotherapie bekannt sind, erschweren den desolaten Zustand des Kranken noch mehr und verstärken die Störungen in jeder Beziehung. Hieraus resultiert oft das vorzeitige Unterbre-
chen oder Beenden der Behandlung. Die Therapie mit essentiellen Bausteinen des Organismus, den Aminosäuren, welche sofort
und ohne vorherige Aufspaltung zur Proteinsynthese verfügbar
sind, ist daher von weittragender Bedeutung und ihre Zufuhr insbesondere im Laufe der speziellen Therapie unerläßlich.

Wir glauben, daß man mit der Korrektur des Metabolismus in Verbindung mit adäquater parenteraler Ernährung die Manifestations-
phase der Intoxikation bei der Chemotherapie deutlich verzögern
kann. Als gravierendster Vorteil zeichnet sich hierbei immer
mehr die weittragende Erkenntnis ab, daß es in Kombination mit
bedarfsgerechter Ernährung möglich sein wird, die gesamte che-
motherapeutische Dosis ohne zusätzliche Nebenwirkungen zu erhöhen.

In jüngster Zeit hat die Strahlentherapie bei der Behandlung
von Patienten mit Ösophaguskarzinomen deutlich zugenommen. Bei
diesen Kranken häufen sich die metabolischen Störungen nicht
nur als Folge der Tumorintoxikation und des Geschwulstzerfalls,
sondern zusätzlich auch durch mangelnde exogene Nährstoffzufuhr
nach totaler Ösophagusobturation. Ösophagitis, völlige Dysphagie,
zunehmende starke Schmerzen können schon nach wenigen Bestrah-
lungen auftreten und führen oftmals zum Abbruch der Behandlung.

Aufgrund dieser Erkenntnisse ist man in der letzten Zeit in den
großen onkologischen Kliniken der UdSSR, Europas, den USA und
Japans dazu übergegangen, die korrigierende Einflußnahme in die
regulativen metabolischen Funktionen, hauptsächlich in Form der
kompletten parenteralen Ernährung, als eine notwendige Kompo-
nente in der komplexen Behandlung des Krebskranken anzusehen.

Im onkologischen Wissenschaftszentrum der Akademie der medizi-
nischen Wissenschaft wird die Korrektur der Stoffwechselverän-
derungen in der prä- und postoperativen Phase, im Verlauf der
Chemo- und Strahlentherapie, bei Leber- und Niereninsuffizienz
und auch bei Patienten mit postoperativen Komplikationen (Nahtinsuffizienz im Bereich des Intestinaltraktes, Peritonitis,
Eventeration usw.) mit Hilfe bedarfsgerechter parenteraler Ernährung durchgeführt. Die Ergebnisse sind auf verschiedenen
Kongressen, in Zeitschriftenartikeln und in der Monographie von
A. V. SUDJAN: "Parenterale Ernährung in der Onkochirurgie" mit-
geteilt worden. Unser Ernährungsregime, das wir bei 77 Patienten während chirurgischer, strahlen- und chemotherapeutischer
Behandlung durchführten, war folgendermaßen aufgebaut: Kalorienzufuhr (Intralipid[R], Glukose): 35 - 40 kcal/kg KG/24 h; Stickstoff (Aminosol[R], Hydrolysin - Zolipk, Aminofusin[R]): 1 g Amino-
säuren/kg KG/24 h; Elektrolyte: Kaliumchlorid: 1 - 1,5 mval/kg
KG/24 h. Die zugeführte Flüssigkeitsmenge betrug 35 - 40 ml/kg
KG/24 h.

Die Vitamine B$_1$ und B$_6$ wurden in Mengen von 0,07 mg/kg KG/24 h, Ascorbinsäure in einer Menge von 3 - 5 mg/kg KG/24 h verabreicht. Je nach Bedarf wurde dieses Regime zusätzlich supplementiert oder nach teilweisem Übergang auf enterale Ernährung entsprechend vermindert.

Folgende Stoffwechselparameter wurden untersucht: Gesamteiweiß, Eiweißfraktionen, Albumin-Globulin-Quotient, Hämatokrit, Kalium, Natrium, Harnstoff, Blutglukose sowie Gesamtstickstoff, Kalium und Natrium im 24-Stunden-Urin. Transaminasen, Bilirubin und alkalische Phosphatase wurden als Leberfunktionsproben durchgeführt.

Bei 72 von 77 Patienten erfolgte die parenterale Ernährung über einen zentralen Venenkatheter (Vena subclavia). Die übrigen Patienten wurden peripher-venös ernährt. Die Gesamtdauer der parenteralen Ernährung betrug bei der Mehrzahl der Patienten 8 - 20 Tage (in einzelnen Fällen bis 30 Tage und mehr).

Der Großteil dieser Patienten war älter als 50 Jahre und wies daher verschiedene Begleiterkrankungen auf. Bei der Mehrzahl dieser Patienten war der Tumor im Intestinaltrakt lokalisiert. An Magenkrebs litten 26, an Darmkrebs (einschließlich Rektumkarzinom) 12 Patienten. Der Rest verteilte sich auf Tumoren der Nieren, des Pankreas und der Testes.

Folgende chirurgische Komplikationen wurden beobachtet: Bei sechs Patienten trat eine Nahtinsuffizienz des Magens auf, bei sechs Patienten Dünn- und Dickdarm-Nahtinsuffizienzen, Eventeration, Peritonitis und bei 12 Patienten eine Leber- und Niereninsuffizienz. Bei allen Patienten verbesserten sich unter parenteraler Ernährung Allgemeinzustand und Wohlbefinden. Allmählich kam es auch zur Heilung der Wundschäden und der Anastomoseninsuffizienz. Das klinische Bild der Peritonitis verschwand nach und nach und die biochemischen Werte normalisierten sich unter aminosäurenreicher, kompletter parenteraler Ernährung.

Die insgesamt acht verstorbenen Patienten waren über 60 Jahre alt und litten an verschiedenen Begleiterkrankungen wie Angina pectoris, Arteriosklerose, Pneumosklerose, arterielle Hypertonie und ähnlichem.

Fünf Patienten, die während der Chemotherapie parenteral ernährt wurden, litten an Magenkrebs (2), Rektumkarzinom (1), Testistumor (1), Ovarialtumor (1). Als Chemotherapeutika wurden 5-Fluorurazil, Fluorafur, Zyklophosphan und Chlodion verwendet. Im Verlauf der Chemotherapie traten bei drei Patienten Übelkeit, Erbrechen und Erschöpfung auf, bei zwei Patienten Leukopenie. Die parenterale Ernährung hatte bei vier dieser Patienten einen positiven Effekt.

In der radiologischen Abteilung wurden im Jahre 1975 51 Kranke mit Strahlentherapie behandelt, wovon 31 im Verlauf dieser Behandlung parenteral ernährt wurden. Der Rest blieb ohne parenterale Ernährung (Kontrollgruppe). Die Mehrzahl dieser Patienten litt an Ösophaguskarzinom (44). Die übrigen verteilten sich auf Karzinome der Kardia mit Wucherung des Tumorgewebes in die

Speiseröhre. Alle Patienten wurden einer perkutanen Gammabe-
strahlung von insgesamt 6.000 Rad (in zwei Zyklen) unterzogen.
Teilweise parenteral ernährt wurden 22 Patienten mit extrem ausgeprägter Dysphagie und Leukopenie, welche sich durch die Bestrahlung ausgebildet hatte, sowie Kachexie mit Adynamie, Übelkeit, Erbrechen und Schwäche. Total parenteral ernährt wurden
neun Patienten, wobei als Indikationen vollständige Obturation
der Speiseröhre, Ösophagitis und große Tumoren mit ausgeprägtem
Gewebszerfall galten. Bei diesen Untersuchungen wurden dieselben
ben klinischen bzw. klinisch-chemischen Parameter herangezogen
wie für die Beurteilung der parenteralen Ernährung in der chirurgischen Klinik. Aufgrund der parenteralen Ernährung im Verlauf der Strahlentherapie war der Verlust an Gesamtstickstoff
und Kreatinin im Urin vermindert. Die Werte des Gesamteiweißes
im Serum hatten sich nicht verändert, der Albumin-Globulin-Quotient im Serum war erhöht. Alle anderen Veränderungen im Serum
und Urin sind nicht überzeugend und statistisch nicht signifikant.

Bei den Kranken, die der Strahlenbehandlung ohne parenterale
Ernährung unterzogen wurden, war der Verlust an Gesamtstickstoff und Kreatinin im Urin signifikant höher. Diese Tatsache
betont deutlich die Schutzrolle der parenteralen Ernährung in
der strahlentherapeutischen Behandlung von Krebskranken. Daher
kann man heute mit großer Sicherheit aussagen, daß die Strahlentherapie ohne metabolische Korrektur und ohne parenterale Ernährung zu einer raschen Aufzehrung der Stickstoffreserven im
Organismus führt. Mit Hilfe der parenteralen Ernährung verbes-
serte sich das Wohlbefinden der Patienten, das Körpergewicht
blieb stabil oder erhöhte sich sogar im Verlaufe der Therapie.

Im Gegensatz dazu gelang es bei den 20 Patienten ohne parenterale Ernährung nicht, die Strahlentherapie vollständig durchzuführen. Es traten regelmäßig Komplikationen in Form von Bestrah-
lungsreaktionen, Ösophagitis, Speiseröhrenperforation und ähnlichem auf.

Man muß darauf hinweisen, daß die Normalisierung der klinisch-
chemischen Parameter im Laufe der speziellen Therapie des Krebskranken den behandelnden Arzt nicht zu einem Absetzen der parenteralen Ernährung veranlassen sollte, da dieser nach außen
hin günstig erscheinende Zustand sich durch eine eventuell nach-
folgende Operation, aber auch die Chemo- oder Strahlentherapie
schnell wieder verschlechtern und das Auftreten verschiedenster
Komplikationen zur Folge haben kann.

Daher gilt die ständige Korrektur der im Verlauf der Karzinom-
erkrankung pathologisch veränderten Stoffwechselvorgänge mittels
adäquater parenteraler Ernährung als die wichtigste Teilkompo-
nente in der komplexen Behandlung des onkologischen Patienten.

Parenteral Nutrition in Cancer – Indications and Results

Cl. Solassol and H. Joyeux

A poor nutritional status is frequently encountered in the cancer patient and is an important factor in all stages of the
disease. Antineoplastic therapy often aggravates this condition,
sometimes to the point where no therapeutic act may be under-
taken or only a less than adequate treatment may be realized.
Parenteral nutrition is the only method which permits the restoration of a patient's nutritional status to a point sufficient
to withstand aggressive therapy. It may be continued for a long
time period and is compatible with patient comfort.

Material and Methods

1. Patient population
Parenteral nutrition was employed for 486 patients treated at
the Centre Anti-Cancéreux of Montpellier, France, during the
period January 1973 to February 1976. Of these 486, 161 were
treated by enlarged digestive tract surgery, 108 were treated
by radiotherapy of the digestive tract, and 19 received poly-
chemotherapy. Parenteral nutrition was used an average of 34
days per patient.

2. Nutritional status and cancer
Weight loss and a poor nutritional status are routinely encountered during the course of cancer. Cancer therapy never has any
nutritional value except the case where surgery permits the
resumption of a correct alimentation. After completion of the
treatment period, the surveillance of the nutritional status
can permit differenciation between recurrence of the disease
and its sequelae.

Many factors are responsible for the weight loss. There exists
a minimum protein loss of 0.34 g per kg body weight per day (15).
The first cause is probably the increased energy expenditure
which, in provoking a negative caloric balance, is responsible
for a negative nitrogen balance. The later is also favorised by
a decrease in protein intake; the loss of appetite may be due
to elaboration of an anorexigen by the tumor (6, 8). Anorexia
is also the result of patient anxiety about his disease or different drugs he may be taking. Malabsorption is an important
factor in causing weight loss. The localisation or type of tumor may be responsible. Very often the treatment is responsible
for this malabsorption, be it radiotherapy of any part of the
digestive tract or chemotherapy whose digestive side-effects
are well known. One may encounter all degrees of digestive tract
inflammation ranging from a simple stomatitis to a severe colitis.
Surgical acts may be the cause of malabsorption due to delayed
healing, postoperative infection, or occurrence of a fistula.

The mobilisation of fat reserves is the initial change in weight
loss. As the malnutrition becomes chronic, the total cell mass
of the organism decreases as a result of muscle catabolism. Prolonged decubitus is accompanied by increased nitrogen excretion,
thus aggravating an already negative nitrogen balance. The increased calcium and phosphorus excretion shows that the skeleton
is also touched by the generalised catabolic process.

No matter the type or location of the tumor, two types of severe
malnutrition may be deferred: by digestive insufficiency or by
digestive intolerance. In both cases, no method of oral or enteral nutrition (drip feeding, gastrostomy or jejunostomy) permits the correction of the nutritional status. We have classi-
fied different degrees of malnutrition in function of the weight
losses compared to the patient's weight prior to the first symptoms or diagnosis of the disease: first degree, 5 - 10 kg; second degree, 10 - 15 kg; third degree, 15 - 20 kg; fourth degree,
more than 20 kg. For our 486 patients, the weight loss encountered was at least second degree or more. Parenteral nutrition
was used in all phases of the treatment and sequelae. Its use
in the terminal stage is formally contraindicated.

3. Technique of parenteral nutrition

Parenteral nutrition provides the substances necessary to maintain an adequate nutritional status. It may be supportive in the
case of insufficient oral intake or be used as total replacement when oral intake is impossible or contraindicated. The
chronic nature of cancer and the severity of the resulting malnutrition forced us to develop techniques which can be used as
long as it is required to maintain the patient. Two techniques
of vascular access were developed, each with its specific indications.

For parenteral nutrition over a period of 20 - 30 days, cathe-
terisation of the external iliac vein or internal jugular vein
by a silicone catheter flotting freely in the vascular current
was employed. For nutrition exceeding 30 days, we employed can-
nulation of the collateral of a deep vein. These techniques
have been described elsewhere (17). Both of these techniques
are adaptable to continuous or intermittent administration and
to the ambulatory or bed-confined patient.

The nutritive solutions are administered as a "nutrient mixture"
(14). These mixtures are original in that they provide, in variable concentrations all the calories, vitamins and minerals required by the patient in an immediately assimilable form. In
addition, the perfusion time is reduced from 24 h to 12 h, thus
increasing patient comfort. When his condition permits ambulation, we have developed a completely portable system for parenteral nutrition, thus permitting greater patient autonomy (9).

Results

Parenteral nutrition is an integral part of a well planned cancer therapy regimen. One must therefore make an artificial se-

paration in order to study the advantages and dangers of parenteral nutrition and the results of cancer therapy. An uniform view is hard to obtain since there exists a large variation as to the types of cancer and degree of malnutrition of our patients.

1. Assimilation of nutrients and nutritional status

The most obvious result is weight gain without creation of a third factor (edema, ascites or pleural effusion). The average weight gain is 1 - 4 kg during the first week, and approximately 1 kg per week thereafter. The carbohydrates are well assimilated. Insulin is administered only to these patients who require it (following total pancreatectomy, for example). Serum lactic acid and pyruvic acid values were always within normal limits. The nitrogen balance rapidly becomes positive and an insignificant level of free amino acids is found in the urine, signifying proper protein assimilation. The lipids administered are reflected by increases in serum triglycerides, phospholipides and free fatty acids.

In 10 patients maintained on parenteral nutrition we were able to obtain either peroperative or post mortem liver specimens. In no case there was any evidence of fatty liver, even in patients who had received parenteral nutrition for up to eight months. The maximum findings were several clusters of lipid vacuolated hepatocytes.

2. Complications of parenteral nutrition

The complications due to the vascular access have been discussed elsewhere (17).

The preparation of the nutrient mixture - be it several months or short-term before utilisation - can be a source of infection since the mixture is an excellent culture media. In our experience we have never encountered an infectious complication due to contamination of the nutrient mixture. These mixtures have always remained sterile. In one case a non-pathogenic staphylococcus was identified.

We observed six cases of septicemia, confirmed by hemocultures. In two cases the agent was candida albicans, in two cases a pathogenic staphylococcus, and in the two remaining cases an E. coli. In all six cases, these complications occured in patients with a high sepsis risk since a localized infection existed prior to the beginning of treatment. Broad spectrum antibiotics were being employed in the patients who developed candida septicemia. In the other cases the patients received radiotherapy followed by sequential chemotherapy; the additive effects of these treatments in provoking medullary depression was undoubtedly the major factor in these patients.

The six cases of spontaneously remitting viral hepatitis observed were due to blood transfusions.

3. Parenteral nutrition and cancer therapy

a) Successes
One must separate the cases in which parenteral nutrition was
employed on an average term basis as a part of the therapy in
association with radiotherapy and surgery, and the smaller number of cases of long term parenteral nutrition.

- Average length parenteral nutrition
These cases corresponded to situations which required an enlarged surgical procedure associated with radiotherapy and
chemotherapy. The results are summarized in Table 1.

Table 1. Parenteral nutrition and enlarged surgery (number of
patients)

Esophagectomy	58
Enlarged gastrectomy	32
Pancreatectomy	19
Enlarged hepatectomy	7
Abdomino-perineal resection and colectomy	45

Parenteral nutrition was begun about one week prior to surgery.
This permitted a weight gain of 1 - 5 kg, the positivation of
the nitrogen balance, and gave an idea about the reaction of the
organism to this type of alimentation. In many cases preoperative
radiotherapy was carried out during this period.

The use of parenteral nutrition greatly simplifies the postoperative period. Problems of vascular access are eliminated
since the superficial venous system has not been used; this increased patient mobility. The nitrogen balance tends to zero
two or three days and becomes positive several days later. The
most spectacular observation is that there is no weight loss
throughout the entire postoperative period. Weight loss becomes
evident if parenteral nutrition is abruptly terminated. In general, we employ supportive parenteral nutrition once oral alimentation becomes possible, and the parenteral route is discontinued once a sufficient caloric and nitrogen oral intake is
achieved.

Parenteral nutrition has permitted us to perform major resections
with greater security and a decreased operative morbidity. These
benefits are observed in both palliative and curative surgery.

Table 2 resumes those cases in which prolonged radiotherapy was
required and which were accompanied by severe nutritional problems.

In the majority of cases, parenteral nutrition was the sole
source of alimentation during the first three weeks of treat-

Table 2. Parenteral nutrition and radiotherapy (number of patients)

Head and neck tumors	36
Hodgkin's disease	20
Abdominal and pelvic tumors	37
Retroperitoneal tumors	15

ment. The bypassing of the digestive system was responsible for a decrease in painful manifestations and signs of digestive intolerance as manifested by nausea, vomiting, and diarrhea. Weight loss was rapidly regained. In no case, radiotherapy had to be discontinued. In 24 cases the patient's condition was sufficiently satisfactory to allow the immediate start of chemotherapy (when indicated).

- Long term parenteral nutrition
This was used in two completely different situations - either purely palliative or to prepare the patient for a surgical act during the period of sequelae.

Case 1: A 65 year old man underwent exploratory thoracotomy for carcinoma of the right lung. Subsequent radiotherapy had to be discontinued due to deteriorating status and a second degree weight loss. Supportive parenteral nutrition was begun. The patient gained 10 kg and was able to resume radiotherapy and chemotherapy. He died suddenly by cataclysmic hemoptysis, having received supportive parenteral nutrition for eight months.

Case 2: A 54 year old man was diagnosed as having carcinoma of the middle portion of the esophagus. A chest film revealed a probable metastasis in the left lung, contraindicating a surgical act. Radiotherapy was administered. Three months later the patient was at the fourth degree of weight loss. Parenteral hyperalimentation was started, and two months the weight loss had been regained. The doubling time of the chest lesion appeared to be near zero, and at the patient's request a presternal esophagoplasty was performed. In the postoperative period small gastric and cervical fistulae appeared which closed spontaneously. The patient was able to regain a subnormal oral alimentation. Death occured five months later by diffuse pulmonary metastases.

Case 3: A female patient was hospitalized for a maxillary fistula secondary to a radionecrosis occuring after treatment of carcinoma of the floor of the mouth four years previously. She was at the fourth degree of weight loss and refused gastrostomy. Parenteral normonutrition was instituted which lasted 92 days. This permitted the disinfiltration of the maxillary region and the preparation of a skin flap to close the fistula. At the beginning of the third month a hemi-resection was performed with closure of the fistula without use of the skin flap. Perfect healing by first intention was obtained.

These three cases clearly demonstrate the interest of long term parenteral nutrition. In sum, parenteral nutrition permits the association of different types of anti-cancer therapy, reestablishes the patient's nutritional, physical and emotional status, enlarges surgical indications, and avoids interruption of treatment regimens.

b) Failures

The failures encountered were rarely due to parenteral nutrition itself. Most often the evolution of the disease, a failure to realize an already advanced case were responsible, resulting in the abuse of the application of this technique (5). One must consider, however, that in order to appreciate the effects and limits of a new technique one often enlarges it indications: these are quickly limited by experience. Parenteral nutrition alone cannot slow or stop the cancerous process.

Discussion

We need not to discuss the interest of the average length parenteral nutrition since the simplification and security it provides are obvious and irreplaceable (1, 15). One the other hand, one must decide between gastrostomy and the parenteral route for long term nutrition. For several reasons we are performing fewer gastrostomies than before.

When performed on cachectic patients, gastrostomy must be done under local anesthesia and less than optimal conditions. Very often a gastric fistula occurs in the postoperative period. Psychological acceptance of a gastrostomy is poor, especially when the patient realizes that it is definitive. An existing gastrostomy renders difficult or impossible a later surgical act, be it palliative or curative (for example, esophagoplasty).

The techniques of parenteral nutrition, be it supportive on total replacement, may be realized without difficulty for average or long periods of time and are compatible with patient comfort. Parenteral nutrition is an additional treatment in cancer therapy; it should never be employed in terminal illness. In reestablishing the nutritional status of the patient, parenteral nutrition has a positive effect in improving his emotional status.

Conclusion

Cachexia and severe malnutrition, frequently encountered in cancer patients, are responsible for a worse prognosis since they may prevent the institution of adequate therapeutic measures or be responsible for the interruption of a treatment already begun. Parenteral nutrition is the only technique which can permit the reestablishment of a correct nutritional status, thus permitting energetic therapy of the disease. Be it used as supportive on total replacement of oral intake, parenteral nutrition may be carried out without difficulty and with a maximum of patient comfort over long periods.

References

1. ALLEN, P. C., LEE, H. A., ELLIS, H., HADFIELD, G. J., AN-DERSON, J.: A Clinical Guide to Intravenous Nutrition. Oxford and Edinburgh: Blackwell Scientific Publication 1969.

2. COPELAND, E. M., MacFADYEN, B. V., Mc GOWN, C., DUDRICK, S. J.: The use of hyperalimentation in patients with potential sepsis. Surg. Gynec. Obstet. 138, 377 (1974).

3. CURRY, C. R., QUIE, P. G.: Fungal septicemia in patients receiving parenteral hyperalimentation. New Engl. J. Med. 285, 1221 (1971).

4. DICKERSON, J. W. T.: Restoration of the patient's nutrition. Symposium of the rehabilitation of the cancer disabled (ed. R. W. RAVEN). London: May 1971.

5. DUDRICK, S. J., RUBERG, R. L., LONG, J. L., ALLEN, R. T., STEIGER, E.: Uses, non uses and abuses of intravenous hyperalimentation. In: Intravenous Hyperalimentation (eds. G. S. M. COWAN, W. L. SCHEETZ). Philadelphia 1972.

6. HOLMBERG, B.: The effects of cell multiplication in vitro of a dialysable polypeptide derived from tumor fluids. Europ. J. Cancer 4, 271 (1968).

7. INGENBLEEK, Y., De VISSCHER, M., De NAYER, Ph.: Measurement of prealbumin as index of protein-calorie malnutrition. Lancet II, 106 (1972).

8. ISSELBACHER, K. J.: Sugar and amino acid transport by cells in culture - differences between normal and malignant cells. New Engl. J. Med. 286, 929 (1972).

9. JOYEUX, H.: L'intestin artificiel. Thèse Montpellier 1972.

10. KINNEY, J. M.: Energy significance of weight loss. In: Intravenous Hyperalimentation (eds. G. S. M. COWAN, W. L. SCHEETZ). Philadelphia 1972.

11. LAUNOIS, B., LEVERGE, R., LEFOULON, Y., TREBAUL, I., LEMAIRE, M., CAMPION, J. P.: Traitement des fistules digestives majeures par hyperalimentation veineuse. Chirurgie 99, 217 (1973).

12. MacFADYEN, B. V., DUDRICK, S. J., RUBERG, R. L.: Management of gastrointestinal fistulas with parenteral hyperalimentation. Surgery 74, 100 (1973).

13. ROMIEU, Cl., SOLASSOL, Cl., PUJOL, H., SERROU, B., JOYEUX, H.: Hypernutrition parentérale à long terme. Application aux cachexies cancéreuses. Chirurgie 98, 600 (1972).

14. ROMIEU, Cl., SOLASSOL, Cl., JOYEUX, H., PUJOL, H., JEANTEUR, Ph.: Le mélange nutritif. Concept nouveau en alimentation parentéral. Bull. Acad. Med. (Paris) 1973.

15. SHILS, M. E.: Guidelines for total parenteral nutrition.
    J.A.M.A. <u>220</u>, 1721 (1972).

16. SOLASSOL, Cl., JOYEUX, H., SERROU, B., PUJOL, H., ROMIEU,
    Cl.: Nouvelles techniques de nutrition parentérale à long
    terme pour suppléance intestinale. Protposition d'un intestin
    artificiel appliqué à 54 cas. J. Chir. (Paris) <u>105</u>, 15 (1973).

17. SOLASSOL, Cl., JOYEUX, H., ETCO, L., PUJOL, H., ROMIEU, Cl.:
    New techniques for long term intravenous feeding: an arti-
    ficial gut in 75 patients. Ann. Surg. <u>179</u>, 519 (1974).

Influence of Parenteral Nutrition on Nitrogen Balance and Intracellular Amino Acid Pattern in Muscle Tissue of Patients Undergoing Surgery for Neoplasms of the Colon[1]

E. Vinnars, J. Ahlberg, J. Bergström, P. Fürst, B. Holmström and B. Schildt

A prominent feature of acute surgical catabolism is a negative nitrogen balance with protein breakdown and increased urea synthesis and excretion. Despite the repeated confirmation of these findings since first being reported in 1930 by CUTHBERTSON (5), the underlying mechanism and physiological signifcance remain obscure. It has been suggested that the muscle protein breakdown is accelerated after operations and that this is mainly the reason for the increased nitrogen excretion.

Nitrogen balance determinations have been the most commonly used means of studying surgical catabolism. However, it is not possible to use this method for more detailed studies of protein catabolism in trauma and sepsis. For the past 2 - 3 years we have studied the intracellular free amino acid pattern in trauma and have demonstrated that different catabolic states give typical changes in the pattern of individual free amino acids in muscle tissue, which changes are specific for the catabolic state. We have also demonstrated that changes in this pattern are not reflected in the plasma (2, 3, 7). The value of plasma amino acid studies used during the past recent years is thus limited.

Typical changes in the intracellular free amino acid pattern in surgical trauma without amino acid administration are (2):

1. Increased content of the total branched-chain amino acid pool (due to increases in valine and leucine concentrations).
2. Decreased concentrations of glutamine and lysine.
3. Increased concentrations of phenylalanine, tyrosine and methionine.
4. Increased ratio phenylalanine/tyrosine.
5. Increased concentrations of glycine and alanine.

Material and methods

12 patients with carcinoma of colon have been studied up to now. The study is still in progress; thus the results presented are only preliminary.

The patients consisted of elected surgical cases for resection of colon due to neoplasms. Four days prior to surgery the patients were placed on an elemental diet (Vivasorb[R2]) for two reasons:

---

[1] Supported by the Swedish Medical Research Council (B74-03X-4210-03, and B74-19X- 1002-09B).

[2] Manufactured by Pfrimmer & Co., Erlangen, Federal Republic of Germany.

a) to provide a standardized form of preoperative nutrition and
b) to obtain a low residue in the gut at the time of operation.
Postoperatively the patients were given parenteral nutrition for
six days with fixed caloric intake (147 kJ/kg BW/24 h) including
both fat and carbohydrates and two different levels of nitrogen
intake (145 and 237 mg nitrogen, respectively/kg BW/24 h). Two
solutions with different amino acid composition were compared
at the lower nitrogen intake (Vamin[R3] and Intramin Forte[R4]).
At the higher nitrogen intake, Intramin Forte[R4] was used.

Nitrogen and electrolyte balances were followed during the whole
experiments as well as the 3-methyl-histidine excretion in the
urine.

Three percutaneous muscle biopsies were performed in each patient from the lateral portion of the m. quadriceps femoris (1).
The first biopsy was made before Vivasorb[R] diet, the second immediately before the operation and the third was made on the
4th postoperative day. The biopsies were always taken after
overnight fasting. Venous blood was obtained for determination
of plasma free amino acids, electrolytes, protein and routine
chemistry.

The methodology for obtaining and handling muscle tissue, weighing
the samples, and determination of neutral fat, water, electrolytes, free amino acids, glycogen, and energy rich phosphates
have earlier been described in detail, as well as the calcula-
tion of the intracellular free amino acids (1, 2, 4, 6).

Results

The only results which will be presented are the nitrogen balances and the concentrations of free amino acids in plasma and
intracellular muscle water.

Fig. 1 shows the mean nitrogen balance for the combined two patient groups receiving 145 mg nitrogen/kg BW/24 h and for the
group receiving 237 mg nitrogen/kg BW/24 h. It is clear that a
mean nitrogen balance close to zero was achieved only at the
higher nitrogen intake.

Fig. 2 illustrate the branched-chain amino acid pool before and
after operation. Normal values from 21 healthy subjects, pub-
lished in an earlier work are given for comparison (2). The intracellular branched-chain amino acid pool was already elevated
preoperatively and was further increased in the postoperative
phase independent of which amino acid solution was given. However, the increase was smaller in the two groups receiving
Intramin Forte[R]. In the plasma very small changes were demonstrated.

---

[3]Manufactured by Vitrum AB, Stockholm/Sweden.
[4]Manufactured by Astra Läkemedel AB, Södertälje/Sweden.

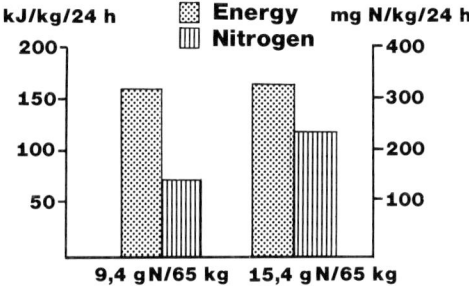

Energy and nitrogen supply

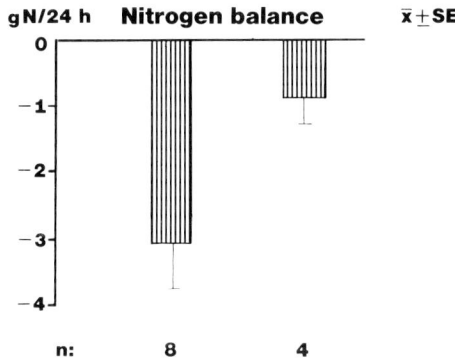

Fig. 1. Energy and nitrogen supply and the nitrogen balance expressed as the mean of the first five days after resection of the colon (carcinoma)

In Fig. 3 the individual branched-chain amino acids are presented. It is shown that valine and leucine are responsible for the elevated pool.

A decreased level of lysine in muscle tissue is a prominent feature of postoperative catabolism in patients without amino acid administration. In Fig. 4 it is demonstrated that the lower level of nitrogen intake independent of which amino acid solution was administered, was not enough to normalize the lysine concentration. However, a nitrogen intake of 237 mg N/kg BW/24 h of Intramin Forte[R] gave a complete normalization of the concentration of lysine. No decreased plasma concentration was demonstrated.

Another typical feature of posttraumatic catabolism is a decreased glutamine concentration in muscle tissue. Fig. 5 demonstrates that neither of the solutions brought about a normalization of the intracellular concentration of glutamine. However, the concentration was significantly higher with a higher level of nitrogen intake. It must be pointed out that this difference in intracellular concentration is important because the intra-

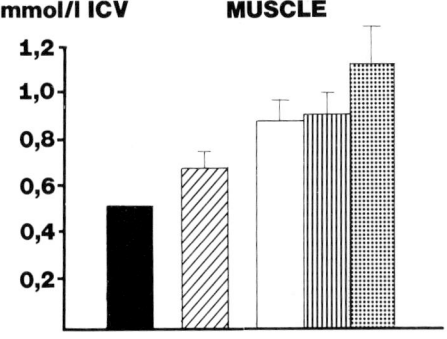

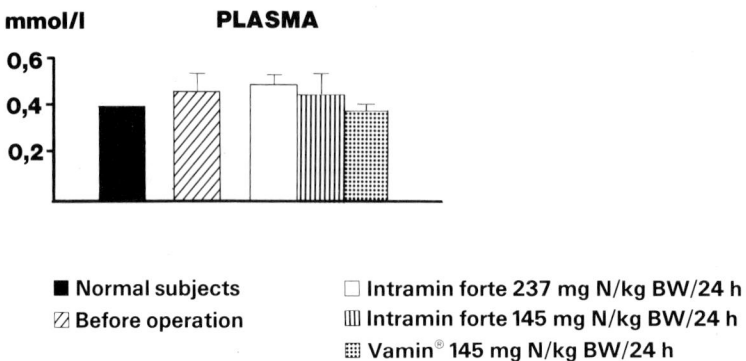

■ Normal subjects   ☐ Intramin forte 237 mg N/kg BW/24 h
▨ Before operation   ⦀ Intramin forte 145 mg N/kg BW/24 h
                   ▦ Vamin® 145 mg N/kg BW/24 h

Fig. 2. Posttraumatic catabolism. Total free branched-chain amino acids before and after colon resection (carcinoma)

cellular pool of glutamine provides 60 % of the total intra-cellular free amino acid pool. Fig. 5 also shows the changes in glutamic acid concentration in muscle tissue. With the higher nitrogen intake a normal concentration occured, but not with the lower intake. This phenomenon is interesting consider-ing that Intramin Forte[R] does not contain glutamic acid. Neither glutamine or glutamic acid showed any changes in plasma concen-tration.

In Fig. 6 the concentration of phenylalanine and tyrosine in muscle tissue and the ratio phenylalanine/tyrosine are demon-strated. The concentrations of both phenylalanine and tyrosine were significant increased postoperatively independent of which amino acid solution was given. The patients who received Vamin[R] showed the highest level of phenylalanine but this was not sig-nificant. The ratio phenylalanine/tyrosine was also increased postoperatively being significant in the groups with the lower nitrogen intake. The concentrations in plasma of phenylalanine and tyrosine were also increased as shown in the same figure.

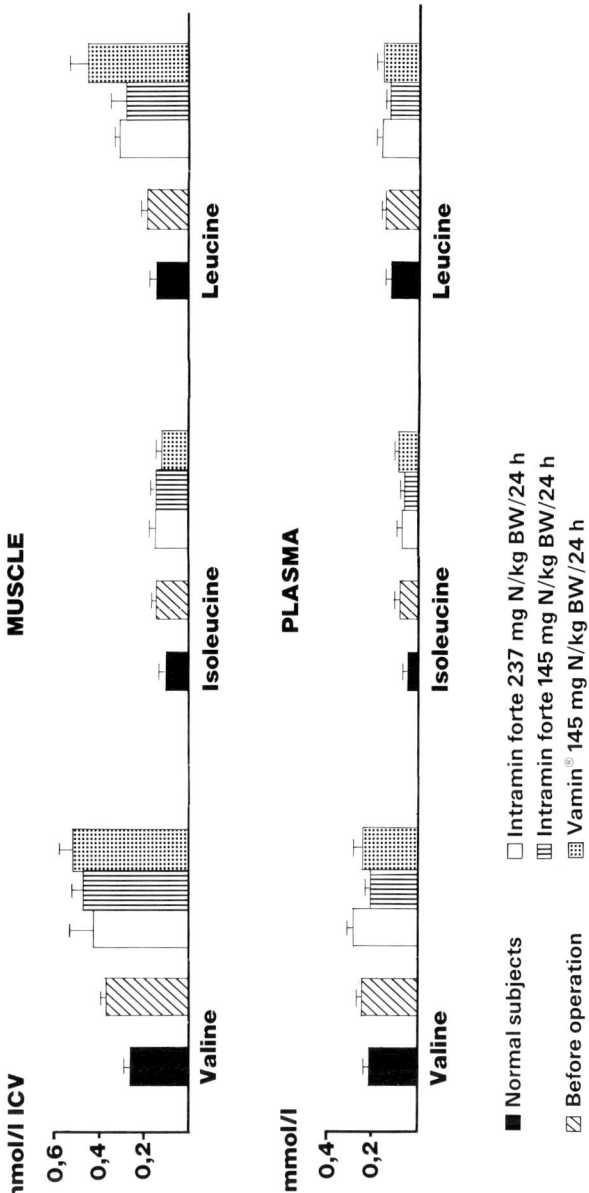

Fig. 3. Posttraumatic catabolism. Free amino acids in muscle and plasma before and after colon resection (carcinoma)

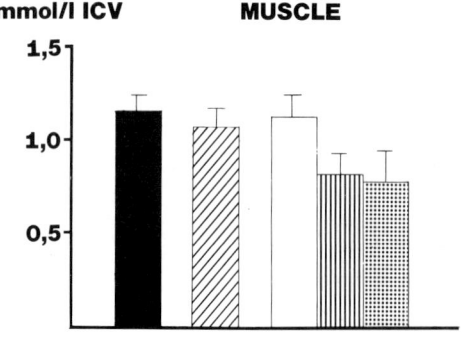

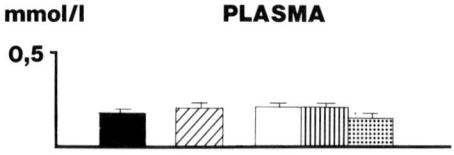

■ Normal subjects
▨ Before operation

☐ Intramin forte 237 mg N/kg BW/24 h
Ⅲ Intramin forte 145 mg N/kg BW/24 h

▧ Vamin® 145 mg N/kg BW/24 h

Fig. 4. Posttraumatic catabolism. Free lysine in muscle and plasma before and after colon resection (carcinoma)

No similarity between the changes in plasma and muscle tissue was found for the other presented amino acids.

The concentration of methionine was increased in muscle but not in plasma (Fig. 7). This increase was not influenced by the amount of nitrogen supplied or the type of amino acid solution given. The figure also shows the plasma concentration of cysteine. It is interesting to note that the groups of patients who received Intramin Forte[R] showed a slightly higher concentration of cysteine compared to normals, despite the fact that Intramin Forte[R] does not contain this amino acid. Cysteine has a very low intracellular concentration in muscle tissue and can therefore not be measured in this tissue.

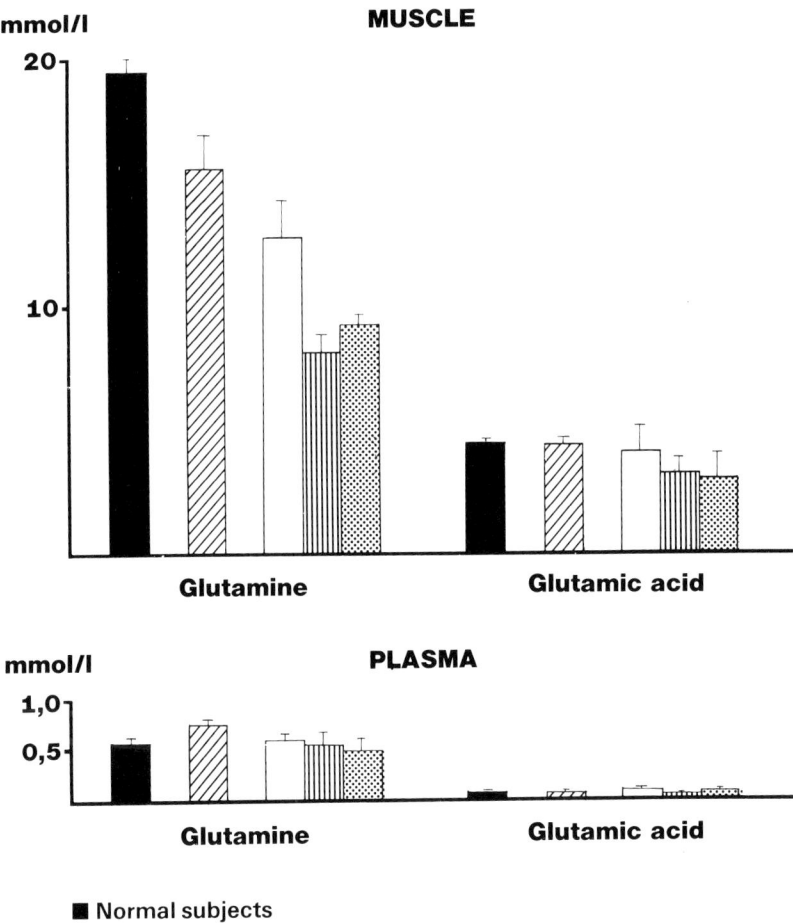

Normal subjects

Before operation

Intramin forte 237 mg N/kg BW/24 h

Intramin forte 145 mg N/kg BW/24 h

Vamin® 145 mg N/kg BW/24 h

Fig. 5. Posttraumatic catabolism. Free amino acids in muscle and plasma before and after colon resection (carcinoma)

Conclusions

1. By using intravenous amino acid nutrition in postoperative treatment of surgically induced catabolism, some of the characteristic abnormalities observed in the intracellular pattern of the free amino acids are improved or normalized.

2. It appears to be necessary to administer as much as 240 mg of amino acid nitrogen/kg BW/24 h to obtain these beneficial

32

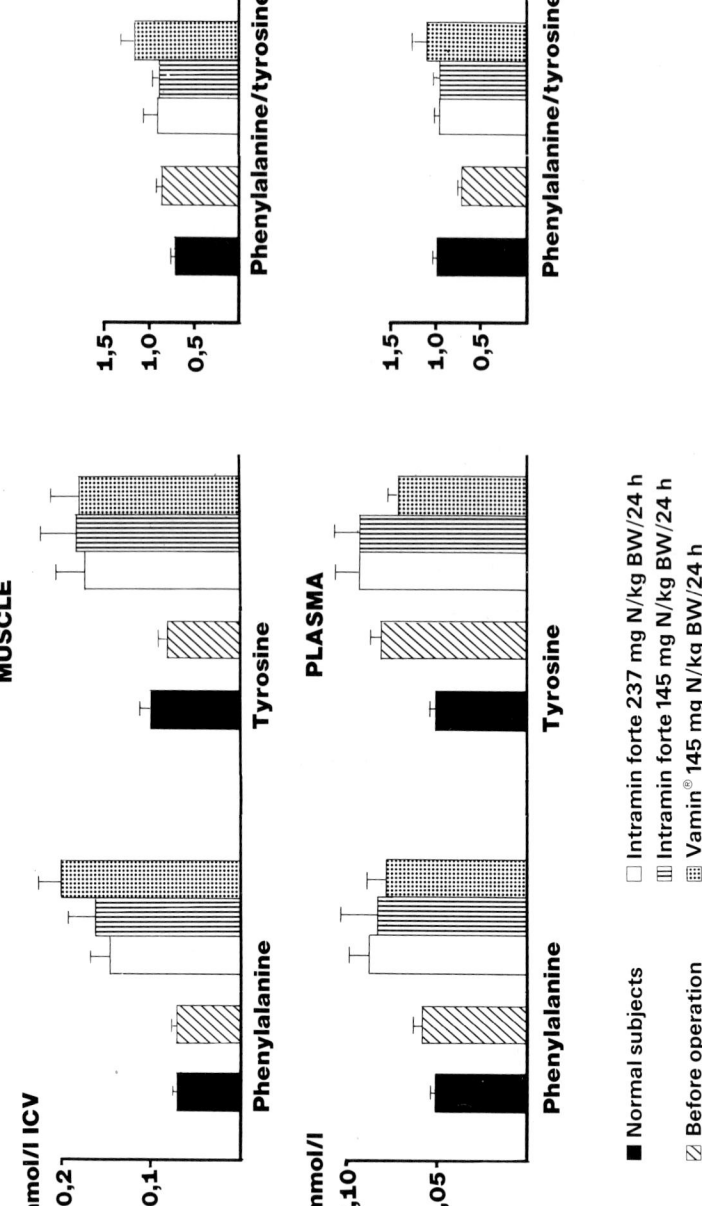

Fig. 6. Posttraumatic catabolism. Free amino acids in muscle and plasma before
and after colon resection (carcinoma)

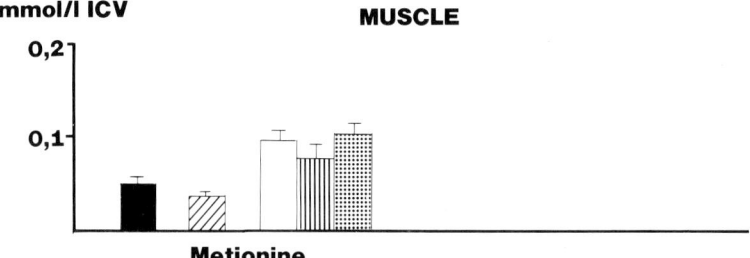

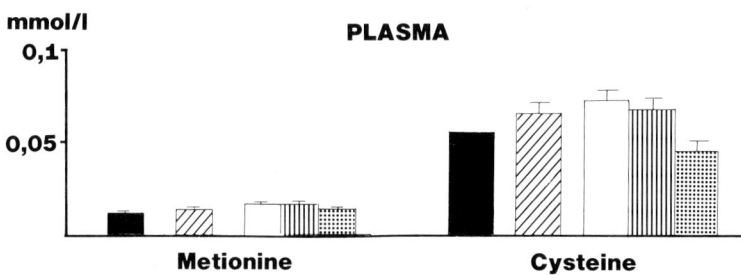

■ Normal subjects
▨ Before operation

☐ Intramin forte 237 mg N/kg BW/24 h
⫼ Intramin forte 145 mg N/kg BW/24 h
▦ Vamin® 145 mg N/kg BW/24 h

Fig. 7. Posttraumatic catabolism. Free amino acids in muscle and plasma before and after colon resection (carcinoma)

effects and to get a mean nitrogen balance close to zero. Administration of 145 mg nitrogen/kg BW/24 h had far less influence on the abnormal intracellular amino acid pattern.

3. Intracellular amino acid determination in muscle tissue is a valuable tool in evaluating the effect of amino acid nutrition in posttraumatic catabolic conditions.

References

1. BERGSTRÖM, J.: Muscle electrolytes in man. Scand. J. clin. Lab. Invest. 14, 110, suppl. 68 (1962).

2. BERGSTRÖM, J., FÜRST, P., NOREE, L. O., VINNARS, E.: The intracellular free amino acid concentration in human muscle tissue. J. appl. Physiol. 36, 693 (1974).

3. BERGSTRÖM, J., FÜRST, P., NOREE, L. O., VINNARS, E.: Intra-cellular free amino acids in uremic patients as influenced by amino acid supply. Kidn. Intern. 7, 345 (1975).

4. BERGSTRÖM, J., BOSTRÖM, H., FÜRST, P., HULTMAN, E., VINNARS, E.: Preliminary studies of energy-rich phosphagens in muscle from severely ill patients. Critical Care Medicine 4, 197 (1976).

5. CUTHBERTSON, D. P.: 138. The disturbance of metabolism by bony and non-bony injury with notes on certain abnormal conditions of bone. Biochem. J. 24, 1244 (1930).

6. HARRIS, R. C., HULTMAN, E., NORDESJÖ, L. O.: Glycogen, glycolytic intermediates and high-energy phosphates determined in biopsy samples of musculus quadriceps femoris of man at rest. Methods and variance of values. Scand. J. clin. Lab. Invest. 33, 109 (1974).

7. VINNARS, E., BERGSTRÖM, J., FÜRST, P.: Influence of the post-operative state on the intracellular free amino acids in human muscle tissue. Ann. Surg. 182, 665 (1975).

3-Methylhistidine as an Index of Rate of Muscle Protein Breakdown

H. N. Munro and V. R. Young

Introduction

Skeletal muscle constitutes the major tissue of the body. Using
15N-labeled amino acids, the total daily turnover of body protein in a 70 kg man approximates 300 g (5). Based on the estimated release of amino acids into the plasma by the total skeletal musculature of a fasting man, muscle protein turnover accounts for at least 75 g daily (7). However, this must be an
underestimate, since amino acids released within the muscle cell
can be used again for protein synthesis. This recycling would
represent breakdown without release into the blood-stream. On
the other hand, the amount released is the net balance which can
vary from negative during fasting to positive after meals. As
will be seen later, our data suggest that the true daily turnover of muscle protein is about twice the net release of amino
acids into the blood of the fasting subject.

A further limitation of the measurement of amino acid release
is the interpretation of changes in rate. After insulin administration to a fasting man, the arterio-venous difference diminishes (7), and this has been interpreted as a reduction in muscle
protein breakdown. However, it is well known that insulin stimu-
lates muscle protein synthesis; the contribution of this greater
removal of amino acids for protein synthesis to the diminished
amount released into the blood cannot be assessed without independent estimates of either synthesis or breakdown.

There is accordingly a place for a convenient method of measuring
the absolute rate of muscle protein breakdown, preferably in the
intact human subject in health and in disease. This could be
achieved by identifying an amino acid that is not reutilized.
This would be provided by an amino acid residue in the myofibrillar proteins that is
a) modified chemically after synthesis of the muscle protein,
b) not formed to a significant extent in other tissues,
c) released at the same time as the bulk of muscle protein breaks
   down,
d) is not utilized again for protein synthesis,
e) does not undergo further metabolism in the body,
f) has a low renal threshold, and
g) is quantitatively excreted in the urine.
Variations in the amount excreted would then reflect rate of
myofibrillar protein breakdown rate. Such an amino acid appears
to be provided by 3-methylhistidine (Fig. 1). The evidence that
this modified histidine residue in actin and myosin meets all
the above criteria will be presented, and then some applications
to metabolic problems will be discussed.

36

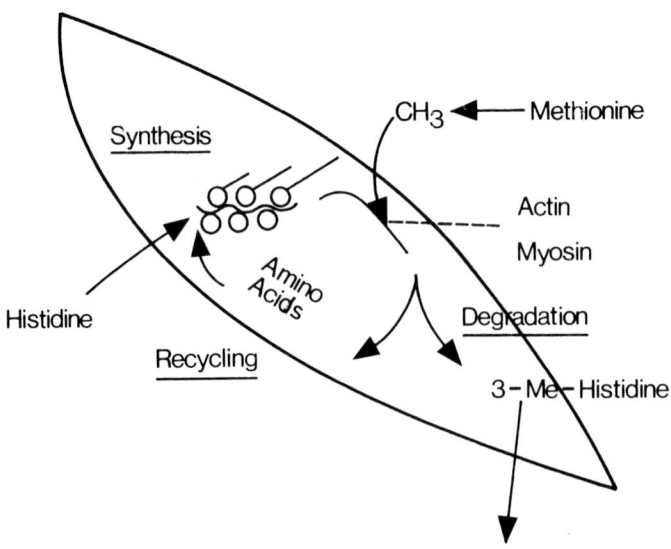

Fig. 1. Synthesis and release of 3-methylhistidine (From MUNRO
(5))

Metabolism of 3-Methylhistidine

It has been established (1) that specific histidine residues in
muscle actin and myosin are methylated from S-adenosylmethionine
after synthesis of the peptide chain. In a series of studies (9),
we examined how far this derived amino acid satisfies the criteria for a suitable marker of muscle protein catabolism laid
down above. First, tRNA and the enzymes charging tRNA were prepared from rat muscle; with these preparations, it was shown
that, unlike histidine, 3-methylhistidine does not charge muscle
tRNA, and thus cannot be reutilized for synthesis of muscle protein. Second, $^{14}CH_3$-labeled 3-methylhistidine was administered
orally or parenterally to rats; recoveries of ^{14}C in urine, feces
and expired air shown in Table 1 indicate essentially complete
excretion of the administered radioactivity in the urine. The
nature of the radioactive products in the urine was then examined.
It was shown by chromatography that the radioactivity could be
accounted for by two compounds, namely the unchanged 3-methyl-
histidine and its N-acetyl derivative. As the rat matured, the
latter became the major urinary end-product. The latter does not
react with ninhydrin, but total 3-methylhistidine excretion can
nevertheless be easily measured by first hydrolyzing the urine
with acid.

The findings have been validated for man (4). Subjects injected
with ^{14}C-labeled 3-methylhistidine showed essentially complete
excretion of the administered radioactivity in the urine with
only traces in the feces and expired air (Table 1). In contrast
to the rat, only 5 % of the radioactivity excreted in the urine
took the form of N-acetyl-3-methyl-histidine.

Table 1. Fate of an oral or parenteral dose of $^{14}CH_3$-3-methyl-histidine in the rat and in man (summarized from YOUNG et al. (9) and LONG et al. (4))

| Route of excretion | Rat | | Man |
	Oral	Parenteral	Parenteral
	percent of dose recovered		
Urine:			
0 - 24 hours	92	93	76
24 - 48 hours	4	7	17
48 - 120 hours	3	1	7
Total	99	101	101
Feces (total)	2	2	-
CO_2 (total)	0.1	0.1	0.1
Recovery	101	103	101

These remains the question of whether skeletal muscle is the exclusive or even the main source of urinary 3-methylhistidine. In order to test this, the major tissues of the rat were analyzed for 3-methylhistidine content (2). Using mature rats, the total 3-methylhistidine content per organ was calculated to be 118 umoles for skeletal muscle, 0.8 umoles for liver and less than 0.3 umoles each for several other major organs. Thus muscle is the main source of 3-methylhistidine in the body.

Excretion of 3-Methylhistidine at Different Ages

Output of 3-methylhistidine was measured for various human subjects of both sexes ranging from neonates to the elderly (11). Table 2 shows that output per kg body weight was higher for men than for women, and higher in the young adult than in the elderly. This coincides with a loss of muscle mass relative to body weight during aging. The excretion per kg by neonates was not significantly greater than by young adult males. It has to be remembered, however, that muscle in the neonate represents only about 20 % of body weight. The relationship of muscle mass to body weight is also reflected in the excretion of 3-methylhistidine relative to creatinine output. In the neonate, with a low proportion of skeletal muscle in the body, the ratio of methylhistidine to creatinine is elevated, representing a high rate of turnover. Similarly, males of all ages tend to have a higher rate of methyl-histidine output per g creatinine in the urine. However, the effect of aging on methylhistidine output disappears when expressed in relation to creatinine excretion. This suggests that the fall in total output with aging is due to a reduction in total muscle mass and not to a reduced rate of muscle protein turnover.

Table 2. Urinary 3-methylhistidine excretion at various ages in subjects consuming flesh-free diets (11)

Group	Number of subjects	Age range (years)	Body weight (kg)	3-Methylhistidine (μmoles) per		
				24 h	kg body wt	g creatinine
Neonate (premature)	10	1 – 46 (days)	1.9	8 ± 5	4.2 ± 1.3	253 ± 78
Young Adult						
Men	4	21 – 25	77	245 ± 47	3.2 ± 0.6	126 ± 32
Women	2	23	53	112	2.1	92
Elderly						
Men	7	65 – 72	74	160 ± 47	2.2 ± 0.7	136 ± 25
Women	8	67 – 91	55	70 ± 17	1.3 ± 0.2	96 ± 18

Data are mean values ± standard deviations.

Effect of Dietary Protein and Energy Intake on 3-Methylhistidine Metabolism

There is evidence that protein and energy intake affect 3-methyl-histidine output by the growing rat and the growing child. In our studies (3), young rats were fed either a diet containing 18 % lactalbumin, a diet with 0.5 % lactalbumin or a 1 % lact-albumin diet at half the energy intake. The first diet was fed for 28 days, whereas the other two diets were given for 14 days followed by 14 days of repletion on the 18 % lactalbumin diet. Fig. 2 shows that the rats grew vigorously on the first diet and showed a progressively increasing output of 3-methylhistidine. The animals on the low protein diet fed ad libitum underwent a continuous reduction in 3-methylhistidine output to a low level after 14 days; output rose again during repletion. The third group, which was subjected to both protein and caloric deficiency, first underwent a slight increase in 3-methylhistidine output followed by a reduction. This group also showed an increased output on rehabilitation with the 18 % protein diet.

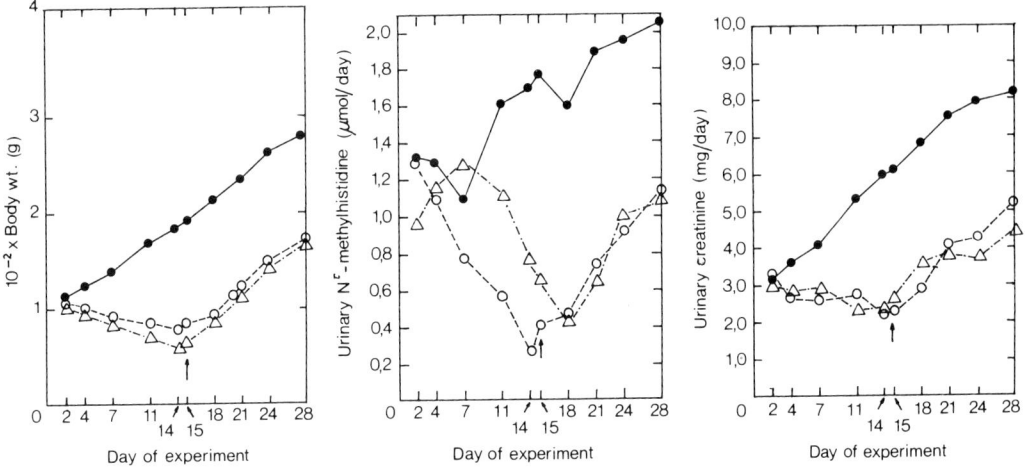

Fig. 2. Growth, and 3-methylhistidine output and creatinine output in the urine of rats fed an adequate diet (●——●), a 0.5 % protein diet (o---o) or a 1 % protein diet at half the caloric intake (Δ---Δ). After 14 days on the two deficient diets, the rats were repleted on the 18 % protein diet (From HAVERBERG et al. (3))

These studies indicate that breakdown of muscle protein is sensitive to severe malnutrition, such as is imposed by cessation of growth due to inadequate protein intake. Similar observations have been made in malnourished children in India (6). In cases of kwashiorkor and marasmus, the output of 3-methylhistidine was very low, even when corrected for the reduced body weight. On refeeding these children, 3-methylhistidine output rose per kg body weight to normal values.

Table 3. Daily urinary output of total N, 3-methylhistidine, creatinine and change in body protein during a 20-day fast by three obese human adults. The data are expressed as urinary output or body protein content relative to the values on day 3 of the fast, and are condensed from the data of YOUNG et al. (10)

Day of Fast	Body Protein Content	Daily Output		
		Total N	3-Methyl-histidine	Creat-inine
1	101	120	118	95
3	100	100	100	100
9	84	84	95	97
20	58	66	85	92

The response of 3-methylhistidine output to reduced protein and energy intake has also been studied in adult human subjects. The studies shown in Table 3 were obtained on three obese human adults fasting over a 20-day period (10). The urinary outputs of nitrogen, creatinine and 3-methylhistidine and the body protein content are given in relation to the values obtained on the third day of the fast. Table 3 shows that body protein fell 8 % during the fast, whereas 3-methylhistidine output was reduced to two-thirds of the initial level. Creatinine output did not fall very much. It would thus appear that muscle protein turnover is selectively reduced under these conditions. A more recent and unpublished study (11) on healthy young adults failed to show any change in 3-methylhistidine output when they were given a diet low in protein but adequate in caloric content. The loss of body protein by subjects on a protein-low diet is much less than the loss caused by fasting and it may be that an extensive change in body protein content is needed to cause the reduction in muscle protein turnover.

A somewhat similar conclusion may be drawn from some unpublished experiments (11) in which urinary output of 3-methylhistidine by the rat was measured following fracture of one femur. Although there was a small loss of body protein represented by increased urinary N output, there was no increase in 3-methylhistidine excretion. On the other hand, WANNEMACHER et al. (8) have observed that 3-methylhistidine output increases during the febrile illness caused by sandfly fever. Again, the magnitude of the change in body protein metabolism may be critical in determining whether muscle protein turnover is affected.

Summary

In muscle, some of the histidine residues of actin and myosin become methylated after synthesis of these myofibrillar proteins. This 3-methylhistidine is released as a result of muscle protein breakdown and is quantitatively excreted in the urine. Most of the 3-methylhistidine in the body occurs in muscle protein, so

that the urinary output provides an index of muscle protein turnover.

Output of methylhistidine per kg body weight is highest in the
infant and diminishes with increasing age, being considerably
lower in the elderly. This appears to parallel loss of muscle
with aging.

Young rats and young growing children show a reduced output of
methylhistidine when given a protein-deficient diet. Adult cases
of human obesity subjected to prolonged fasting undergo a progressively diminishing output of 3-methylhistidine. However,
adults put on a restricted protein intake do not show this response, suggesting that the deficit must be severe relative to
needs in order to affect muscle protein turnover. It is anticipated that 3-methylhistidine output will prove useful as an
index of muscle protein breakdown in human metabolic studies.

References

1. HARDY, M. F., PERRY, S. V.: In vitro methylation of muscle
   proteins. Nature 223, 300 (1969).

2. HAVERBERG, L. N., OMSTEDT, P. T., MUNRO, H. N., YOUNG, V. R.:
   N^T-methylhistidine content of mixed proteins in various rat
   tissues. Biochim. biophys. Acta 405, 67 (1975).

3. HAVERBERG, L. N., DECKELBAUM, L., BILMAZES, C., MUNRO, H. N.,
   YOUNG, V. R.: Myofibrillar protein turnover and urinary N^T-
   methylhistidine output. Biochem. J. 152, 503 (1975).

4. LONG, C. L., HAVERBERG, L. N., YOUNG, V. R., KINNEY, J. M.,
   MUNRO, H. N., GEIGER, J. W.: Metabolism of 3-methylhistidine
   in man. Metabolism 24, 929 (1975).

5. MUNRO, H. N.: Control of plasma amino acid concentrations.
   In: Aromatic Amino Acids in the Brain, p. 5 (Ciba Foundation
   Symposium 22). New York: Elsevier 1974.

6. NARASINGA RAO, B. S., NAGABHUSHAN, V. S.: Urinary excretion
   of 3-methylhistidine in children suffering from protein-calorie malnutrition. Life Sciences 12 (II), 205 (1973).

7. POSEFSKY, T., FELIG, P., TOBIN, J., SOELDNER, J. S., CAHILL,
   G. F.: Amino acid balance across tissues of the forearm in
   post absorptive man. Effects of insulin at two dose levels.
   J. clin. Invest. 48, 2273 (1969).

8. WANNEMACHER, R. W. jr., DINTERMAN, R. E., PEKAREK, R. S.,
   BARTELLONI, P. J., BEISEL, W. R.: Urinary amino acid ex-
   cretion during experimentally induced sandfly fever in man.
   Amer. J. clin. Nutrit. 28, 110 (1975).

42

9. YOUNG, V. R., ALEXIS, S. D., BALIGA, B. S., MUNRO, H. N.,
   MUECKE, W.: Metabolism of administered 3-methylhistidine.
   Lack of muscle transfer ribonucleic acid charging and quantitative excretion of 3-methylhistidine and its N-acetyl
   derivative. J. biol. Chem. <u>247</u>, 3592 (1972).

10. YOUNG, V. R., HAVERBERG, L. N., BILMAZES, C., MUNRO, H. N.:
    Potential use of 3-methylhistidine excretion as an index of
    progressive reduction in muscle protein catabolism during
    starvation. Metabolism <u>22</u>, 1429 (1973).

11. YOUNG, V. R., MUNRO, H. N. et al.: Unpublished work.

Die Effektivität der parenteralen Ernährung, gemessen mit der ^{15}N-Isotopentechnik

W. Hartig, H.-D. Czarnetzki, H. Faust und E. Fickweiler

1. Problemstellung

Die parenterale Ernährung nimmt heute im Gesamtkonzept des therapeutischen Vorgehens bei chirurgischen Patienten einen wichtigen Platz ein. Durch umfangreiche klinische Beobachtungen ist bewiesen, daß durch Anwendung einer optimalen parenteralen Ernährung die Behandlungsergebnisse verbessert werden können.

In der Chirurgie treten dabei sechs Indikationen in den Vordergrund:
Zur 1. Indikation zählen Patienten, die oral keine oder nicht genügend Nahrung zu sich nehmen können oder wollen, also z. B. Patienten mit Kardia- und Magenkarzinomen. Speziell bei inoperablen Karzinomen der Kardia ist in Vorbereitung auf eine Endoprothese die parenterale Ernährung von hohem Wert.

Weiterhin gehören hierzu alle Patienten, bei denen aus bestimmten Gründen orale Nahrungszufuhr verboten ist. Dies sei am Beispiel eines Patienten demonstriert, bei dem eine parenterale Langzeittherapie im Rahmen einer schweren abszedierenden Pankreatitis durchgeführt wurde.

Bei einem 30jährigen Mann (M. B.) trat einige Tage nach einer Magenresektion wegen eines Ulcus duodeni eine schwere postoperative Pankreatitis auf. Er mußte am 28. Tag relaparotomiert werden. Neben allen anderen Maßnahmen begannen wir sofort mit einer totalen parenteralen Ernährung, und zwar in zwei Etappen, die von einer 16tägigen oralen Ernährungsperiode unterbrochen waren (Abb. 1). Insgesamt haben wir diesen Patienten über 56 Tage ausschließlich parenteral ernährt. Es ist bemerkenswert, daß trotz hoher Temperaturen in der Zeit der intensiven parenteralen Ernährung der Patient nur geringfügig oder gar nicht an Körpermasse verloren hat. Insgesamt wurden diesem Patienten 2,1 kg Aminosäuren sowie 21 kg Kohlenhydrate infundiert. Während der Periode der intensiven parenteralen Ernährung erhielt er durchschnittlich 670 g Kohlenhydrate sowie 55 g Aminosäuren/ Tag. Die Kaloriendosierung betrug 2.300 bis 4.300 kcal/Tag, 1 g Aminosäuren standen somit 50 kcal zur Seite. Darüber hinaus haben wir ihm im Rahmen der Substitutionstherapie noch 8,5 l Blut und 780 g Humanalbumin gegeben.

2. Indikation: Vorbereitung auf größere operative Eingriffe, zusätzlich zur oralen Ernährung. Grundsätzlich bereiten wir alle Patienten, bei denen eine Gastrektomie, Kardiaresektion oder ähnliches geplant ist, präoperativ 10 bis 14 Tage intensiv parenteral vor, auch dann, wenn ein unmittelbarer Mangel nicht erkennbar ist und die Patienten noch essen können.

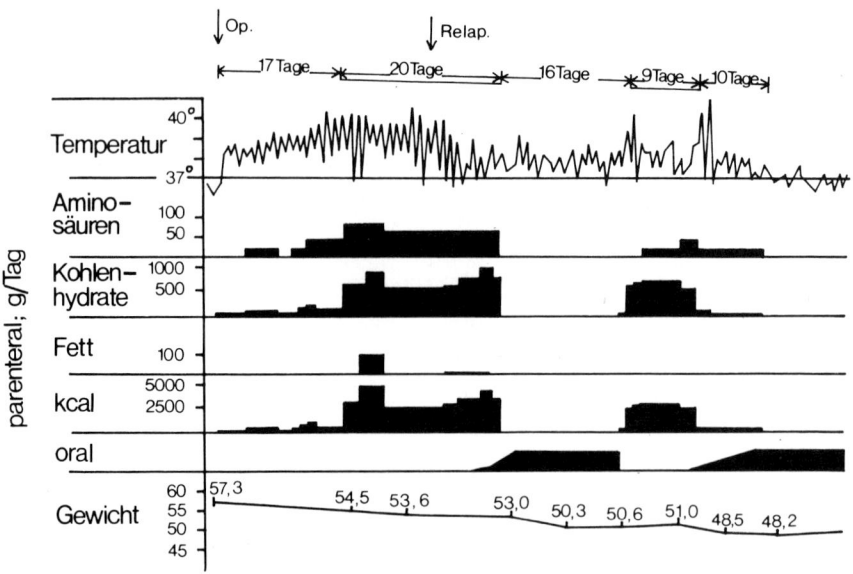

Abb. 1. Parenterale Ernährung bei einem Patienten mit abszedie-render Pankreatitis

3. Indikation: Im postoperativen Verlauf nach größeren Operatio-nen sowie nach schweren Traumatisierungen. Rein theoretisch müß-te eine postoperative Ernährung bei jedem Eingriff erfolgen. Wir sind uns aber sicher einig, daß dies jede Kapazität übersteigt und auch nicht erforderlich ist. Es werden deshalb die Patien-ten ausgewählt. Grundsätzlich kommt die parenterale Ernährung bei Koloneingriffen, Kardiaresektionen, Gastrektomien usw. zur Anwendung.

4. Indikation: Fisteln des Magen-Darm-Kanals. Eine klare Indi-kation, weil durch orale Flüssigkeits- und Nahrungskarenz bei gleichzeitig optimaler parenteraler Ernährung beste Bedingungen für einen raschen Fistelschluß gegeben sind. Er erfolgt meist innerhalb von Tagen, wenn keine Lippenfisteln vorliegen. Bei Fisteln des Kolons kann bilanzierte synthetische Diät angewen-det werden.

5. Indikation: Chemo- und Radiotherapie bei Patienten mit Karzi-nomen, zusätzlich zur meist ungenügenden oralen Ernährung. Nach unseren Beobachtungen ist die Toleranz gegenüber chemo- und radio-therapeutischen Eingriffen durch gleichzeitige parenterale Er-nährung wesentlich zu steigern. Dazu gehören auch z. B. Patien-ten mit inoperablen Ösophaguskarzinomen unter Bestrahlungsthera-pie, denen oft eine Magenfistel erspart werden kann.

6. Indikation: Colitis ulcerosa und granulomatosa. Nach inter-nationalen Angaben sowie nach eigenen Beobachtungen lassen sich die Behandlungsergebnisse damit verbessern.

Die entscheidende Frage, die bei der Anwendung der parenteralen
Ernährung immer wieder eine Rolle spielt, ist die nach der Ef-
fektivität dieser Ernährungsform. Wir haben uns daher in den
letzten Jahren mit der Verwertung von einem dieser Nährstoffe,
und zwar mit den Aminosäuren beschäftigt (3, 4, 5, 6).

Heute sollen die Ergebnisse unserer Infusionsversuche an Gesunden und Patienten nach Cholezystektomie sowie nach Anlage einer
portokavalen Anastomose vorgestellt werden.

2. Ziel unserer Untersuchungen

Wir haben unsere Aufgabe darin gesehen,
- die Metabolisierung intravenös verabreichter Aminosäuren am
  Beispiel des ^{15}N-Glycins zu verfolgen;
- die Metabolisierung von ^{15}N-Glycin mit derjenigen von ^{15}N-Leu-
  cin und ^{15}N-Lysin zu vergleichen;
- zu prüfen, inwieweit intravenös infundierte Aminosäuren für
  die Proteinsynthese nutzbar sind, und zwar bei gesunden Vergleichspersonen, bei Patienten im Streß sowie vor und nach
  portokavaler Anastomose.

3. Methodik (Abb. 2)

Nach achttägiger Vorbilanz wurde den gesunden Vergleichspersonen drei Tage, den Operierten 3 1/2 Tage lang eine L-Aminosäu-
renlösung (Aminofusin^R L forte) unter Zugabe weiterer Kohlenhydrate infundiert. Danach wurden sie noch vier Tage standardi-
siert oral ernährt. Die Dosierung sowohl in der Periode der oralen als auch der ausschließlich intravenösen Ernährung betrug
0,64 g Aminosäuren respektive Eiweiß sowie 24 kcal (nur aus
Zuckern und Zuckeralkoholen)/kg Körpermasse und Tag. Als Kohlenhydrate wurde eine Mischung aus 33 % Glukose, 53 % Fruktose,
7 % Sorbitol und 7 % Xylitol verwendet. Die Infusion wurde 48 h
lang mit ^{15}N-Glycin bzw. ^{15}N-Leucin oder ^{15}N-Lysin in einer Dosierung von 2,5 mg ^{15}N/kg Körpermasse und Tag markiert. Die Applikation der Infusionslösungen erfolgte über Kavakatheter mit
Hilfe einer Dauerinfusionspumpe (Infusomat^R). Als Streßsituation
haben wir einen Zustand nach Cholezystektomie gewählt.

In bestimmten Abständen wurden Urin und Blut entnommen und nach
neu entwickelten chemischen Verfahren aufgearbeitet (11) sowie
mit einem ebenfalls neuen automatischen ^{15}N-Analyzer $\overline{NA-5A}$[1] gemessen (2).

An Stickstoffmetaboliten wurden im Urin Gesamtstickstoff, Harnstoffstickstoff sowie Ammoniakstickstoff mit ihren relativen
^{15}N-Häufigkeiten gemessen. Die Elimination von ^{15}N ist am besten
in einem Zustand zu ermitteln, bei dem bei konstanter Zufuhr eine möglichst gleichbleibende Ausscheidung von ^{15}N erreicht wird,

---

[1]Im Handel unter der Bezeichnung "ISONITROMAT 5200" (VEB STAT-
RON, Fürstenwalde/DDR).

Methodik (1)

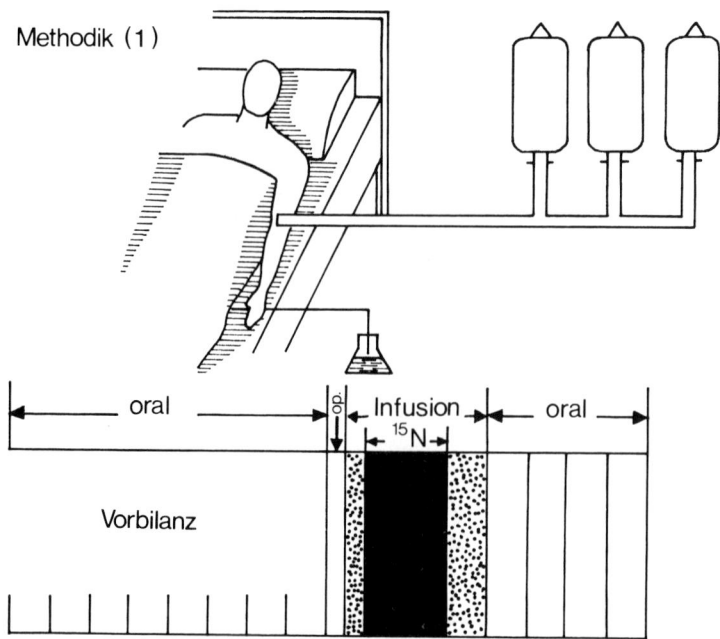

Abb. 2. Standardschema für die Durchführung der Infusionsversuche

das heißt im quasistationären Zustand. Er stellt sich etwa zwischen der 36. und 48. Stunde ein (Abb. 3). Aus diesem Grund wurden die Patienten über zwei Tage mit ^{15}N-markierter Aminosäurenlösung infundiert. Ein weiterer geringer Anstieg der ^{15}N-Elimi-
nation ergibt sich aus einem Zufluß von ^{15}N aus bereits markiertem Protein mit geringer Halbwertszeit.

Im Plasma wurden der Rest-N, der Harnstoff-N sowie der Residual-
N mit ihren relativen ^{15}N-Häufigkeiten analysiert.

Weiterhin bestimmten wir regelmäßig den Säure-Basen-Status sowie die Zuckerausscheidung.

4. Ergebnisse

Die Ergebnisse beziehen sich auf folgende Standardbedingungen:
- Dosierung von 0,64 g Aminosäuren sowie 24 kcal/kg Körpermasse
  und Tag;
- Dauerinfusion von 0,027 g Aminosäuren/kg und Stunde;
- Anreicherung des in der Aminosäurenlösung vorhandenen Glycins
  mit ^{15}N-Glycin. Dabei wird der in der Lösung vorhandene Gly-
  cinanteil um durchschnittlich 11,4 % erhöht. Bei Verwendung
  von ^{15}N-Leucin respektive ^{15}N-Lysin wird eine speziell herge-
  stellte leucin- respektive lysinfreie Aminofusinlösung durch
  Zugabe des ^{15}N-markierten Leucins respektive Lysins komplet-
  tiert.

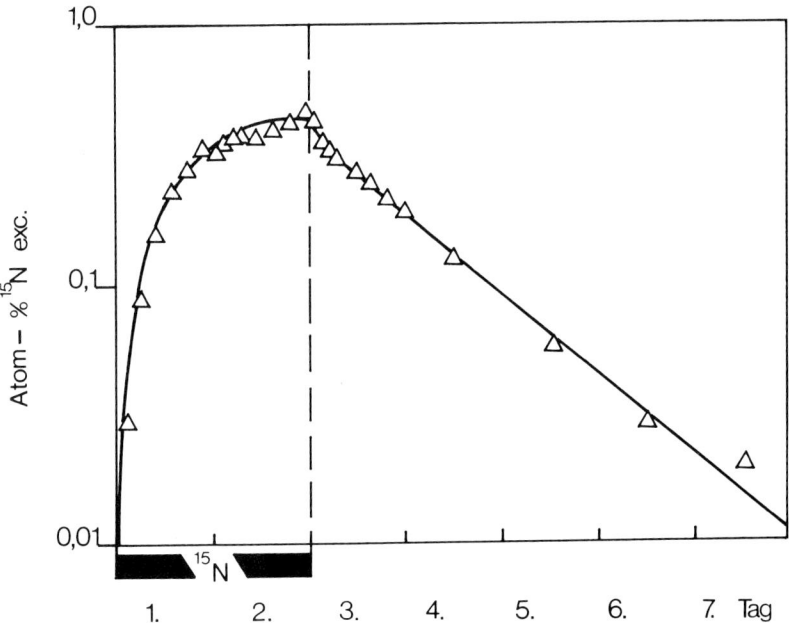

Abb. 3. Renale Ausscheidung von ^{15}N während und nach Infusion einer mit ^{15}N-Glycin markierten Aminosäureninfusionslösung

4. 1. Untersuchung gesunder Vergleichspersonen mit ^{15}N-Glycin (Abb. 4)

Die Stickstoffbilanz war in der Periode der dreitägigen Dauer-infusion mit -1,3 g N/Tag leicht negativ. Die Werte der Stick-stoffbilanz müssen dabei unter dem Gesichtspunkt einer Dosie-rung von 0,64 g Aminosäuren/kg und Tag sowie der Einhaltung von Bettruhe betrachtet werden.

Vom infundierten ^{15}N wurden im quasistationären Zustand insge-samt 21 bis 26 % wieder ausgeschieden. Der Harnstoffanteil am Gesamt-^{15}N betrug 68 % (= 15 bis 17 % der Zufuhr) und der Am-moniakanteil 15 % (= 3 bis 4 % der Zufuhr). Der Rest von etwa 17 % der eliminierten Menge wurde bisher nicht näher analysiert. Er besteht aber wahrscheinlich zu einem größeren Prozentsatz aus Aminosäuren.

Unberücksichtigt blieb bei diesen Versuchen die Ausscheidung von ^{15}N über die Fäzes. Bei intravenöser Zufuhr gibt es zwei Wege, auf denen ^{15}N über die Fäzes verlorengehen kann: Durch Sekretion von ^{15}N-markiertem Harnstoff ins Zökum und in Form von nicht reabsorbiertem ^{15}N aus neu synthetisierten mar-kierten Verdauungsenzymen.

Dieser ^{15}N-Verlust ist aber sehr gering. Bei OLESEN et al. (8) belief er sich bei oraler ^{15}N-Glycinapplikation auf 1 bis 3 %,

48

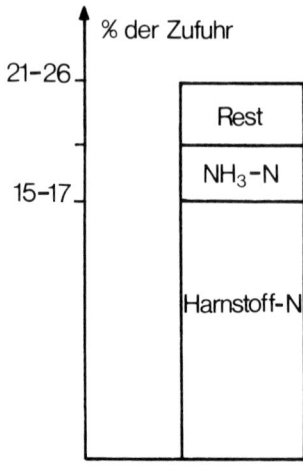

% der Zufuhr

21-26

Rest

NH₃-N

15-17

Harnstoff-N

Abb. 4. Elimination von ^{15}N in Form
von Gesamt-^{15}N, Harnstoff-^{15}N und Am-
moniak-^{15}N im quasistationären Zustand
(gesunde Vergleichsperson; Markierung
mit ^{15}N-Glycin)

in unseren oralen Versuchen an 24 magenoperierten Patienten in
48 h auf 2,3 % der Zufuhr.

Die Einbeziehung von ^{15}N aus Glycin in Syntheseprozesse beträgt
danach 72 bis 77 % der applizierten Menge (Abb. 5). Dies be-
trifft in erster Linie den Einbau in Körperproteine (als Glycin
oder nach Transaminierung auch in Form anderer Aminosäuren).
Des weiteren dient Glycin zur Bildung von Purinbasen, Porphyri-
nen, Kreatin, Glutathion, Hippursäure und verwandten Verbindungen sowie zur Gallensäurenkonjugation.

Unter Nutzung mathematischer Modelle wurde die Gesamtsynthese
bei einer gesunden Kontrollperson mit einem Äquivalent von 131 g
Protein/Tag berechnet. Wir sind uns dabei der Problematik solcher Berechnungen bewußt.

Die dem Körper zur Verwertung angebotene Glycinmenge liegt weit
unter der von WATTS und CRAWHALL (10) errechneten Umsatzrate
des Glycins von 44,3 mg Glycin/kg und Stunde (= 74 g/70 kg und
Tag). Die Ausschöpfung dieser Umsatzrate bei einem 70 kg schweren Patienten entspräche einer täglichen Zufuhr von 3.000 ml
Aminofusin^R L forte. Wir haben 450 ml/70 kg und Tag gegeben.

4. 2. Untersuchung Cholezystektomierter mit ^{15}N-Glycin (Abb. 6)

Die Bilanz betrug postoperativ in der Infusionsperiode -9,4 g
N/Tag. Insgesamt wurden im quasistationären Zustand 40 bis 42 %
des applizierten ^{15}N wieder eliminiert, also 75 % mehr als bei
gesunden Vergleichspersonen. Der Harnstoffanteil machte 63 %,
der Ammoniakanteil 12 % und der Rest 24 % der gesamten ^{15}N-Eli-
mination aus.

Folgende Schlußfolgerungen konnten aus den Versuchen an Cholezystektomierten gezogen werden:
- Wie bereits aus früheren eigenen Beobachtungen (3, 4) hervor-
  ging, zeigten auch diese Untersuchungen, daß im Streß Protein

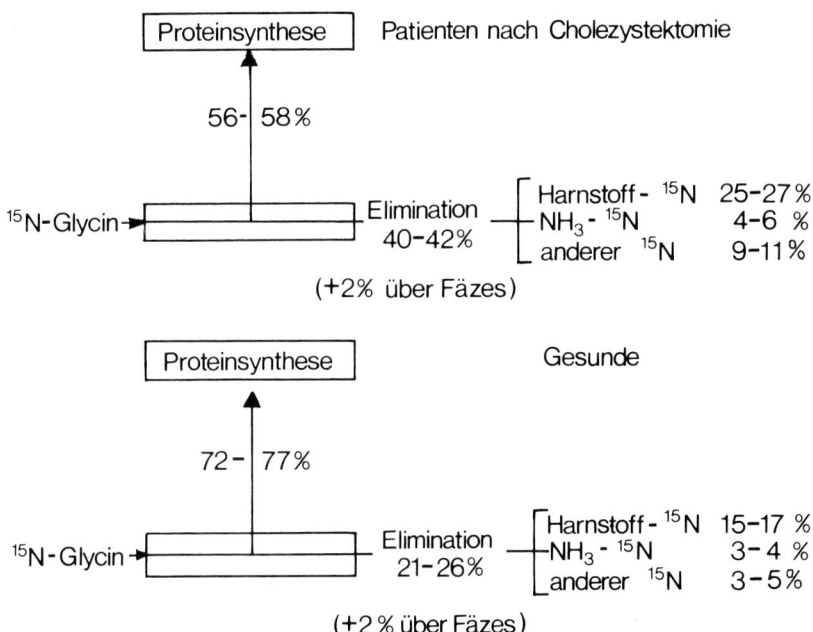

Abb. 5. Übersicht über die Verwertung von Glycin-^{15}N bei Gesunden und Patienten nach Cholezystektomie

aus zugeführten Aminosäuren synthetisiert wird. Immerhin verblieben 56 bis 58 % des infundierten ^{15}N im Körper (s. Abb. 5).
- Im Streß wird gegenüber einem nichtkatabolen Zustand Glycin in stärkerem Maße dem Abbau unterworfen. Während bei Gesunden 16 % der applizierten ^{15}N-Menge als Harnstoff-^{15}N im Harn erscheinen, beträgt dies bei Cholezystektomierten 25 bis 27 %.
- Nicht nur die Menge an Glycin, die in die Harnstoffbildung einbezogen wird, erhöht sich, sondern auch die Geschwindigkeit, mit der Harnstoff gebildet wird. Setzt man die Gesamtausscheidung an Harnstoff-N nach 6 Tagen gleich 100 %, so sind am Ende der ^{15}N-Infusionsperiode 49 % bei Gesunden, bei Cholezystektomierten aber bereits 61 % eliminiert (t < 5 %).

4. 3. Untersuchung Cholezystektomierter mit ^{15}N-Leucin und ^{15}N-Lysin (Abb. 7)

Die Elimination von Gesamt-^{15}N aus ^{15}N-Leucin beträgt im quasistationären Zustand bei Cholezystektomierten 27 % der applizierten Menge gegenüber 41 % bei der Verwendung von ^{15}N-Glycin. Der Anteil des Harnstoffs am Gesamt-^{15}N ist bei Verwendung von ^{15}N-Leucin gegenüber ^{15}N-Glycin etwas kleiner, der Rest etwas größer, die Geschwindigkeit der Harnstoffbildung ist gleich. Die ersten vorläufigen Untersuchungsergebnisse mit ^{15}N-Lysin zeigen, daß auch diese essentielle Aminosäure etwa in derselben Größenordnung wie Leucin im Körper verbleibt.

50

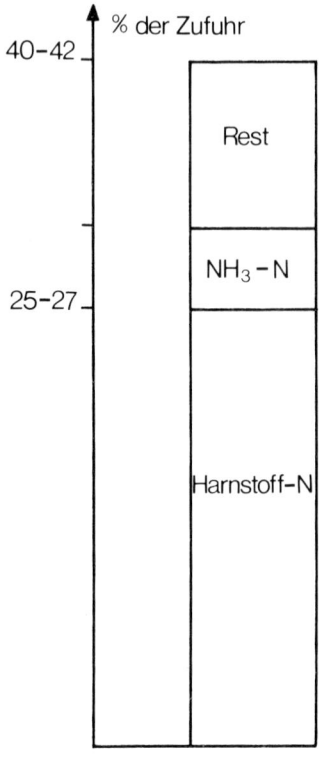

Abb. 6. Elimination von ^{15}N in Form von Gesamt-^{15}N, Harnstoff-^{15}N und Ammoniak-^{15}N im quasistationären Zustand (Cholezystektomierte, Markierung mit ^{15}N-Glycin)

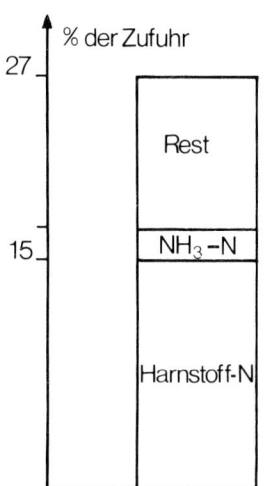

Abb. 7. Elimination von ^{15}N in Form von Gesamt-^{15}N, Harnstoff-^{15}N und Ammoniak-^{15}N im quasistationären Zustand (Cholezystektomierte, Markierung mit ^{15}N-Leucin)

Das beweist, daß die essentiellen Aminosäuren Leucin und Lysin gegenüber Glycin in einem höheren Grade in die Syntheseprozesse einbezogen werden. PENZES (9) berichtet über ähnliche Beobachtungen an gesunden Ratten. Er hat die Inkorporation verschiedener Aminosäuren in Lebereiweiße gemessen. Auch bei ihm war die Einbaurate von essentiellen Aminosäuren größer als von nicht-essentiellen.

4. 4. Untersuchung einer Patientin vor und nach portokavaler Anastomose mit 15N-Glycin (Abb. 8)

Interessante Ergebnisse erzielten wir auch bei der Untersuchung einer Patientin vor und nach Anlage einer portokavalen Shunt-Operation mit 15N-Glycin. Wir fanden, daß vor Anlage der Anastomose im quasistationären Zustand 29 % des infundierten Glycin-15N wieder ausgeschieden wurden, also etwas mehr als bei gesunden Vergleichspersonen, vier Wochen nach der portokavalen Anastomose 49 %.

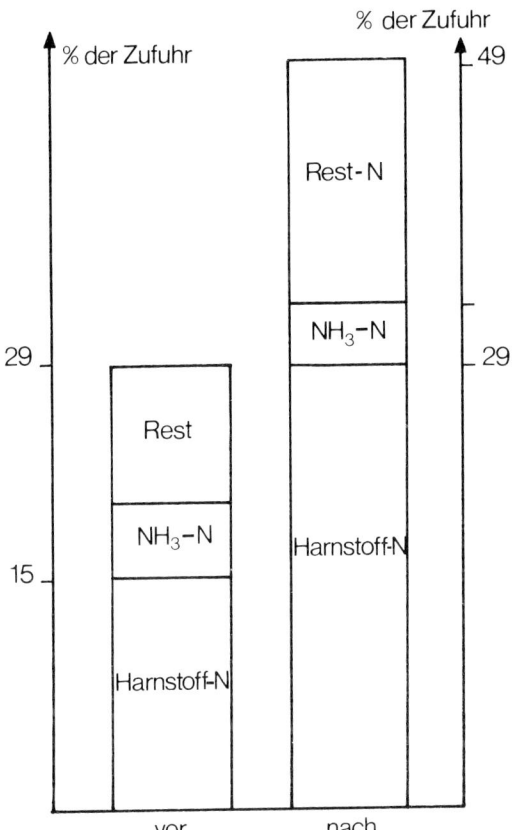

Abb. 8. Elimination von 15N in Form von Gesamt-15N, Harnstoff-15N und Ammoniak-15N im quasistationären Zustand (Patientin vor und nach portokavaler Anastomose; Markierung mit 15N-Glycin)

Auf der Grundlage unserer experimentellen Daten ermittelten wir unter Nutzung mathematischer Modelle eine Proteinsynthese von 57 g/Tag vor der Anastomose. Die Synthese lag damit bereits um 50 % niedriger als bei unseren gesunden Vergleichspersonen. Nach der Anastomose kam es zu einem weiteren Abfall um etwa 50 %. Die Proteinsynthese betrug damit vier Wochen nach portokavaler Anastomose nur noch ein Viertel der Proteinsynthese von Gesunden.

Schließlich interessierte noch, in Form welcher N-Metabolite das ^{15}N im Urin ausgeschieden wurde. Es zeigte sich dabei, daß vor portokavaler Anastomose 15 %, nach portokavaler Anastomose 29 % des infundierten Glycin-^{15}N als Harnstoff eliminiert wurden. Die Ausscheidung in Form von ^{15}N-Harnstoff stieg damit auf das Doppelte an. Die Elimination von ^{15}N in Form von Ammoniak war vor und nach portokavaler Anastomose mit 5 respektive 4 % gleich.

Der Residualstickstoff als ungefähres Maß der Aminosäureneliminnation erhöhte sich von 10 % vor der Anastomose auf 16 % nach der Anastomose, also um etwa 50 %.

Schlußfolgerungen
- Schon vor portokavaler Anastomose war bei der bestehenden kompensierten Leberzirrhose die Proteinsynthese erniedrigt. Nach portokavaler Anastomose fiel sie weiter ab.
- Zugleich mit dem Abfall der Proteinsynthese wurde verstärkt Harnstoff gebildet.
- Die Ausscheidung infundierter Aminosäuren war nach der portokavalen Anastomose gesteigert.
- Die Bildung von Ammoniak aus infundierten Aminosäuren war nach portokavaler Anastomose nicht verstärkt.

Das zeigt, daß sich die Verwertung von Aminosäuren für die Proteinsynthese, gemessen am ^{15}N-Glycin, nach portokavaler Anastomose verschlechtert. Diese charakteristischen Änderungen des Proteinstoffwechsels werden wahrscheinlich am ehesten damit zusammenhängen, daß sich nach Anlage des portokavalen Shunt die Lebergesamtdurchblutung wesentlich verringert (40 %).

Bemerkenswert ist weiterhin die Beobachtung, daß die Harnstoffbildung nach portokavaler Anastomose nicht eingeschränkt ist, sondern sogar noch ansteigt. Daß die Ammoniakbildung aus infundiertem ^{15}N-Glycin nicht verstärkt war, bestätigt Literaturhinweise, nach denen erhöhte Ammoniakwerte vorwiegend durch Abbau stickstoffhaltiger Produkte des Darms, insbesondere aus Nahrungseiweiß entstehen, nicht dagegen aus infundierten Aminosäuren.

5. Zusammenfassung

- Auch im Streß wurden Aminosäuren gut verwertet. Unter Zugrundelegung unserer Versuchsbedingungen wurde festgestellt, daß vom infundierten ^{15}N-Glycin 77 % bei Gesunden und 57 % bei Operierten im Körper verblieben.

- Auch im Streß wurden infundierte Aminosäuren zu Protein synthetisiert. Allerdings wurde im Streß gegenüber Gesunden ein prozentual größerer Anteil des infundierten Glycin im Untersuchungszeitraum dem Abbau unterworfen.

- Die Harnstoffbildung aus Glycin-N lief im Streß verstärkt und beschleunigt ab.

- Die essentiellen Aminosäuren Leucin und Lysin wurden gegenüber Glycin in größerem Umfang für Synthesevorgänge herangezogen.

- Bei Leberzirrhose war die Elimination von ^{15}N-Glycin gegenüber Gesunden erhöht.

- Nach portokavaler Shunt-Operation stieg die Ausscheidung an Harnstoff und Aminosäuren an, die Proteinsynthese war vermindert.

Literatur:

1. FAUST, H.: ^{15}N tracer research in life sciences. Int. Symp. on Tracer Methods with Stable Isotopes, esp. Heavy Nitrogen. Tokyo/Osaka, 22. - 26. 9. 1975.

2. GERSTENBERGER, H., MEIER, G. et al.: Der automatisierte ^{15}N-Analysator NA 5A. GIT-Fachztschr. Labor 18, 452 (1974).

3. HARTIG, W., WETZEL, K., GEBHARDT, O., CZARNETZKI, H.-D., HÜBNER, G.: Der postoperative Eiweißstoffwechsel. 2. Mitt.: Die Änderung des Eiweißstoffwechsels durch eine Operation sowie die Verwertung postoperativ zugeführten Stickstoffs (Untersuchungen an Ratten mit markiertem Stickstoff). Z. exp. Chir. (Berlin) 3, 56 (1970).

4. HARTIG, W., HÜBNER, G., CZARNETZKI, H.-D., GEBHARDT, O., WETZEL, K.: Der postoperative Eiweißstoffwechsel. 3. Mitt.: Einfluß der Nahrungskarenz auf den postoperativen Eiweißstoffwechsel. Z. exp. Chir. (Berlin) 3, 170 (1970).

5. HARTIG, W., CZARNETZKI, H.-D., KEITEL, R.: Die Beziehungen zwischen Eiweißzufuhr und Stickstoffbilanz. Z. exp. Chir. (Berlin) 4, 121 (1971).

6. HARTIG, W.: Moderne Infusionstherapie. 3. Auflage. Leipzig: Barth 1974.

7. HARTIG, W., FAUST, H., CZARNETZKI, H.-D.: The utilization of amino acids under stress condition, studied with ^{15}N-glycine. X. Internationaler Kongreß für Ernährung. Kyoto, 3. - 9.8.1975.

8. OLESEN, K., HEILSKOV, N. C. S., SCHØNHEYDER, F.: The excretion of ^{15}N in urine after administration of ^{15}N-glycine. Biochem. biophys. Acta 15, 95 (1954).

9. PENZES, L.: Die altersbedingte Aminosäureinkorporation der Leber. Acta geront. $\underline{8}$, 583 (1975).

10. WATTS, R. W. E., CRAWHALL, J. C.: The first glycine metabolic pool in man. Biochem. J. $\underline{73}$, 277 (1959).

11. WETZEL, K., FAUST, H., HARTIG, W.: Studies on nitrogen metabolism in man with a new automated ^{15}N-analyzer. II. International Conference on stable isotopes, Oak Brooks/Ill., USA, 20. - 23.10.1975.

Die Beeinflussung des humoralen Immunsystems durch parenterale Ernährung und synthetische Diät bei entzündlichen Darmerkrankungen

St. Langer, H. Peters und B. Lohman

Die parenterale Ernährung nimmt über ihren rein substituieren-
den Charakter hinaus in der heutigen Therapieskala der Colitis
ulcerosa und des Morbus Crohn einen hervorragenden Platz ein.
Zielvorstellung dieser auf den Patienten und sein individuelles
Krankheitsbild zugeschnittenen Therapie ist es,
1. den akuten Krankheitsschub zu stoppen,
2. eine operative Intervention nach Möglichkeit zu verhindern
   bzw. aufzuschieben und
3. bei gegebener Operationsindikation den Patienten optimal vorzubereiten.

Zahlreiche klinische und tierexperimentelle Untersuchungen konnten einen direkten Zusammenhang zwischen defizitärer Ernährungs-
lage und Verlaufsverschlechterung einerseits, hochkalorischer
parenteraler bzw. oraler Alimentation und Aminosäurensubstitution mit Verminderung der Katabolie und Verbesserung des Proteinstoffwechsels andererseits nachweisen (5).

Die Besserung des Allgemeinzustandes unter einer energie- und
aminosäurenreichen parenteralen und oralen Alimentation mit syn-
thetischer chemisch definierter Diät (CDD) wird objektiviert
durch klinische und laborchemische Parameter.

Eigene Erfahrungen und Schrifttumsmitteilungen lassen erkennen,
daß neben Gewichtszunahme, Anstieg des Gesamteiweißes sowie der
Serumalbuminfraktion auch eine Besserung der Aminotransferasen,
der Serumcholinesterase sowie der alkalischen Phosphatase zu
erreichen ist (5).

Wenige detaillierte Mitteilungen und Erfahrungen liegen zum Verhalten der Serumimmunglobuline IgG, IgA und IgM vor. Um so mehr
stellt sich uns die Frage, ob nicht gerade bei Crohn- und Koli-
tiserkrankten unter einer definierten parenteral-peroralen Kombinationsbehandlung Veränderungen eintreten, die uns veranlassen könnten, die Serumimmunglobuline in das Spektrum der Kon-
trollparameter mitaufzunehmen.

Die vorliegende Untersuchung soll zu dieser Frage kritisch Stel-
lung beziehen, wobei eine definitive Bewertung aufgrund des
erst relativ kleinen Patientengutes nicht erwartet werden darf.

Patienten und Methodik

Im Beobachtungszeitraum zwischen Oktober 1975 und Mai 1976 wurden neun Patienten mit Morbus Crohn und sieben Patienten mit
Colitis ulcerosa nach einem standardisierten Ernährungsprogramm
behandelt. Von dieser Studie ausgeschlossen waren Patienten mit

Tabelle 1. Schema der parenteralen und kombinierten parenteral-
peroralen Ernährung bei 16 Patienten mit entzündlicher Darmer-
krankung

---

1. - 14. Tag

150 g Aminosäuren
510 g Kohlenhydrate
2.700 kcal/Tag

15. - 28. Tag

parenteral:	75 g Aminosäuren
1.600 kcal/Tag	510 g Kohlenhydrate
peroral:	aminosäurenreiche Kost
1.800 kcal/Tag	75 g Aminosäuren (BSD)

---

eingeschränkter Nierenfunktion, Azetonämie, dekompensierter
Herzinsuffizienz und Sepsis.

Ausgehend von einem Kalorienbedarf von 1.300 kcal/m^2 Körperoberfläche und Tag plus 40 bis 50 % wird der Patient zunächst
14 Tage ausschließlich intravenös ernährt. Er erhält insgesamt
150 g Aminosäuren und 510 g Kohlenhydrate pro Tag (1.500 ml Ami-
nofusin^R L forte und 1.500 ml Triofusin^R E 1.000 = 2.700 kcal).
In den darauffolgenden 14 Tagen erfolgt eine Reduktion des
Infusionsprogramms auf 1.600 kcal/Tag, entsprechend 75 g Aminosäuren und 510 g Kohlenhydrate. Hinzu kommt jetzt die orale
Applikation einer chemisch definierten aminosäurenreichen Diät,
entsprechend 1.800 kcal/Tag (75 g Aminosäuren).

Tabelle 2. Laboruntersuchungen

Blutbild	
Elektrolyte	
Leberchemie	Routineprogramm
Gesamteiweiß	täglich
Harnstoff	
Kreatinin	

Elektrophorese	
Gerinnung: PTT, PTZ	
Plasmathrombinzeit	Untersuchungen
Fibrinogen	wöchentlich
Serumeisen	
Serumkupfer	
Eisenbindungskapazität	

IgA	
IgG	Untersuchungen bei
IgM	Behandlungsbeginn
Faktor II, VII, IX, XI, XIII	nach zwei Wochen
Hepatoquicktest	nach vier Wochen

Während die routinemäßige Untersuchung des Blutbildes, der Elektrolyte und Leberwerte täglich erfolgte, wurden das Gesamteiweiß
sowie die einzelnen Fraktionen nur einmal wöchentlich kontrolliert. Zu Beginn der Behandlung, nach 14 Tagen sowie nach einer
weiteren Verlaufsbeobachtung von vier Wochen wurden die Serumimmunglobuline IgA, IgG und IgM bestimmt. Als weitere Parameter
für die Aminosäurenverwertung in der Leber vervollständigten der
Hepatoquicktest, die Befunde der Gerinnungsfaktoren II, VII, IX
und XIII sowie die PTT und Thrombinkoagulase unser Untersuchungs-
programm.

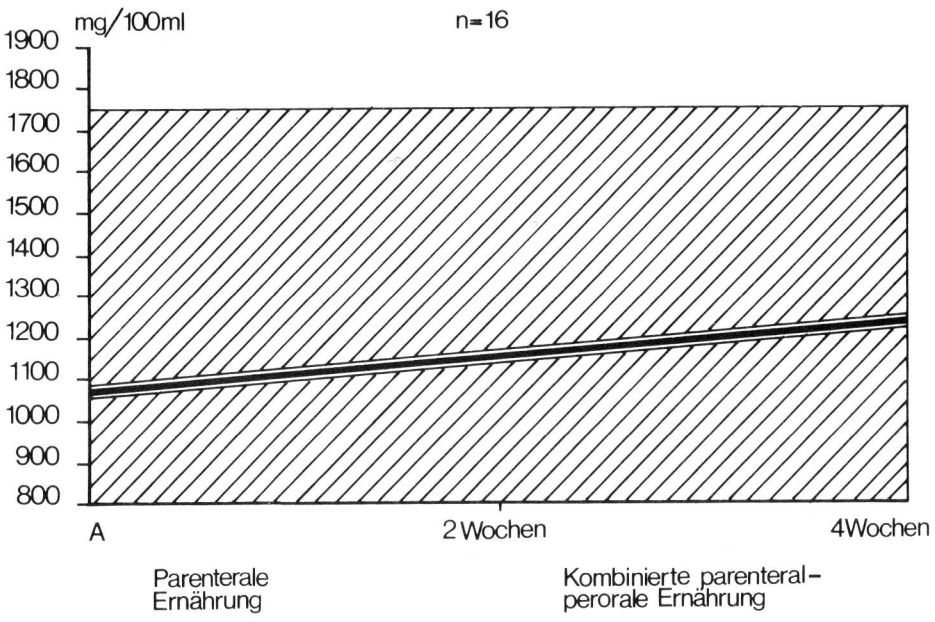

Abb. 1. Verhalten der Serumimmunglobuline unter parenteraler und
kombinierter parenteral-peroraler Ernährung: IgG

Ergebnisse und Diskussion

Alle Patienten haben die Kombinationsbehandlung ohne Nebenwirkung vertragen. Klinisches Bild und Laborparameter besserten
sich bei der Mehrzahl der Patienten. Über diese Ergebnisse wird
gesondert berichtet.

Die Ergebnisse der Immunglobulinbestimmungen wurden zu den einzelnen Zeitpunkten gemittelt und graphisch dargestellt. Hierbei
fällt auf, daß sich alle drei Globuline während des Beobachtungs-
zeitraumes im Normbereich bewegen. Bei der Einzelbeobachtung -
hier zunächst die Verlaufskurve von IgA - ist jedoch der anstei-
gende Kurvenverlauf bemerkenswert. Die gleiche Beobachtung auch
bei IgG und bei IgM.

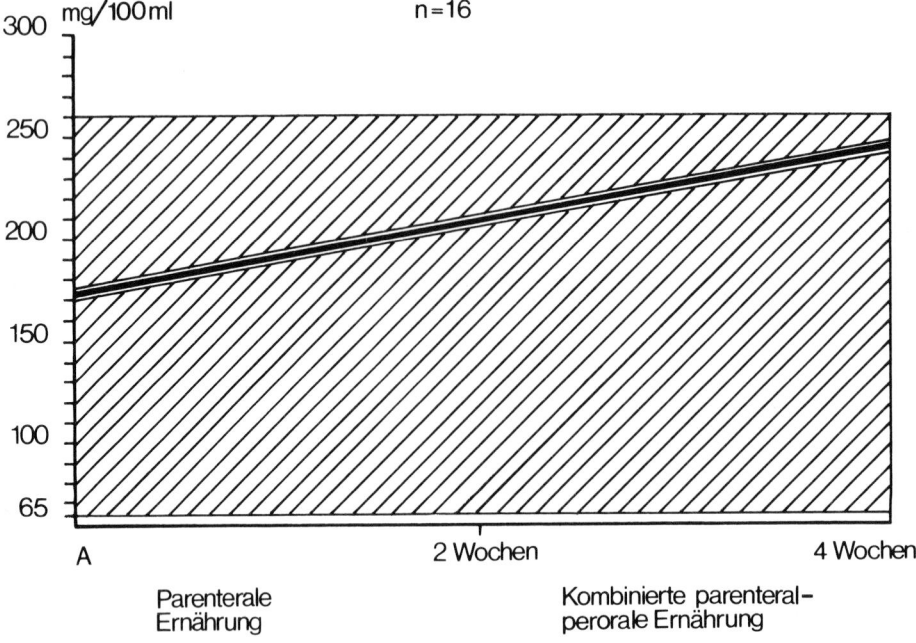

Abb. 2. Verhalten der Serumimmunglobuline unter parenteraler und kombinierter parenteral-peroraler Ernährung: IgM

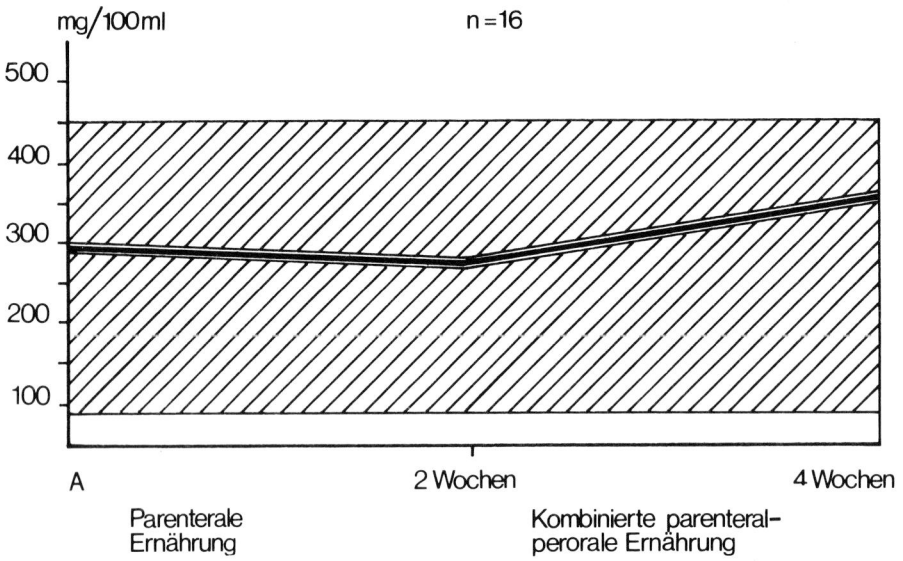

Abb. 3. Verhalten der Serumimmunglobuline unter parenteraler und kombinierter parenteral-peroraler Ernährung: IgA

Zur Frage der Serumimmunglobuline und ihrem Verhalten bei Crohn-
und Kolitiskranken liegen nur vereinzelte und divergierende Mitteilungen vor. Die spezielle Frage nach ihrem Verhalten unter
einer Therapie mit kombinierter parenteral-peroraler Alimentation wurde bisher nicht geprüft. Während DEODHAR, MICHENER und
FARMER in der Erhöhung von IgA eine häufige Immunanormalität bei
Colitis ulcerosa sehen, sind die Angaben von BENDIXEN et al. ge-
genteilig (2, 3). BLÄKER findet speziell bei Kindern mit Kolitis
überdurchschnittlich hohe Immunglobulinkonzentrationen (1). Wir
haben dagegen bei unseren Patienten vor Einsetzen der Therapie
bei fünf Patienten unterhalb der Norm liegende Werte für alle
drei Serumimmunglobuline gefunden. Unter der Therapie war dann
ein Anstieg bzw. Aufwärtstrend zu verifizieren.

Die Interpretation dieser Ergebnisse muß naturgemäß von der defizitären Ausgangssituation des Crohn- und Kolitiskranken ausgehen. Bedingt vergleichbar ist dieser Zustand mit dem postoperativen Abfall der für die Infektabwehr bzw. Bakteriostase wichtigen Proteine: nämlich des retinolbindenden Proteins, des IgG
und des Transferrins (4). Erst nach entsprechender hochdosierter
Kalorienzufuhr und Aminosäurensubstitution kommt es allmählich
zu einem Ausgleich der funktionellen Proteine. Dies bedeutet,
daß mit Beseitigung der katabolen Stoffwechsellage durch eine
kombinierte parenteral-perorale Ernährung die Serumimmunglobuline auch ansteigen, bei weiterer Beobachtung ist ein "Aufwärtstrend" innerhalb des Normspektrums zu erkennen. Dieser Anstieg
ist als Zeichen einer sich normalisierenden Immunlage zu bewerten.

Literatur

1. BLÄKER, F.: Immunpathologie der Colitis ulcerosa und der Colitis granulomatosa (Morbus Crohn). Leber, Magen, Darm 5, 167
   (1975).

2. BENDIXEN, G., GOLTERMANN, N., JARNUM, S., JENSEN, K. B.,
   WEEKE, B., WESTERGAARD, H.: Immunoglobulin and albumin turnover in ulcerative colitis. Scand. J. Gastroent. 5, 433 (1970).

3. DEODHAR, S. D., MICHENER, W. M., FARMER, R. G.: A study of
   the immunologic aspects of chronic ulcerative colitis and
   transmural colitis. Amer. J. clin. Path. 51, 591 (1969).

4. KULT, J., TREUTLEIN, G., DRAGOUN, P., HEIDLAND, A.: Bedeutung
   der postoperativen parenteralen Ernährung - gemessen an nie-
   der- und hochmolekularen Plasmaproteinen. Infusionstherapie
   2, 313 (1975).

5. PETERS, H.: Defizitäre Ernährungslagen in der selektiven Ab-
   dominalchirurgie. In: Postaggressionsstoffwechsel - Grundlagen, Klinik, Therapie (eds. G. HEBERER, K. SCHULTIS, K. HOFF-
   MANN). Stuttgart-New York: Schattauer 1976.

Stoffwechselverhalten bei kompletter parenteraler Ernährung

G. Berg, F. Matzkies, H. Heid und W. Fekl

Für die akute Bereitstellung von Kalorien im Rahmen der parenteralen Ernährung eignen sich wegen ihres raschen Umsatzes am besten Kohlenhydrate. Glukose sowie die Zuckeraustauschstoffe Fruktose, Sorbit und Xylit können jedoch nicht in beliebigen Mengen verabreicht werden. Werden mehr als 0,75 g/kg Körpergewicht und Stunde Glukose infundiert, tritt eine Hyperglykämie auf mit Glykosurie und Elektrolytverlusten. Führt man mehr als 0,25 g/kg Körpergewicht und Stunde Fruktose zu, so kommt es zu einem kontinuierlichen Laktatanstieg mit Bikarbonatverbrauch und der Gefahr einer Laktatazidose. Appliziert man mehr als 0,25 g/kg Körpergewicht und Stunde Sorbit, so macht sich eine erhöhte Substratausscheidung mit einer osmotisch induzierten Diurese sowie Elektrolyt- und Wasserverlust störend bemerkbar. Das gleiche gilt für Xylit, wenn die Dosis von 0,125 g/kg Körpergewicht und Stunde überschritten wird. Bei den genannten Dosierungen bewegen sich die Substratspiegel im steady state und liegen für Glukose um 149 mg/100 ml, für Fruktose um 26 mg/100 ml, für Sorbit um 25 mg/100 ml und für Xylit um 12 mg/100 ml (Tabelle 1). Damit wird jedoch eine ausreichende Energiezufuhr im Rahmen der parenteralen Ernährung nicht gewährleistet. Die ursprünglich gehegten Erwartungen bezüglich höherer Kohlenhydratgaben haben sich aufgrund unserer Untersuchungen nicht bestätigt. Die praktikablen Infusionsraten liegen in Wirklichkeit sehr viel niedriger (3, 4, 5, 6).

Da bei der Metabolisierung der einzelnen Kohlenhydrate verschiedene Stoffwechselwege benutzt werden, bot sich, einem Vorschlag von BÄSSLER folgend, die Möglichkeit einer Substratkombination von Glukose, Fruktose und Xylit mit dem Ziel einer höheren Energiezufuhr an (1). Im Rahmen unserer Untersuchungen konnten wir dieses Konzept für die menschliche parenterale Ernährung bestätigen. Es gelang uns, eine Gesamtkohlenhydratmenge von 0,5 g/kg Körpergewicht und Stunde über einen Zeitraum von 12 h zu applizieren, ohne daß Nebenwirkungen auftraten, wie sie für die Einzelsubstrate charakteristisch sind, oder daß eine gegenseitige Beeinträchtigung der Verwertung festgestellt werden konnte.

Unsere Untersuchungen über die metabolische Wirkung einer Kohlenhydratmischlösung erbrachten weitere überraschende Befunde. Gemessen an der totalen Clearance zeigte sich für die Glukose eine Steigerung der Utilisationsrate (Tabelle 2). Besonders ausgeprägt war dieser Effekt, wenn neben den Kohlenhydratmischlösungen gleichzeitig Aminosäuren mit einer Zufuhrrate von 0,1 g/kg Körpergewicht und Stunde appliziert wurden. Neben der Erhöhung der Glukoseutilisation führten die Aminosäuren zu weiteren günstigen Wirkungen (Tabelle 3). So blieb der nach Kohlenhydratinfusion regelmäßig zu beobachtende Laktatanstieg aus. Auch der sonst feststellbare Anstieg von Bilirubin und Harnsäure unter-

Tabelle 1. Kenngrößen von Kohlenhydraten bei intravenöser Dauerinfusion (2)

	Maximale Dosierung g/kg/h	Maximale Infusionsdauer dieser Dosierung in h	Konzentration im steady state mg/100 ml	Metabolische Clearance ml/kg/min	Limitierender Faktor
Glukose	0,75	12	149 (135 – 153)	19,9 (17,7 – 24,4)	Hyperglykämie
Fruktose	0,25	12	26 (22 – 30)	16,1 (13,2 – 19,6)	Laktatanstieg
Xylit	0,125	12	12 (11 – 15)	14,9 (12,0 – 16,6)	Xyliturie
Sorbit	0,25	12	25 (19 – 27)	15,3 (13,4 – 18,3)	Sorbiturie

Tabelle 2. Steigerung der Glukoseutilisation durch Applikation
einer Kohlenhydratmischlösung (Triofusin E 1000) und Aminosäuren (Aminofusin L 10 KH-frei) (5)

Substrat	Dosierung g/kg/h	Totale Clearance für Glukose ml/kg/min	ΔGlukose mg/100 ml
Glukose	0,125	11,7 (6,0 - 16)	13
Glukose	0,125		
Xylit	0,125	41,6 -	5
Fruktose	0,250		
Gesamt-KH	0,500		
Glukose	0,125		
Xylit	0,125		
Fruktose	0,250	104 -	2
Aminosäuren	0,100		
Gesamt-KH	0,500		

blieb. Infolge einer verstärkten urikosurischen Wirkung sank die
Harnsäurekonzentration sogar ab.

Diese Form der parenteralen Ernährung eignet sich für die be-
grenzte Energiezufuhr bis zu etwa 2.000 Kalorien. Sie reicht
indessen nicht aus, wenn man mehr über längere Zeiträume applizieren muß. Zur Energiebereitstellung in einem begrenzten Infu-
sionsvolumen bieten sich hier die Fette an. Aus diesem Grunde
untersuchten wir, ob und in welchem Ausmaß durch die gleichzeitige Applikation von Fetten Veränderungen im Stoffwechsel oder
in der Substratverwertung von Kohlenhydraten und Aminosäuren
auftreten.

Versuchsanordnung

Acht gesunde junge Männer erhielten über einen Zeitraum von 12 h
eine Kohlenhydratmischlösung, bestehend aus Fruktose, Glukose
und Xylit im Verhältnis 2:1:1, mit einer Gesamtzufuhrrate von
0,5 g/kg Körpergewicht und Stunde als Triofusin E 1000 (Pfrimmer).

Gleichzeitig erhielten die Probanden 0,1 g/kg Körpergewicht und
Stunde Aminosäuren als Aminofusin L 10 KH-frei (Pfrimmer) und
0,1 g/kg Körpergewicht und Stunde Fette als Lipofundin S 10 mit
Xylit (Braun Melsungen).

Vor Untersuchungsbeginn sowie nach 6, 12 und 24 h wurden die
Konzentrationen von Glukose, Fruktose, Xylit und Insulin bestimmt, Hämatokrit und Hämoglobinkonzentration gemessen, die
Erythrozytenzahl sowie die Konzentration von Gesamteiweiß, Albumin, Laktat, ß-Hydroxybutyrat, Neutralfett, Cholesterin, Harnsäure, Harnstoff, Kalium, Natrium, Kalzium, Phosphat, Chlorid,
Bilirubin sowie die Aktivitäten für SGOT, alkalische Phosphatase
und LDH sowie der Säure-Basen-Status ermittelt.

Tabelle 3. Blutchemische Parameter nach Dauerinfusion einer
Mischlösung alleine und zusammen mit Aminosäuren (3)
A Triofusin E 1000   0,5 g/kg/h
B Triofusin E 1000   0,6 g/kg/h + Aminofusin L 10 KH-frei
0,1 g/kg/h
n = 8,   t = 12 h

		Beginn	6. Stunde	12. Stunde
Glukose	A	93 + 22	85 (76 - 129)	103 + 23
mg/100 ml	B	90 (86 - 95)	89 (30 - 97)	97 (89 - 104)
Laktat	A	8,2 + 1,6	12,3 + 1,0	15,7 + 1,8
mg/100 ml	B	6,2 (3,6 - 16,2)	9,8 + 2,8	8,6 + 2,5
Harnsäure	A	6,0 + 0,8	6,6 + 0,7	6,4 (6,0 - 8,4)
mg/100 ml	B	6,8 + 0,9	5,8 + 0,9	4,9 + 0,8
Bilirubin	A	0,98 + 0,09	1,01 + 0,27	1,26 + 0,31
mg/100 ml	B	0,75 + 0,22	0,73 + 0,19	0,80 (0,5 - 1,4)

Die Urinausscheidung wurde vom Beginn der Infusionsperiode bis
zur 12. Stunde sowie weitere 12 h danach gemessen. Im Gesamt-
urin wurde die Ausscheidung von Natrium, Kalium, Fruktose, Glukose, Xylit und Harnsäure ermittelt.

Bezüglich der dabei angewandten Methoden wird auf unsere früheren Arbeiten verwiesen (5).

Ergebnisse (Tabellen 4, 5, 6):

Klinischer Befund:
Die intravenöse Dauerinfusion wurde von sechs der acht Probanden gut vertragen. Bei einem trat am Ende der Infusion und bei
einem weiteren 2 h nach Infusionsende Kopfschmerz, Brechreiz und
eine geringe Hyperakusis auf.

Kohlenhydratstoffwechsel:
Für Fruktose bildet sich ein steady state um 24 mg/100 ml während der 6. und 12. Stunde nach Infusionsbeginn aus. Die Serum-
glukosekonzentration stieg nicht signifikant von 88 auf 100 mg/
100 ml bis zum Versuchsende an. Die Xylitspiegel blieben konstant: Nach der 6. Stunde fanden wir eine Konzentration von
26 mg/100 ml, nach der 12. Stunde von 20 mg/100 ml. Für Laktat
bildete sich ein steady state um 16 mg/100 ml. Die Ausscheidung
von Fruktose lag bei 1 % der zugeführten Dosis, die von Xylit
schwankte in weiten Grenzen zwischen 6 und 30 % (Tabellen 5, 6).
Die Insulinwerte stiegen kontinuierlich und signifikant von basal 8 E/100 ml nach 6 h auf 28 E/100 ml und nach 12 h auf 45 E/
100 ml.

Tabelle 4. Blutchemische Parameter nach der Infusion von Triofusin E 1000 0,5 g/kg/h, Aminofusin L 10 KH-frei 0,1 g/kg/h und Lipofundin S 10 % 0,1 g/kg/h. Angegeben sind Mittelwerte und die Standardabweichung. Die unterstrichenen Zahlen sind vom Ausgangswert signifikant verschieden.

Substrat		n	Beginn	nach 6 h	Ende der Infusionszeit	12 h nach Beendigung der Infusion
Fruktose	mg/100 ml	6	4,8 ± 3,5	24,4 ± 5,1	23,7 ± 6,7	1,9 ± 1,8
Glukose	mg/100 ml	8	88 ± 11	91 ± 5	100 ± 26	86 ± 7
Xylit	mg/100 ml	8		26,2 ± 8,2	20,3 ± 9,4	
Insulin	uE/ml	8	8 ± 5	28 ± 10	45 ± 28	9 ± 7
Harnsäure enzymatisch	mg/100 ml	8	5,5 ± 0,5	5,8 ± 0,8	5,1 ± 0,9	5,2 ± 0,8
Hämatokrit	%	8	43 ± 2	42 ± 3	41 ± 3	42 ± 4
Hämoglobin	g/100 ml	8	15,0 ± 0,9	14,2 ± 1,2	14,4 ± 0,7	14,6 ± 1,2
Erythrozyten	Mill/mm³	8	5,1 ± 0,5	4,8 ± 0,4	4,7 ± 0,3	5,0 ± 0,4
Leukozyten	/mm³	8	4.750 ± 1.175	7.350 ± 1.627	7.588 ± 1.616	7.512 ± 2.850
Retikulozyten	°/oo	8	12 ± 7	11 ± 5	12 ± 7	13 ± 7
Thrombozyten	/mm³	8	208 ± 37	213 ± 43	214 ± 55	206 ± 42
Gesamteiweiß	g/100 ml	8	7,0 ± 0,5	6,8 ± 0,6	6,9 ± 0,6	6,8 ± 0,6
Albumin	g/100 ml	8	4,3 ± 0,3	4,3 ± 0,3	4,4 ± 0,3	4,3 ± 0,4
Laktat	mg/100 ml	8	9,3 ± 1,4	15,9 ± 2,5	16,4 ± 4,2	8,6 ± 1,7

Substrat		n	Beginn	nach 6 h	Ende der Infusionszeit	12 h nach Beendigung der Infusion
β-Hydroxy-butyrat	mg/100 ml	8	0,86 ± 0,01	0,28 (0,2-1,5)	0,33 (0,2-1,7)	0,38 (0,16-1,7)
Neutralfett	mg/100 ml	8	94 ± 43	145 ± 57	115 ± 58	126 ± 29
Gesamtlipide	mg/100 ml	8	620 ± 142	650 ± 136	570 ± 153	510 ± 74
Cholesterin (S-Test) enzymatisch	mg/100 ml	8	180 ± 31	175 ± 27	160 ± 35	148 ± 24
Harnstoff-N	mg/100 ml	8	15 ± 2	13 ± 2	12 (11-17)	14 ± 2
Kalium	mval/l	8	3,8 ± 0,2	4,2 ± 0,4	3,9 ± 0,3	4,1 ± 0,2
Natrium	mval/l	8	141 ± 2	140 (138-149)	139 (138-140)	140 (139-143)
Kalzium	mg/100 ml	8	9,4 ± 0,7	8,8 ± 0,7	8,9 ± 0,5	9,3 ± 0,6
anorganisches Phosphat	mg/100 ml	8	3,3 ± 0,4	3,0 ± 0,3	2,3 ± 0,9	3,0 ± 0,5
SGOT	K. U.	8	25 (20-35)	20 (15-25)	20 (15-20)	20 (15-30)
alkalische Phosphatase	K. A. U.	8	11 ± 2	11 ± 3	11 ± 2	9 ± 3
Bilirubin	mg/100 ml	8	0,8 ± 0,2	0,9 (0,7-2,0)	1,1 ± 0,4	1,6 ± 0,7
LDH	W. U.	8	126 ± 17	114 ± 23	112 ± 18	109 ± 20
pH (Astrup)			7,39 ± 0,04	7,37 (7,35-7,43)	7,38 ± 0,02	7,36 ± 0,02

Substrat		n	Beginn	nach 6 h	Ende der Infusionszeit	12 h nach Be-endigung der Infusion
PCO$_2$ (Astrup)	mm Hg	8	42,2 $\pm$ 4,7	41,0 $\pm$ 4,6	40,4 $\pm$ 4,6	48,0 $\pm$ 4,2
Bikarbonat (Astrup)	mval/l	8	24,8 $\pm$ 1,4	23,1 $\pm$ 1,7	23,0 $\pm$ 2,0	26,2 $\pm$ 1,8

Fettstoffwechsel:
Die Neutralfettkonzentration stieg bei den gesunden Erwachsenen von 94 auf 145 mg/100 ml bis zur 6. Stunde an und fiel dann bis zur 12. Stunde trotz weiterer Fettzufuhr wieder auf einen Wert von 115 mg/100 ml ab. Auch die Einzelverläufe zeigten keine Tendenz zu einem Anstieg. 12 h nach Beendigung der Infusion lag die Konzentration mit 126 mg/100 ml über dem Ausgangswert. Überraschend war, daß die antiketogene Wirkung, wie sie nach Infusion von Kohlenhydraten und Aminosäuren beobachtet wurde, trotz Fettinfusion erhalten blieb. Die Konzentration von ß-Hydroxybutyrat fiel von 0,86 auf 0,28 und 0,33 mg/100 ml ab. Die Cholesterinkonzentration verminderte sich signifikant.

Elektrolyte:
Die Serumkonzentration von Kalium stieg von 3,8 auf 4,2 mg/100 ml an, die von Natrium änderte sich nicht signifikant. Kalzium zeigte einen geringfügigen Konzentrationsabfall von 9,4 auf 8,8 mg/100 ml. Allein das anorganische Phosphat verminderte sich signifikant von 3,3 mg/100 ml bis zum Infusionsende auf 2,3 mg/100 ml.

Rotes und weißes Blutbild:
Die Leukozyten stiegen signifikant von 4.700 auf 7.500 an und blieben bis zu einem Zeitraum von 24 h erhöht. Keine Änderung zeigte die Zahl der Thrombozyten, der Retikulozyten und des Hämatokrits. Die Hämoglobinkonzentration (Tabelle 4) und die Zahl der Erythrozyten verminderten sich signifikant. Zur Prüfung einer Volumenveränderung wurden Hämatokrit, Gesamteiweiß und Albumin gemessen. Keiner der genannten Parameter zeigte eine signifikante Abnahme. Die Volumenverdünnung wurde aufgrund der Meßwerte auf etwa 1 bis 3 % geschätzt.

Harnsäure:
Die Harnsäurekonzentration betrug anfangs 5,5 mg/100 ml, nach 6 h 5,8 und nach 12 h 5,1 mg/100 ml. Die Unterschiede waren nicht signifikant. Die Harnsäureausscheidung betrug im Mittel während der Infusionsdauer von 12 h 666 mg, was einer stündlichen Ausscheidung von rund 55 mg entspricht. Die Gesamtausscheidung während der 24 h betrug 948 mg.

Enzymaktivitäten:
Die Serum-Glutamat-Oxalacetat-Transaminase sowie die alkalische Phosphatase zeigten keinerlei Tendenzen einer Änderung.

Bilirubin:
Die Bilirubinkonzentration stieg signifikant von 0,8 auf 1,6 mg/100 ml an.

Säure-Basen-Status:
Während der intravenösen Dauerinfusion fiel der pH-Wert von 7,39 auf 7,37 bzw. 7,38 geringfügig ab. Die Konzentrationen des Kohlendioxyds und die des Bikarbonats änderten sich nicht wesentlich.

Elektrolytbilanz:
Die Ausscheidung von Natrium betrug während der Infusionsdauer

von 12 h 188 mval, die von Kalium im Durchschnitt 65 mval. Bei
der Berechnung der Bilanz für Natrium zeigte sich, daß während
der Infusionszeit von 0 bis 12 h vier Probanden negative und
vier positive Natriumbilanzen aufwiesen. Die Kaliumbilanzen waren überwiegend positiv, dennoch zeigten zwei Probanden einen
Kaliumverlust von 6 bzw. 59 mval.

Die Flüssigkeitszufuhr unter Verwendung einer 24%igen und zwei
10%igen Lösungen betrug im Durchschnitt 4.174 ml. Die Ausscheidung lag bei 1.775 ml während der Infusionsdauer von 12 h. Die
Wasserbilanz war bei allen Probanden positiv. Im Durchschnitt
wurden 2,2 l retiniert. Durch die hohe Flüssigkeitszufuhr wurde
die Diurese stark angeregt. Sie betrug während der Infusionsdauer im Durchschnitt 148 ml/h (Tabellen 5, 6).

Diskussion

Unsere Untersuchungen über das Stoffwechselverhalten von intravenös verabreichten Kohlenhydratmischlösungen haben gezeigt,
daß die einzelnen Kohlenhydrate aufgrund ihres unterschiedlichen Stoffwechselverhaltens nicht miteinander konkurrieren. Sie
führen im Gegenteil zu einer verbesserten Glukoseverwertung.
Eine weitere Optimierung des Stoffwechselverhaltens erbringt
die gleichzeitige Zufuhr von Aminosäuren. So sinkt die Harnsäurekonzentration infolge gesteigerter renaler Elimination ab,
Laktat- und Bilirubinanstiege bleiben aus.

Die wichtige Frage nach dem Stoffwechselverhalten bei gleichzeitiger Infusion von Kohlenhydraten, Aminosäuren und Fetten
war bisher offen. Die aufgrund theoretischer Überlegungen zu
erwartenden Störungen der Glukoseverwertung blieben bei den
verabreichten Dosierungen aus. Wir wählten die Zufuhrraten so,
daß sie den Anforderungen einer ausreichenden Kalorienzufuhr
entsprechen. Bei Applikation von 0,1 g/kg Körpergewicht und
Stunde werden nämlich bei 70 kg Körpergewicht in 12 h 84 g Fett
infundiert. Gleichzeitig werden 84 g Aminosäuren und 420 g Kohlenhydrate zugeführt, insgesamt 2.700 Kalorien in 12 h. Wegen
der schwer steuerbaren Infusionsgeschwindigkeit stimmte der ein-
gestellte Soll-Wert für die jeweiligen Flüssigkeitsmengen mit
dem nachgeeichten tatsächlich infundierten Wert nicht überein.
Bei den Nacheichungen ergab sich, daß im Durchschnitt 20 % über
dem gewünschten Wert infundiert wurde. So wurden während der
12 h durchschnittlich 120 ± 13 g Glukose, 240 ± 26 g Fruktose
und 167 ± 16 g Xylit infundiert. Die Gesamtfettzufuhr lag bei
93 ± 6 g, die mittlere Aminosäurenzufuhr bei 92 ± 7 g. Die mittlere Kalorienzufuhr betrug somit rund 3.300 Kalorien in 12·h
(Tabelle 6). Als einziger Hinweis auf eine Änderung im Kohlen-
hydrat-, möglicherweise aber auch im Fettstoffwechsel ergab
sich ein Anstieg der Insulinspiegel.

Überraschend war der nur geringfügige Anstieg der Neutralfette
von 94 auf 115 mg/100 ml und die Tatsache, daß trotz Infusion
von Fetten die antiketogene Wirkung der Kohlenhydrate und der
Aminosäuren - wie sie am Abfall des ß-Hydroxybutyrats zum Ausdruck kam - nicht unterdrückt wurde.

Tabelle 5. Ausscheidung von Kohlenhydraten, Elektrolyten und Harnsäure bei intravenöser Dauerinfusion einer Kohlenhydratmischlösung (Triofusin E 1000 0,5 g/kg/h), Aminosäuren (Aminofusin L 10 KH-frei 0,1 g/kg/h) und Fetten (Lipofundin S 10 % 0,1 g/kg/h)
n = 8, t = 12 h

		Beginn bis Infusionsende	pro h	12. - 24. Stunde	Summe
Glukose	mg	132 (66-342)	11,0 (5,5-28,5)	39 (20-242)	166 (101-420)
Fruktose	mg	2.669 (1.000-9.852)	222 (83-821)	19 (13-265)	2.687 (1.012-10.116)
Xylit	g	21 (17-41)	2 (1-4)	0,47 (0,21-7,12)	23 (9-48)
Natrium	mval	189 (111-366)	16 (9-31)	41 (25-100)	257 (161-402)
Kalium	mval	65 (32-143)	5 (3-12)	42 ± 9	107 (73-193)
Harnsäure	mg	667 (335-1.711)	55 (28-143)	252 ± 53	948 (632-1.916)
Urin	ml	1.775 (1.000-3.100)	148 (83-258)	625 ± 193	2.578 ± 756

Tabelle 6. Zufuhr und Ausscheidung von Kohlenhydraten und Elektrolyten bei acht gesunden Erwachsenen während einer parenteralen Ernährung über 12 h mit Triofusin E 1000 0,5 g/kg/h, Aminofusin L 10 KH-frei 0,1 g/kg/h und Lipofundin S 10 % mit Xylit 0,1 g/kg/h. Angegeben sind Median oder Mittelwert

	Zufuhr	Ausscheidung	Bilanz	% Verlust
Glukose g/12 h	120 ± 13	0,13 (0,07-0,34)	119 ± 11	0,09 (0,07-0,3)
Fruktose g/12 h	240 ± 26	2,7 (0,99-9,85)	237 ± 26	1,15 (0,40-4,40)
Xylit g/12 h	167 ± 16	21 (17-41)	141 ± 21	14 (6-30)
Fett g/12 h	93 ± 6	-	-	-
Aminosäuren g/12 h	92 ± 7	-	-	-
Natrium mval/12 h	197 ± 19	188 (111-306)	1,0 (-176-+119)	-
Kalium mval/12 h	88 ± 8	65 (31-143)	34 (-58-+46)	-
Flüssigkeit ml/12 h	4.174 ± 236	1.775 (1.000-3.100)	2.221 ± 714	-

Auch die urikosurische Wirkung der Aminosäuren blieb erhalten.

Eine Änderung des Säure-Basen-Haushaltes sowie der Elektrolyte konnte nicht beobachtet werden. Einzelne Probanden zeigten trotz einer hoch positiven Wasserbilanz eine vermehrte Ausscheidung von Kalium und Natrium, so daß negative Kalium- und Natriumbilanzen beobachtet wurden.

Unter Beachtung der Dosierungsgrenzen für die einzelnen Kohlenhydrate unter Verwendung einer Kohlenhydratmischlösung bei gleichzeitiger Applikation von Aminosäuren und Fetten gelingt es somit, ohne größere metabolische Veränderungen rund 3.300 Kalorien in einem Zeitraum von 12 h zuzuführen. Nebenwirkungen dieser hochdosierten Kalorienzufuhr waren in zwei Fällen in Form von Kopfschmerzen und geringem Schwindel zu beobachten. Biochemisch erfaßbar war ein Anstieg des Bilirubins von 0,8 auf 1,6 mg/ 100 ml und ein Abfall des Serumphosphats als Ausdruck des erhöhten Phosphatverbrauchs zur Phosphorylierung der Kohlenhydrate.

Literatur

1. BÄSSLER, K. H., BICKEL, H.: The use of carbohydrates alone and in combination in parenteral nutrition. In: Parenteral Nutrition (ed. A. W. WILKINSON). Edinburgh-London: Churchill Livingstone 1972.

2. BERG, G., BICKEL, H., MATZKIES, F.: Bilanz- und Stoffwechselverhalten von Fructose, Xylit und Glucose sowie deren Mischungen bei Gesunden während sechsstündiger parenteraler Ernährung. Dtsch. med. Wschr. 98, 602 (1973).

3. BERG, G., MATZKIES, F., HEID, H., FEKL, W.: Wirkungen einer Kohlenhydratkombinationslösung auf den Stoffwechsel bei gleichzeitiger Applikation von Aminosäuren. Z. Ernährungswiss. 14, 163 (1975).

4. BERG, G., MATZKIES, F., HEID, H., FEKL, W., CONOLLY, M.: Wirkungen einer Kohlenhydratkombinationslösung auf den Stoffwechsel bei Langzeitinfusion. Z. Ernährungswiss. 14, 64 (1975).

5. MATZKIES, F.: Untersuchungen zur Pharmakokinetik von Kohlenhydraten als Grundlage ihrer Anwendung zur parenteralen Ernährung. Z. Ernährungswiss. 14, 184 (1975).

6. MATZKIES, F., BERG, G.: Elektrolyte nach Kohlenhydratinfusion bei Gesunden. Z. Ernährungswiss. 14, 286 (1975).

Möglichkeiten der peripheren parenteralen Ernährung in der postoperativen Phase

R. Dölp und F. W. Ahnefeld

Im Rahmen unserer Konzeption der postoperativen Infusionstherapie (1) haben wir uns intensiv mit der mittelfristigen "Minimaldiät" beschäftigt. Sie beinhaltet die Zufuhr von Stickstoff und
Energie im Sinne eines Minimalangebotes, d. h. es werden zumindest das endogene N-Bilanzminimum und der Grundumsatz durch parenterale Substitution in der postoperativen Phase gedeckt. Erste
Ergebnisse mit einer derartigen Infusionslösung, die über periphere Venen zugeführt wird, haben wir 1974 vorgelegt (2). Im weiteren Verlauf unserer Untersuchungen ergab sich die Frage, inwieweit trotz Reduzierung des Stickstoff- und Energieangebotes ein
signifikanter Unterschied zu einer Basiselektrolytlösung zu finden ist (A). In einem nächsten Schritt haben wir den Stickstoff-
anteil im Infusionsgemisch erhöht und zunächst in einem Screening-
Verfahren eine Vielzahl von Parametern untersucht, um signifikante Änderungen gegenüber einer Kontrollgruppe zu erfassen, die in
späteren Untersuchungen weiter überprüft werden müssen (B).

Methodik

A. 30 männliche Patienten, die sich einer Pyelolithotomie unterziehen mußten, wurden nach Randomisierung drei Gruppen zugeordnet. Es waren stoffwechselgesunde Patienten mit statistisch gesicherter Normalverteilung der untersuchten Parameter. Der Untersuchungszeitraum erstreckte sich vom Operationstag bis zum
dritten postoperativen Tag. Die Gruppe I erhielt eine Basiselektrolytlösung (Kontrollgruppe), Gruppe II eine 1%ige Aminosäurenlösung und Gruppe III eine 1,5%ige Aminosäurenlösung[1].

Die Dosierung betrug in sämtlichen Gruppen 40 ml/kg KG bei kon-
tinuierlicher Infusionsgeschwindigkeit über 24 h, so daß in der
Gruppe II pro kg KG und Tag eine Aminosäurenzufuhr von 0,4 g
und eine Energiesubstitution von 12 kcal erfolgte, in der Gruppe III waren es täglich 0,6 g Aminosäuren und 18 kcal pro kg KG.
Am Operationstag wurden intraoperativ zusätzlich 20 ml/kg KG einer Halbelektrolytlösung infundiert. Der Harn wurde quantitativ
gesammelt, die Blutentnahme für Laboruntersuchungen erfolgte jeweils täglich um 8.00 Uhr.

Die statistische Auswertung wurde mit dem Student t-Test durchgeführt, wobei der Verlauf innerhalb der betroffenen Gruppe mit
dem gepaarten t-Test geprüft wurde, während das Verhalten der
Gruppen zueinander mit dem ungepaarten t-Test untersucht wurde.
Ein p <0,05 wurde als signifikant bezeichnet.

---

[1]Die Lösungen wurden freundlicherweise von der Fa. Pfrimmer &
Co., Erlangen, zur Verfügung gestellt.
Lösung I: Tutofusin[R] OPS, Lösung II und III: Aminosäurenmuster
entsprechend dem Aminofusion[R] L 600.

Tabelle 1. Zusammensetzung der Infusionslösungen

Content/Litre		Control	AA 1 %	AA 1,5 %
Na^+	(mVal)	100	90	90
K^+	(mVal)	18	25	25
Mg^{++}	(mVal)	6	6	6
Ca^{++}	(mVal)	4	-	-
Cl^-	(mVal)	90	125	126
Acetate	(mVal)	38	-	-
Zinc	(mg)	-	2,5	2,5
Total Amino Acids	(g)	-	10,0	15,0
Total Nitrogen	(g)	-	1,6	2,4
Sorbitol	(g)	50,0	50,0	50,0
Xylitol	(g)	-	25,0	25,0
Aethanol	(g)	-	-	21,3
Total Calories	(kcal)	200	340	500
N-free Calories	(kcal)	200	300	450
Cal/N	(kcal/g)	-	188	188
Osmolality	(mOsmol/kg)	500	800	1.400
Vitamines		-	+	+

B. In einer weiteren Untersuchungsreihe stellten wir zwei Gruppen gegenüber: Eine Gruppe erhielt eine Mischung aus 5 % Glukose- und Ringer-Laktat-Lösung im Verhältnis 2:1 (Kontrolle) infundiert, die andere Gruppe eine 2,5%ige Aminosäurenlösung mit 12,5%igem Sorbitanteil (TPE 1800)[2].

Acht weibliche Patienten, die sich einer Cholezystektomie unterziehen mußten, waren nach Randomisierung den beiden Gruppen zugeteilt worden. Wiederum wurden stoffwechselgesunde Patienten ausgewählt, die eine statistisch gesicherte Normalverteilung aufwiesen. Der Untersuchungszeitraum erstreckte sich über sechs Tage, vom Operationstag an gerechnet. Täglich wurde eine Infusionsmenge von 3.000 ml rund um die Uhr über Infusionspumpen

[2]Die Lösungen wurden freundlicherweise von der Fa. Pfrimmer & Co., Erlangen, zur Verfügung gestellt.
Lösung II: Das Aminosäurenmuster entspricht dem Aminofusin[R] L 600.

Tabelle 2. Zusammensetzung der Infusionslösungen

Content/Litre		2/3 Glucose 5 % 1/3 Ringers Lactate	AA 2,5 %
Na^+	(mVal)	43,6	51,5
K^+	(mVal)	1,3	30,0
Ca^{++}	(mVal)	1,0	5,0
Mg^{++}	(mVal)	0,7	6,0
Cl^-	(mVal)	37,0	34,0
Lactate	(mVal)	9,0	-
Acetate	(mVal)	-	25,0
Phosphate	(mMol)	-	10,0
Total Amino Acids	(g)	-	25,0
Total Nitrogen	(g)	-	3,8
Glucose	(g)	33	-
Sorbitol	(g)	-	125
Total Calories	(kcal)	130	600
N-free Calories	(kcal)	130	500
Cal/N	(kcal/g)	-	132
Osmolality	(mOsmol/kg)	+	1.167
Vitamines		-	+

verabreicht. Die tägliche N-Zufuhr in Gruppe II betrug 11,4 g, entsprechend 75 g Aminosäuren, das waren im Mittel etwa 1 g Aminosäuren und 20 kcal pro kg KG und Tag.

Um in einem Screening-Verfahren die Stoffwechselparameter zu erfassen, die in der postoperativen Phase durch die Infusionslösung II im Vergleich zur Kontrollgruppe beeinflußt werden, wurden täglich 35 Blut- und 8 Harnparameter untersucht.

Die statistische Auswertung der gewonnenen Daten wurde nach einer von KOCH (7) angegebenen Methode (Computerprogramm) durchgeführt, die den Gesamtverlauf der Gruppen miteinander vergleicht (im Gegensatz zum Student t-Test, bei dem der Vergleich nur für einzelne Tage erfolgt) und für kleine Fallzahlen eine starke Aussage bringt.

Tabelle 3. Untersuchte Parameter im Blut und Harn

Blood Parameters	Phosphate
pH	Lactate
PCO_2	Glucose
PO_2	PTT
Base Excess	Prothrombin Time
Osmolality	Fibrinogen
Electrophoresis	Thrombocytes
Total Protein	Hematocrit
Albumin	Erythrocytes
α_1, α_2, β, γ-Globulin	Leucocytes
Na^+	Stab.
K^+	Segs.
Cl^-	
Ca^{++}	Urine Parameters
Creatinine	Volume
SGOT	pH
SGPT	Osmolality
Alkal. Phosphatase	Total Nitrogen
Total Bilirubin	N-Balance
Uric Acid	Glucose
Urea	Urea
Cholesterin	α-Amino-N

Ergebnisse

Zu A.

1. Während die Harnstoffkonzentration im Serum in der Gruppe I signifikant bis zum dritten postoperativen Tag abnimmt, stieg diese in den beiden anderen Gruppen an, blieb allerdings im Normbereich. Daher liegt die Harnstoffausscheidung - ein Maß für die Größenordnung der Katabolie - in diesen beiden Gruppen signifikant höher als in der Kontrollgruppe.

2. Auch die Harnsäure war - stets innerhalb des Normbereiches - in den Gruppen II und III gegenüber der Gruppe I am ersten und zweiten postoperativen Tag erhöht, desgleichen die Harnsäureausscheidung.

3. Somit ergibt sich, daß auch der Gesamt-N im Urin in den beiden Gruppen mit Aminosäurenzufuhr deutlich über den Stickstoffverlusten in der Kontrollgruppe liegt.

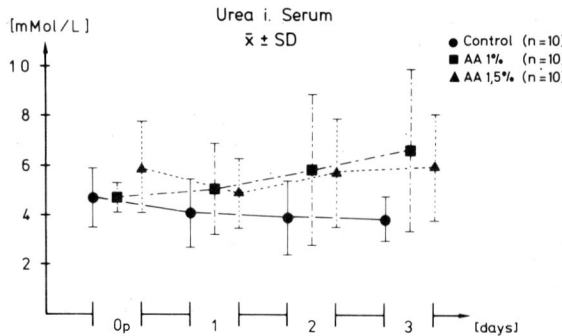

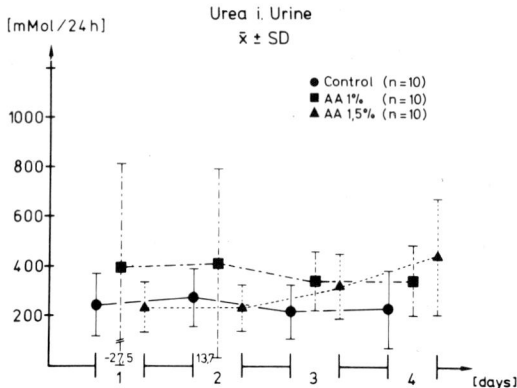

Abb. 1. Harnstoff im Serum und Urin

4. Die postoperative Stickstoffbilanz blieb erwartungsgemäß stets negativ. Sie errechnete sich aus der Differenz von Stickstoffsubstitution - im Mittel 16,8 g/96 h in Gruppe II und 24 g/96 h in Gruppe III - und dem Stickstoffverlust in der gleichen Zeit über Harn, Drainagen (Redon) und Darm. Letzterer wurde pauschal mit 1 g N/Tag angenommen (5).

Es ergab sich in der Gruppe I ein Stickstoffdefizit von 33,7 ± 11,7 g in vier Tagen, eine Größenordnung, die bei einer ähnlichen Patientengruppe bereits im gleichen Ausmaß von uns vor zwei Jahren beschrieben wurde (2). Die Gruppe II wies eine negative N-Bilanz von 29,0 ± 9,9 g auf, es zeigte sich kein signifikanter Unterschied zur Kontrollgruppe. Lediglich in der Gruppe III fanden wir einen deutlichen Effekt der Stickstoffsubstitution. Die negative Stickstoffbilanz ließ sich in dieser Gruppe auf 18,6 ± 12,7 g drücken, d. h. etwa 65 % der zugeführten Aminosäuren wurden anabol verwertet, wenn man die Kontrollgruppe zum Vergleich heranzieht.

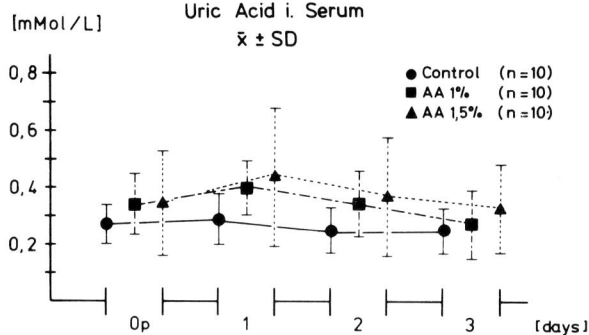

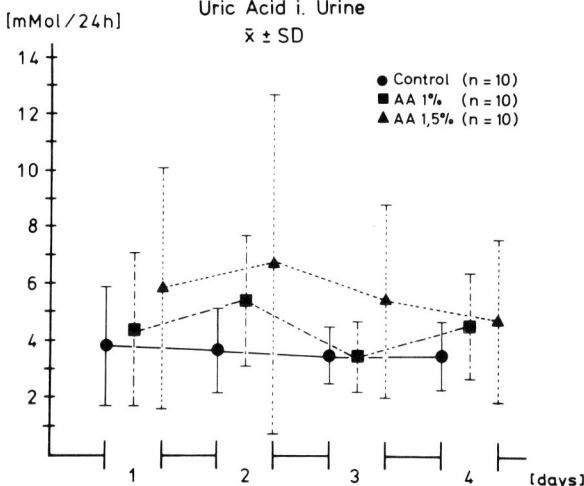

Abb. 2. Harnsäure im Serum und Urin

5. Da sich bereits die Ausgangswerte des Blutzuckers signifikant in den beiden Gruppen voneinander unterschieden, entfällt ein statistischer Vergleich der Gruppen miteinander,
die sich im Trend jedoch ähneln.

Als wesentlichstes kann den Daten entnommen werden, daß der
höchste Blutzuckermittelwert bei 6,32 mmol/l (= 137 mg%)
lag, also ein Wert im oberen Normbereich. Eine Glukosurie
wurde nur bei je einem Patienten der Gruppe II und III, insgesamt an drei Tagen, gesehen. Wie erwartet, lag die Laktatkonzentration am ersten postoperativen Tag bei allen drei

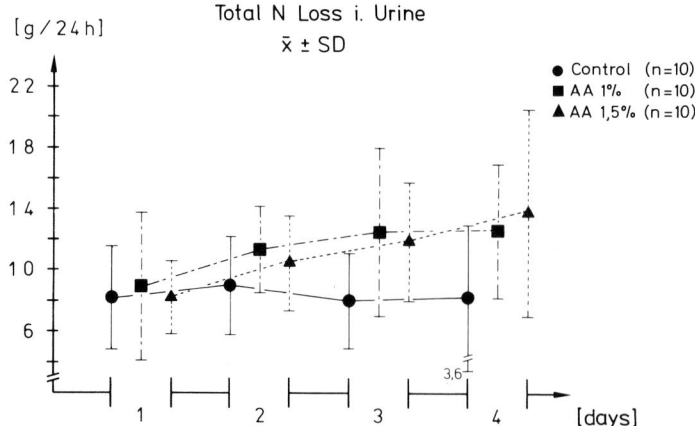

Abb. 3. Gesamtstickstoff im Urin

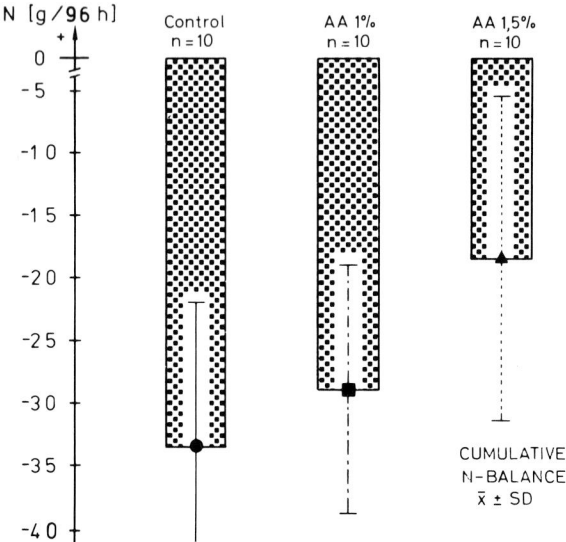

Abb. 4. Kumulative Stickstoffbilanz

Gruppen über dem Ausgangswert - ohne Laktatazidose allerdings. Signifikante Unterschiede zwischen den Gruppen ergaben sich nicht.

6. Ein Hinweis auf die Lokalverträglichkeit war für uns die Häufigkeit des Wechsels der Venenverweilkanüle (Braunüle[R]), der
bei Rötung, Schwellung und/oder Druckschmerz im Bereich der

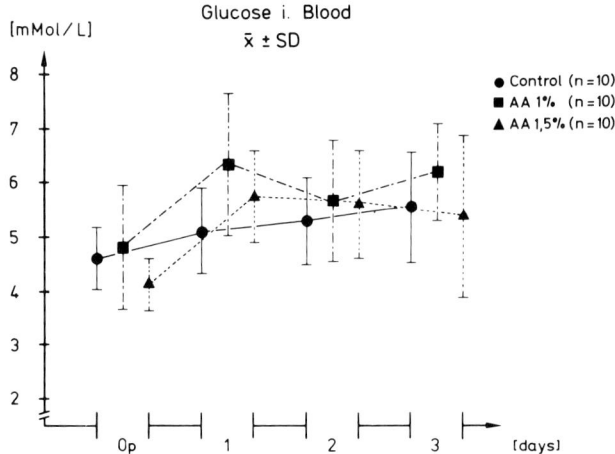

Glucose i. Blood
x̄ ± SD

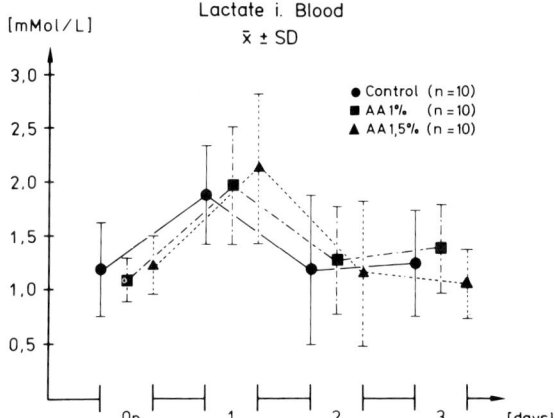

Lactate i. Blood
x̄ ± SD

Abb. 5. Glukose und Laktat im Blut

Einstichstelle erfolgte. Pro Patient wurde im Beobachtungszeitraum ein Braunülenwechsel 1,3mal notwendig in der Gruppe I, 1,5mal in der Gruppe II, 1,6mal in der Gruppe III. Die
unterschiedliche Häufigkeit des Wechsels konnte statistisch
nicht gesichert werden. Die Allgemeinverträglichkeit war gut,
d. h. es fielen keine Besonderheiten auf.

Zu B.
Die statistisch gesicherten Unterschiede zwischen beiden Gruppen (Kontrollgruppe, TPE-Gruppe) können lediglich Hinweise auf
die weiterhin zu untersuchenden Parameter geben. Eine Angabe
von Standardabweichungen oder Konfidenzintervallen ergibt bei
der geringen Fallzahl keinen Sinn, da diese nur Pseudowerte darstellen würden, die zu falschen Folgerungen Anlaß geben könnten.
Folgende Stoffwechselparameter wichen gegenüber der Kontrollgruppe signifikant ($p < 0,05$) voneinander ab: Harnsäure, Cholesterin, Glukose, Gesamt-N im Urin und die N-Bilanz.

Beim Cholesterin differieren bereits die Ausgangswerte beider
Gruppen signifikant, der Unterschied war auch im weiteren Verlauf zu verfolgen. Die Differenz hat daher nichts mit der Therapie zu tun.

1. Bei nahezu gleichen Ausgangswerten lag die Harnsäurekonzentration im Serum der TPE-Gruppe deutlich über den Werten der
   Kontrollgruppe, verblieb aber im Normbereich (bis 422 mmol/l).

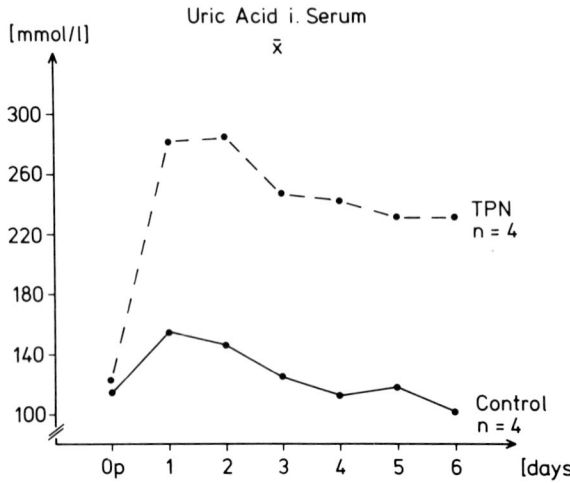

Abb. 6. Harnsäure im Serum

2. Die Glukosekonzentration im Blut stieg in der Kontrollgruppe
   ausgeprägter an als in der Gruppe, die das Aminosäurengemisch
   erhalten hatte.

   Die Glukoseausscheidung beider Gruppen zeigte keinen statistisch signifikanten Unterschied. Kumulativ über sieben Tage
   ergab sich eine Glukoseausscheidung in der Kontrollgruppe
   von 155 g und in der TPE-Gruppe von 44 g.

   Die Unterschiede in der Laktatkonzentration waren trotz stark
   differierender Mittelwerte statistisch nicht signifikant.

3. Als mittlere N-Ausscheidung im Urin ergab sich in der Kontrollgruppe ein Mittelwert von 13,7 g/Tag, während in der
   anderen Gruppe 14,3 g/Tag gefunden wurden.

   Daraus resultierte in der TPE-Gruppe eine günstige N-Bilanz,
   die bei annähernd -2 g/Tag lag. Auch bei der Berechnung der
   kumulativen Stickstoffbilanz kommt zum Ausdruck, daß bei Infusion einer 2,5%igen Aminosäurenlösung der Stickstoffverlust mit 17,4 g in sechs Tagen erheblich niedriger lag als
   in der Kontrollgruppe mit 82,7 g.

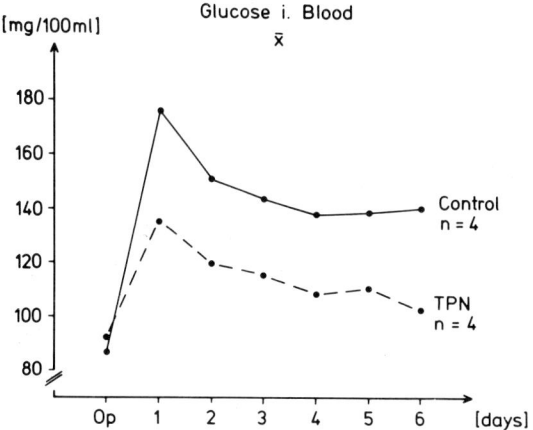

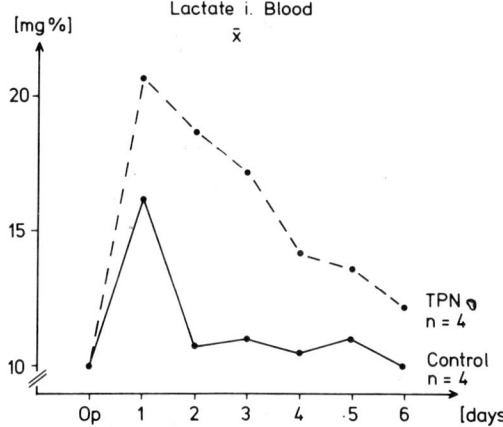

Abb. 7. Glukose und Laktat im Blut

4. Ein Braunülenwechsel war während des Untersuchungszeitraumes
in der Kontrollgruppe im Mittel 2mal nötig, während dies in
der TPE-Gruppe 3mal der Fall war, so daß von einer ausreichenden Lokalverträglichkeit der Versuchslösung gesprochen
werden kann. Allgemeine Unverträglichkeitsreaktionen wurden
nicht gesehen.

Diskussion

Aus unseren Ergebnissen geht hervor, daß sich bei Unterschreiten eines bestimmten Stickstoffangebotes die Stickstoffbilanz
gegenüber einer Kontrollgruppe nicht mehr unterscheidet. Das
zeigte sich in der N-Bilanz der Patientengruppe, die eine 1%ige
Aminosäurenlösung infundiert bekam. Diese Aminosäuren wurden
katabol umgesetzt und erschienen als vermehrte Harnstoffausscheidung im Urin (s. Abb. 1). Zwar ergab sich auch in der

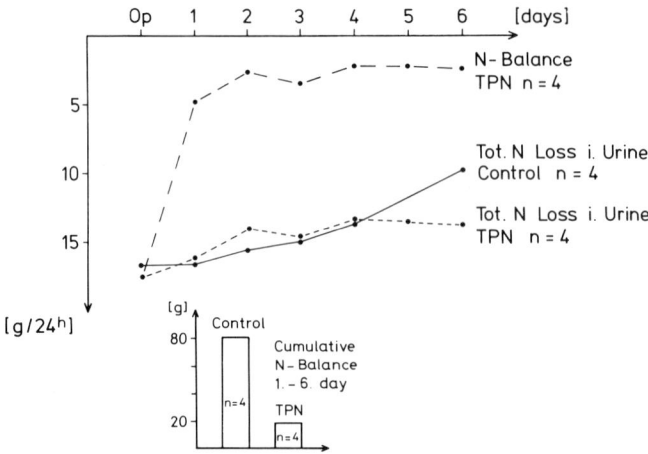

Abb. 8. Stickstoffbilanz

Gruppe mit 1,5%iger Aminosäurenzufuhr ein zusätzlicher kataboler Effekt, der rechnerisch gegenüber der Kontrollgruppe nur eine anabole Verwertung der substituierten Aminosäuren in einer Größenordnung von etwa 65 % zuließ, dennoch zeigte sich eine deutlich günstigere Stickstoffbilanz. Mit einem größer werdenden Angebot an Aminosäuren wird also nicht nur relativ, sondern auch absolut - bis zu einer bestimmten Grenze hin - die Utilisation der substituierten Aminosäuren zum Aufbau von Eiweißstrukturen verbessert. Über ähnliche Befunde berichteten 1975 VAN WAY et al. (8). Ihre Ergebnisse zeigen, daß bei niedriger Stickstoff- und Kalorienzufuhr der Stickstoffverlust höher war als bei vermehrtem Stickstoffangebot. Sie zogen daraus den Schluß, daß mit einer Stickstoffsubstitution zwischen 8 und 11 g sowie einem Energieangebot zwischen 1.800 und 2.300 kcal pro Tag bei erwachsenen Patienten nach mittelschwerem Operationstrauma (z. B. Cholezystektomie) eine ausgeglichene oder positive Stickstoffbilanz zu erzielen ist. Entscheidend ist natürlich immer, daß die verwendeten Aminosäurengemische bezüglich ihres Aminosäurenpatterns ausgewogen, d. h. an den Bedarf des Patienten adaptiert sind.

Aufgrund der Ergebnisse unserer Studie mit der 2,5%igen Aminosäurenlösung (TPE 1800) fanden wir rechnerisch gegenüber der Kontrollgruppe eine anabole Aminosäurenutilisation im Untersuchungszeitraum von 94 % mit ebenfalls nahezu ausgeglichener N-Bilanz. Das ist ein Idealwert und entspricht den von VAN WAY angegebenen Daten. Die geringe Fallzahl läßt eine abschließende Beurteilung natürlich nicht zu, dennoch sind die Ergebnisse so positiv zu bewerten, daß eine therapeutische Empfehlung daraus abgeleitet werden kann.

Die geringe Zahl von Patienten war bedingt durch die große Zahl untersuchter Parameter, die eine Limitierung erzwang, um in absehbarer Zeit zu Ergebnissen zu kommen, die eine gezielte Weiterarbeit ermöglichen. Bei der Auswahl der Parameter (siehe Ta-

belle 3) richteten wir uns nach den Forderungen der FDA, die
wesentlich strengere Vorschriften für die klinische Erprobung
von Infusionslösungen als in der Bundesrepublik aufweisen. Daraus ergab sich, daß wir insgesamt 43 Parameter im Blut und Urin
untersuchten und nach einer Methode von KOCH - die auch für
kleine Fallzahlen eine Aussage erlaubt - auf statistische signifikante Unterschiede gegenüber einer Kontrollgruppe überprüften.

Diese Unterschiede fanden wir bei fünf Stoffwechselparametern,
am deutlichsten natürlich im Stickstoffhaushalt. Es zeigte sich
die schon genannte Verbesserung der Stickstoffbilanz, d. h. Ein-
fuhr und Verluste im Urin waren nahezu gleich. Das ist um so be-
merkenswerter, als wir 1974 (2) in einer anderen Untersuchungsreihe mit einer 1,5%igen Aminosäurenlösung lediglich eine anabole Utilisation von etwa 50 % fanden. Als Besonderheit in der
hier untersuchten Patientengruppe ist allerdings festzuhalten,
daß die Infusionslösungen über Infusionspumpen zugeführt wurden, d. h. in einer gleichmäßig konstanten Zufuhrrate innerhalb
24 h, so daß für die gewünschte Utilisierung optimale Bedingungen bestanden haben. Im übrigen sind wir mit DUKE (4) und KINNEY
(6) der Meinung, daß in einer Postaggressionsphase der Eiweiß-
kalorienanteil am Gesamtkalorienverbrauch über dem Normwert
liegt, während der Energiebedarf insgesamt nach Wahleingriffen
im Normbereich verbleibt. Das heißt mit anderen Worten, daß
postoperativ der Stickstoffbedarf stärker zunimmt als der Energiebedarf.

Bei der Betrachtung der Blutglukose sind in der Untersuchungsreihe A keine Besonderheiten festzustellen. Im Versuch B fanden
wir bei einer relativ geringen Glukosesubstitution von 100 g
pro Tag in der Kontrollgruppe am ersten postoperativen Tag als
Folge der bekannten Glukoseverwertungsstörung eine mittlere Blutglukosekonzentration von 176 mg%. Diese Größenordnung entspricht
den Ergebnissen, die wir 1975 (3) aufgrund einer Untersuchung
mit anderer Fragestellung publiziert haben. Bemerkenswert ist,
daß die Blutglukosekonzentration in der TPE-Gruppe signifikant
niedriger liegt.

Die Elektrolyte (Natrium, Kalium, Magnesium, Kalzium, Chlor)
waren in allen geprüften Lösungen so ausbilanziert, daß sich
Unterschiede weder in den Gruppen noch im Verlauf ergaben.

Da auch die periphere Venenverträglichkeit zufriedenstellende
Ergebnisse zeigte, wird die hier vorgestellte Infusionslösung
TPE 1800 Eingang in die klinische Routineinfusionstherapie finden. Wir sind dabei, an einer größeren Fallzahl die dargestellten Befunde zu erhärten.

Zusammenfassung

In zwei vergleichenden Untersuchungen prüften wir eine 1%- und
1,5%ige sowie eine 2,5%ige Aminosäurenlösung - alle Lösungen
mit zusätzlichem Energieanteil - auf klinische Verwendbarkeit
in der postoperativen Routineinfusionstherapie.

Ziel der Untersuchung war die Überprüfung der Stickstoffbilanz und - bei Zufuhr über periphere Venen - die Testung der lokalen Verträglichkeit der Lösung. Außerdem sollten die Auswirkungen der Infusionslösungen auf Stoffwechselparameter erfaßt werden, von denen bekannt ist, daß sie sich unter dem Einfluß einer parenteralen Ernährung ändern.

Es zeigte sich, daß mit der 1%igen Aminosäurenlösung gegenüber der Kontrollgruppe keine signifikante Verbesserung der N-Bilanz erreicht werden konnte. Dagegen fanden wir bei vier Patienten nach Infusion einer 2,5%igen Aminosäurenlösung eine Stickstoffbilanz, die annähernd ausgeglichen war. Wesentliche Änderungen von Stoffwechselparametern ergaben sich unter Zufuhr dieser Lösung nicht. Auch die lokale Verträglichkeit erbrachte zufriedenstellende Ergebnisse, so daß die klinische Verwendbarkeit außer Frage steht.

Da die Stickstoffbilanz mit zunehmendem N-Angebot - bis zu einem noch nicht definierten Grenzwert - zunehmend günstiger ausfällt, empfiehlt es sich, die N-Zufuhr in der postoperativen Phase zumindest in der hier überprüften Menge anzusetzen. Diese Empfehlung liegt damit über der von uns definierten "Minimaldiät" (1) in einem Bereich, der als "Basisernährung" zu werten ist. Die zentralvenös zu applizierende vollständige parenterale Ernährung stellt schließlich die dritte Stufe im Programm der postoperativen Infusionstherapie dar.

Literatur

1. DÖLP, R., AHNEFELD, F. W., FODOR, L.: Differenzierte postoperative Substitution: Bedingungen und Konzeption. Infusionstherapie Sonderheft 2, 79 (1973).

2. DÖLP, R., BAUER, H., AHNEFELD, F. W., SEELING, W.: Klinische Untersuchungen über die routinemäßige Infusionstherapie mit 1,5%igen Aminosäurenlösungen in der operativen Medizin. Infusionstherapie 1, 615 (1973/74).

3. DÖLP, R., GRAB, E., KNOCHE, E., AHNEFELD, F. W.: Stoffwechselverhalten und Verwertung parenteral zugeführter Kohlenhydrate in der postoperativen Phase. Infusionstherapie 2, 103 (1975).

4. DUKE, J. H., JORGENSEN, S. B.: Contribution of protein to calorie expenditure following injury. Surgery 68, 168 (1970).

5. JÜRGENS, P., DOLIF, D.: Die Bedeutung nichtessentieller Aminosäuren für den Stickstoffhaushalt des Menschen unter parenteraler Ernährung. Klin. Wschr. 46, 131 (1968).

6. KINNEY, J. M.: Calories: nitrogen: disease and injury relationships. In: Total Parenteral Nutrition (eds. P. L. WHITE, M. E. NAGY), p. 81. München-Berlin-Wien: Urban & Schwarzenberg 1974.

7. KOCH, G. G.: Some aspects of statistical analysis of "split plot" experiments in completely randomized layouts. J. amer. Statist. Ass. 64, 485 (1969).

8. VAN WAY, C. W., MENG, H. C., SANDSTEAD, H. H.: Nitrogen balance in postoperative patients receiving parenteral nutrition. Arch. Surg. 110, 272 (1975).

Klinische Erfahrungen mit TPE 1800. Periphere Venenverträglichkeit und Stickstoffbilanzen bei internistischen Patienten

W. Pemsel und H. Gofferje

Wie eine Arbeit von BISTRIAN et al. (1) zeigt, verschlechtert
sich der Ernährungszustand vieler Patienten erst in der Klinik, insbesondere wenn aus diagnostischen oder therapeutischen
Gründen auf eine orale Nahrungszufuhr verzichtet werden muß
oder krankheitsbedingt eine orale Nahrungszufuhr unmöglich ist.
Die Folgen des Hungerzustandes sind vielfältig und bedeuten
ein erhöhtes Risiko für den Patienten. Es sei nur auf den Abbau kurzlebiger Funktionsproteine hingewiesen, der bereits bei
einem kurzfristigen Eiweißmangelzustand auftritt und auf den
MUNRO (6) schon vor Jahren aufmerksam gemacht hat.

Durch rechtzeitige und adäquate parenterale Substitution können diese Folgen verhindert werden, wie eine Reihe von Untersuchungen zeigt (5). Trotz ihrer unbestreitbaren Vorteile werden die Möglichkeiten der parenteralen Ernährung heute immer
noch nicht genügend ausgeschöpft, was wohl nicht zuletzt daran
liegt, daß die Erstellung eines individuellen Infusionsregimes
und die Durchführung der Infusionstherapie mit einem hohen
technischen und personellen Aufwand verbunden sind. Deshalb
wurde ein neues Konzept entwickelt mit dem Ziel, die parenterale Ernährung zu vereinfachen und zu einem festen Bestandteil
der klinischen Routinetherapie zu machen (Tabelle 1).

Die neue Lösung enthält in 1.000 ml 25 g eines bedarfsadaptierten Aminosäurengemisches sowie 600 kcal und daneben alle not-
wendigen Elektrolyte und Vitamine, wobei insbesondere auf die
gleichzeitige Zufuhr von Kalzium und Phosphat hingewiesen sei.
Bei einer routinemäßigen Gabe von 3.000 ml in 24 h werden dem
Patienten somit 75 g Aminosäuren und 1.800 kcal zugeführt.
Nach Untersuchungen aus der Arbeitsgruppe von MENG (8) liegt
der Mindestbedarf für Patienten mit leichter bis mittlerer Katabolie in dieser Größenordnung. Auch die von HARTIG (3) vor-
gelegten Daten weisen darauf hin, daß es bei leichter bis mittlerer Katabolie einer Mindeststickstoffzufuhr von ca. 11 g bedarf, um eine einschneidende Verbesserung der Stickstoffbilanz
zu erzielen. PETERS und KÜHN (7) haben mit einer oralen 1.800
kcal-Diät über eine Woche bei chirurgischen Patienten präoperativ ebenfalls keine Gewichtsabnahme gefunden. In unseren Untersuchungen sollte nun geprüft werden, inwieweit sich diese
Lösung kurzfristig auch für die periphere Infusion eignet und
ob das Substratangebot tatsächlich ausreicht, um bei leichter

---

[1]Fräulein Müller und Fräulein Rostek danken wir für die Mitarbeit bei der Erstellung der Labordaten.
Frau Hubert danken wir für die Mithilfe bei der Auswertung
der Protokollbögen.

Tabelle 1. Zusammensetzung von TPE 1800

1.000 ml TPE 1800 enthalten:		
Aminosäuren	25,00	g
Kohlenhydrate:		
Sorbit	70,00	g
Xylit	55,00	g
Vitamine:		
Nicotinsäureamid	20	mg
Pyridoxinhydrochlorid	15	mg
Riboflavin-5-phosphat, Natriumsalz	2	mg
Elektrolyte:		
Na^+	51,5	mval
K^+	30	mval
Ca^{++}	5	mval
Mg^{++}	6	mval
Cl^-	34	mval
$Acetat^-$	25	mval
P	10	mval
Gesamt-N	3,80	g
Gesamt-kcal	ca. 600 (2.400 kJ);	
	$\hat{=}$ ca. 160 kcal/gN	
Osmolarität	ca. 1.100 mosmol	
pH-Wert	ca. 7,4	

bis mittlerer Katabolie, also bei der Mehrzahl aller Routinepatienten, den Basisbedarf zu decken und die Homöostase auf-
rechtzuerhalten.

Zur Prüfung der peripheren Venenverträglichkeit wurden an 16
verschiedenen Kliniken im ganzen Bundesgebiet 97 erwachsene
Patienten beiderlei Geschlechts im Alter von 20 - 95 Jahren
an insgesamt 287 Infusionstagen beobachtet, wobei die äußerste
Infusionsdauer pro Patient vier Tage betrug. Die Infusion erfolgte ausschließlich über periphere Venen. Als Punktions-
bestecke dienten Stahlnadeln, Plastikkanülen oder kurze Katheter. Es zeigte sich, daß bei 24 Patienten die periphere Infusion über 24 h reaktionslos vertragen wurde und bei 59 Patienten die Infusion sogar über 48 h oder länger möglich war, ohne daß ein Venenwechsel erforderlich wurde. Nur bei 14 Patienten mußte die Infusionsstelle innerhalb der ersten 24 h wegen
auftretender Entzündungszeichen gewechselt werden (Abb. 1).
Bezüglich dieser Komplikationen ließ sich keinerlei Zusammenhang zu den patientenspezifischen Gegebenheiten, Punktionsbe-
steck, Punktionsstelle oder deren Pflege erkennen. Aufgrund
dieser Ergebnisse ist die neue Lösung unseres Erachtens für

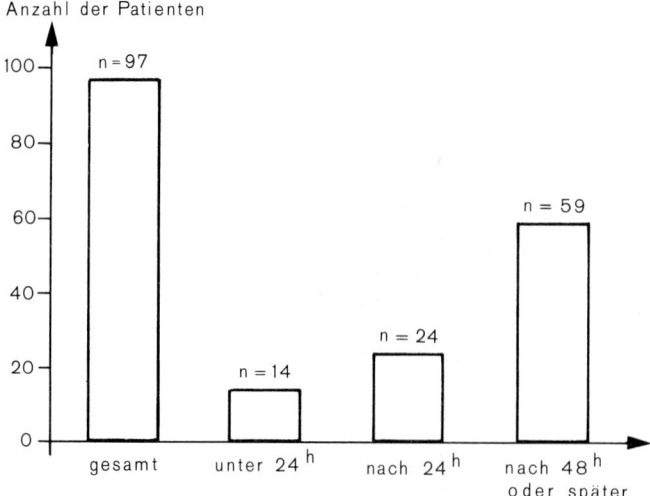

Abb. 1. Erster Venenwechsel bei peripherer Infusion von TPE 1800

die kurzfristige periphere Infusion geeignet, wenn gewisse Voraussetzungen erfüllt sind und verschiedene Dinge beachtet werden:

1. Möglichst große Kaliber der punktierten Vene im Verhältnis zur Punktionskanüle;
2. gefäßschonende Punktion;
3. Ruhigstellung der betroffenen Extremität für die Dauer der Infusion;
4. kurzer Katheter bei Punktion im Gelenkbereich;
5. Pflege der punktierten Vene sowie der Punktionsstelle (mit antiphlogistischen bzw. antibiotischen Maßnahmen);
6. nach 24 - 48 h Venenwechsel zur kontralateralen Seite;
7. exakte Dosierung der Infusionslösung.

Bei Patienten mit erhöhter Thromboseneigung (wie z. B. bei Karzinompatienten oder bei Pankreatitis), bei bewußtseinsgetrübten und unruhigen Patienten und bei Patienten mit schlechten Venenverhältnissen infolge hohen Alters, Konstitution (Adipositas) oder Krankheit (Lebererkrankungen) läßt sich die Zufuhr über einen Kavakatheter oftmals nicht umgehen.

Wenn ohne Pumpe infundiert wird, kann die Dosierung mit Hilfe eines Klebestreifens (TPE-Controller) optisch kontrolliert werden (Abb. 2). Dieser Klebestreifen wurde bei 85 Patienten verwendet und grundsätzlich als Erleichterung empfunden.

Um die Effizienz der parenteralen Ernährung mit TPE 1800 zu überprüfen, wurden an einem internistischen Patientengut (Tabelle 2) Stickstoffbilanzen erstellt. Es handelt sich fast durchweg um alte Patienten mit meist infauster Prognose, bei denen eine vollständige parenterale Ernährung indiziert war.

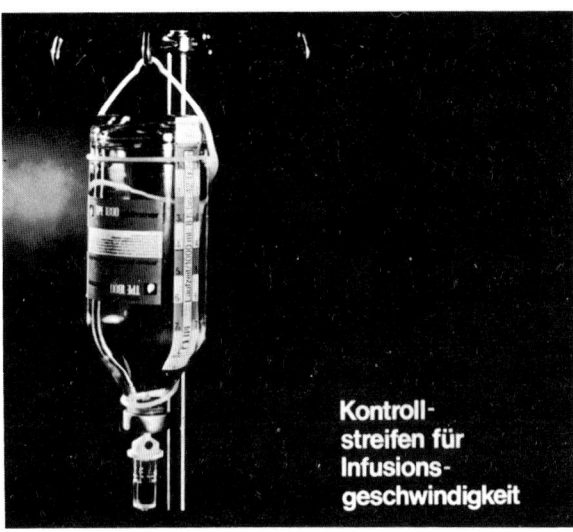

Abb. 2. TPE-Controller

Die hier dargestellten sieben Patienten konnten zur Auswertung
herangezogen werden, weil bei ihnen keine Retention harnpflich-
tiger, N-haltiger Metaboliten während der gesamten Infusionsdauer auftrat. Jeder dieser Patienten erhielt 3.000 ml TPE 1800
kontinuierlich über 24 h mittels einer Infusionspumpe über einen zentralen Venenkatheter infundiert. Der Gesamtstickstoff
im Urin wurde mit der Methode nach KJELDAHL bestimmt. Sonstige
Stickstoffverluste über Haut und Fäzes wurden gemäß Erfahrungs-
werten aus der Literatur (4) pauschal mit 1 g pro Tag angesetzt.
Tabelle 3 gibt eine tabellarische Übersicht über die so gewonnenen Stickstoffbilanzen, wobei ein Strich in den Feldern bedeutet, daß an diesen Tagen infolge unkontrollierter Urinver-
luste eine Bilanz nicht erstellt werden konnte. Immerhin schwankt
die durchschnittliche Tagesbilanz zwischen +4,2 g Stickstoff
und -4,0 g Stickstoff. Die positive N-Bilanz bei Patient "1"
läßt sich durch die extreme Kachexie und den damit verbundenen
Eiweißhunger erklären. Bei Patient "4" ist die schlechte Bilanz
wohl auf die schwere Katabolie zurückzuführen. Die beiden Patienten, die über jeweils zehn Tage beobachtet werden konnten,
zeigten dagegen bei der durchschnittlichen Tagesbilanz ein doch
recht erfreuliches Ergebnis. Bei Patient "6", der klinisch gesehen im besten Zustand und auch der jüngste dieser Patienten
war, gelang es, eine nahezu ausgeglichene Stickstoffbilanz über
den gesamten Infusionszeitraum zu erzielen.

Von den Serumelektrolyten sei nur das Kalium als für den Eiweißhaushalt von Bedeutung kurz dargestellt (Abb. 3). Auch bei
den weiteren gemessenen Werten wie Gesamteiweiß, Albumin, Natrium, Chlorid, Kalzium, Phosphat und Glukose fanden sich keine Besonderheiten. Ebenso zeigten Harnsäure, Bilirubin und die
leberspezifischen Enzymaktivitäten während des Infusionszeit-
raumes keinen Anstieg.

Tabelle 2. Internistisches Patientengut

---

1. Pat. H. M., 76 Jahre, ♀
   Diagnose: stenosierendes Antrumkarzinom;
             Kachexie
   5 Infusionstage

2. Pat. B. E., 76 Jahre, ♀
   Diagnose: Zustand nach apoplektischem Insult mit rechts-
             seitiger Hemiparese;
             Hypertonie
   5 Infusionstage

3. Pat. H. M., 81 Jahre, ♀
   Diagnose: apoplektischer Insult;
             Ulcus cruris
   10 Infusionstage

4. Pat. H. J., 75 Jahre, ♂
   Diagnose: apoplektischer Insult mit rechtsseitiger Hemi-
             parese;
   5 Infusionstage

5. Pat. S. E., 74 Jahre, ♂
   Diagnose: allgemeine Gefäßsklerose;
             koronare Herzkrankheit;
             Leberparenchymschaden
   7 Infusionstage

6. Pat. Z. J., 52 Jahre, ♂
   Diagnose: Zustand nach Fundektomie wegen Cardia-Ca.
   10 Infusionstage

7. Pat. E. A., 67 Jahre, ♀
   Diagnose: Herzinsuffizienz;
             Malignomverdacht
   6 Infusionstage

Abschließend stellen wir fest, daß es mit TPE 1800 möglich ist, bei leichter bis mittlerer Katabolie einen Ausgleich der Stickstoffbilanz zu erzielen. Bei der schweren Katabolie konnten wir zumindest immer eine Verbesserung des subjektiven Allgemeinbefindens während der Infusion feststellen. Die Vorteile des Konzeptes liegen unseres Erachtens darin, daß es kurzfristig auch peripher angewandt werden kann, wodurch es möglich wird, die Indikation für den mit den verschiedensten Komplikationen behafteten Kavakatheter möglichst eng zu stellen. Die kontinuierliche Zufuhr über 24 h gewährleistet einen gleichmäßigen und gleichzeitigen Substratfluß, wodurch unnötige Stoffwechselbelastungen und renale Verluste weitgehend vermieden werden. Es entfällt das Mischen verschiedener Infusionslösungen sowie das Zuspritzen, wodurch die Kontaminationsgefahr ausgeschaltet wird. Dies halten wir für einen besonderen Vorteil, da nach Angaben aus der Literatur etwa 1/3 aller Infusionslösungen

Tabelle 3. Stickstoffbilanzen (g N/Tag)

Pat.	Tage 1	2	3	4	5	6	7	8	9	10	Kumulative Bilanz	Durchschnittliche Tagesbilanz
1	3,9	5,1	3,9	1,1	5,9						20,8	4,2
2	3,0	4,5	-6,7	2,4	4,4						7,6	1,5
3	5,1	0,9	-	-7,3	-1,9	-1,8	-1,3	-1,7	1,5	-2,2	- 8,7	-1,0
4	-4,9	-8,2	-3,6	-3,3	-0,2						-20,2	-4,0
5	-	5,5	1,3	-	-1,0	0,2	4,0				10,0	2,0
6	-	3,2	1,8	0,6	-1,7	-0,3	-1,5	-7,4	-0,6	3,7	- 2,2	-0,2
7	-0,7	1,6	-2,0	-4,0	-4,6	-1,7					-11,4	-1,9

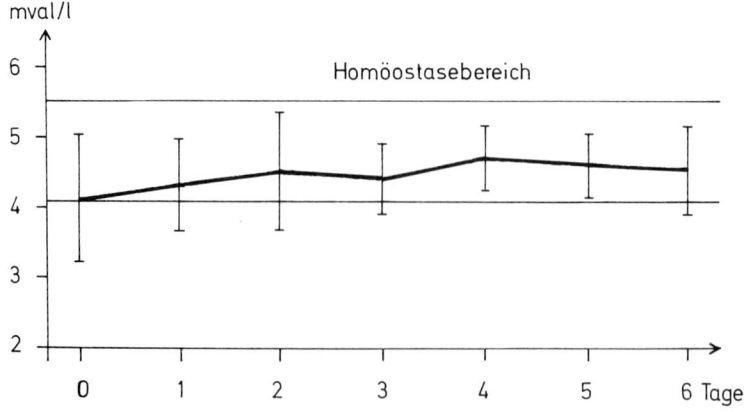

mval/l

Homöostasebereich

6 · 5 · 4 · 3 · 2 ·

0   1   2   3   4   5   6 Tage

Abb. 3. Serumkalium

durch Zuspritzen bakteriell verunreinigt sind (2). Unseres Erachtens erfüllt TPE 1800 unter Berücksichtigung des technisch
Möglichen alle Forderungen, die an eine moderne Kombinationslösung zur vollständigen parenteralen Ernährung des klinischen
Routinepatienten zu stellen sind.

Zusammenfassung

An verschiedenen Kliniken im Bundesgebiet wurde in einer Feld-
studie eine neue Kombinationslösung für die kurz- bis mittel-
fristige vollständige parenterale Ernährung (TPE 1800 pfrimmer)
auf ihre periphere Venenverträglichkeit untersucht. An jeder
Klinik wurden bis zu sechs Patienten bis zu jeweils vier Tagen
ausschließlich mit TPE 1800 pfrimmer über eine periphere Vene
parenteral ernährt.

Um die Effizienz der parenteralen Ernährung mit TPE 1800 pfrimmer nachzuweisen, wurden im Kreiskrankenhaus Ebermannstadt an
einem internistischen Krankengut im Rahmen einer längerfristigen kompletten parenteralen Ernährung über einen zentralen Venenkatheter Stickstoffbilanzen erstellt. Außerdem wurden verschiedene Parameter des Wasser-Elektrolyt-Haushaltes, des Ei-
weißhaushaltes und des Intermediärstoffwechsels sowie die leberspezifischen Enzymaktivitäten überprüft.

Literatur

1. BISTRIAN, B. R., BLACKBURN, G. L., HALLOWELL, E., HEDDLE,
   R.: Protein status of general surgical patients. J. amer.
   med. Ass. 230, 858 (1974).

2. DASCHNER, F., SENSKA-EURINGER, Ch.: Kontaminierte Infusio-
   nen als Ursache nosokomialer Serratia marcescens-Sepsis bei
   Kindern. Dtsch. med. Wschr. 100, 2324 (1975).

3. HARTIG, W.: Ernährung des Patienten im Streß. Zbl. Chir. <u>99</u>, 577 (1974).

4. JÜRGENS, P., DOLIF, D.: Die Bedeutung nichtessentieller Aminosäuren für den Stickstoffhaushalt des Menschen unter parenteraler Ernährung. Klin. Wschr. <u>46</u>, 131 (1968).

5. KULT, J., TREUTLEIN, E., DRAGOUN, G. P., HEIDLAND, A.: Bedeutung der postoperativen parenteralen Ernährung - gemessen an nieder- und hochmolekularen Plasmaproteinen. Infusionstherapie <u>2</u>, 313 (1975).

6. MUNRO, H. N.: Influence of protein and amino acid supply on tissue function and metabolism. In: Stoffwechsel (eds. K. LANG, R. FREY, M. HALMAGYI). Anaesthesiologie und Wiederbelebung, Bd. 58. Berlin-Heidelberg-New York: Springer 1972.

7. PETERS, H., KÜHN, J.: Die lokale Vorbereitung in der Dickdarmchirurgie. Aktuelle Chirurgie <u>9</u>, 379 (1974).

8. VAN WAY, Ch. W., MENG, H. C., SANDSTEAD, H. H.: Nitrogen balance in postoperative patients receiving parenteral nutrition. Arch. Surg. <u>110</u>, 272 (1975).

The Artificial Gut Concept[1]

R. M. J. Rault and B. H. Scribner

Introduction

In 1970 we first described a system for self-administration of
intravenous nutrition in the home (1, 11). The concept of an
artificial gut arose as a logical development following progress
in other fields of medicine, in particular, hemodialysis in the
home for patients with end-stage renal disease, together with
improved techniques of parenteral nutrition in hospitalized patients. Initially, we used the methods of access to the circulation which had proved so successful in patients on hemodialysis;
i. e., arteriovenous shunts or fistulas. Unfortunately, patients
requiring long-term parenteral nutrition proved to have inadequate peripheral vessels and a high incidence of clotting which
limited the usefulness of both shunts and fistulas in such cases.
Consequently, we were obliged to design a right atrial catheter
which incorporated certain features that made it suitable for
long-term use in our patients (2, 9), and this device has been
used to obtain access in the majority of cases. Our program is
now in its sixth year, and our experience includes over 50 patients treated with long-term home parenteral nutrition (HPN).

Patients and Methods

Patients are accepted into the artificial gut program if they
have such severe bowel disease that nutrition cannot be maintained by oral intake alone. In many cases, other methods of
therapy, surgical or medical, including elemental diets, had
been tried without success before HPN was considered.

The artificial gut system consists of four basic components
(Fig. 1):
1. A method of circulatory access.
2. A source of sterile nutrients.
3. A portable electric pump to control the rate.
4. A portable stand with a monitoring device.

1. Access to the circulation.
A cuffed silastic right atrial catheter is surgically implanted
in all patients before starting HPN (4, 9). Using strict surgical asepsis, an incision is made over the cephalic vein where
it crosses the deltopectoral groove. Once the vein has been iso-
lated, a long subcutaneous tunnel is created with its exit through

[1] Supported by National Institutes of Health grants 5 RO1 AM-
16849 and AM-06741.

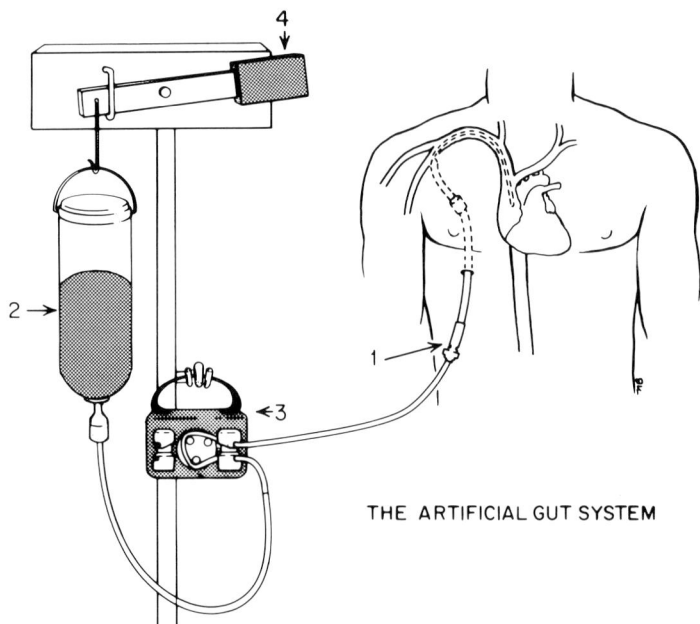

Fig. 1. The artificial gut system

a small incision at the level of the fifth intercostal space in the mid-line. The catheter is drawn up by its dacron cuff through the lower incision, along the tunnel until the cuff appears in the upper incision. The distal end of the catheter is delivered into the upper incision, and the cuff is then withdrawn to position it half-way along the subcutaneous tunnel. The tip of the catheter is next introduced into the cephalic vein and advanced under fluoroscopic guidance to the junction between the superior vena cava and the right atrium. The vein is gently ligated around the catheter, and both incisions are closed. The catheter can be used for infusion immediately. Between infusions the catheter is filled with 1500 units of heparin solution (1.5 ml of 1000 units/ml heparin) and closed with a sterile plastic cap. Within three weeks the dacron cuff becomes firmly adherent to the surrounding tissues, thus serving as an anchor to prevent displacement and a barrier to infection.

2. Preparing the solution for HPN.
A 2 l-bottle is supplied containing 1 l of 60 % dextrose. To this the patient adds 1 l of amino acid solution or protein hydrolysate, together with concentrated electrolyte solutions, vitamins and trace metals as required. A typical adult final mixture would contain the ingredients shown in Table 1. Trace metals (copper and zinc) are included only in specific cases.

3. Infusing the solution.
The solution is infused using a microdrip infusion set and a Holter pump to control the rate. The latter is a compact, portable pump designed to operate directly from an external current

Table 1. HPN solution in a typical patient

Dextrose 60 % - 1 l
Amino acid solution (or protein hydrolysate) - 1 l
Sodium chloride   60 - 90 mEq
(Sodium acetate is used if patient develops acidosis)
Potassium chloride   20 - 40 mEq
Potassium phosphate 30 - 60 mEq
Calcium gluceptate   9 mEq
Magnesium sulphate   8 - 16 mEq
Visyneral^R 1 ml)
Berocca C^R 1 ml) Multivitamin preparations
Folic acid   5 mg
Aquamephyton   10 mg (once weekly)
(Copper sulphate 1 mg if required)

---

source or by means of a rechargeable battery. The battery allows
the patient to move from room to room while still infusing. In
the last year we have added a 0.45 micron filter to the system
for added safety. Intravenous fat solutions are given once weekly
by a separate infusion to some patients to prevent essential
fatty acid deficiency.

4. Portable stand and monitor.
A portable stand is used to suspend the bottle and pump during
infusion. The bottle hangs from a beam-balance with a counter-
weight at its other end. When the bottle is nearly empty, the
beam-balance rises and sets off an alarm which reminds the patient to taper the infusion during the last hour of treatment.
The tapering process is necessary to prevent an attack of hypoglycemia which commonly occurs if the dextrose infusion is stopped
abruptly.

Training the patient
All patients accepted for HPN are admitted to hospital for a
training period. This takes about two weeks and has been greatly
simplified by the use of a manual in which the procedure is set
out in step-wise fashion (10). The patients are instructed in
basic principles of aseptic technique and taught to prepare
their own parenteral nutrition solution. Care of the catheter
site and recognition of complications are also stressed during
this period. By the end of the two-week period, most patients are
able to carry out the entire procedure safely and have some un-
derstanding of the principles of intravenous nutrition. The period in hospital also is used by the physician to monitor blood
tests at frequent intervals and to stabilize the patient on a
given regimen of parenteral nutrition.

Results

The indications for starting HPN in 50 patients are shown in
Table 2. 32 patients are still infusing themselves at home,
eight have recovered bowel function and 10 died. One of these

Table 2. Indications for HPN in 50 patients

Indication	Number of patients
Short bowel syndrome	20
Crohn's disease	13
Radiation enteritis	4
Pseudointestinal obstruction	3
Systemic sclerosis	3
Multiple intestinal fistulas	1
Coeliac syndrome	1
Systemic mast cell disease	1
Acrodermatitis enteropathica	1
Severe dumping syndrome	1
Mesenteric angina	1
Abdominal pain of unknown cause	1
	50

deaths was due to sepsis following removal of an infected femoral shunt (a method of access we no longer use), but in all other cases death could not be attributed to the artificial gut system. There were 27 males and 23 females, aged 5 - 69 years (mean 40.1 years), and the follow-up period now extends to 656 patient months (mean 13.1 months).

Short bowel syndrome
There were 20 patients in this category and 12 are still infusing themselves at home. The patients had all had extensive resection of small bowel (and sometimes of the large bowel as well) following mesenteric vascular thrombosis, multiple trauma, gunshot wounds or volvulus. Abdominal pain, diarrhea, weight loss and malnutrition were present in all, and a number of patients had never left hospital following their original illness. HPN was successful in restoring weight and normal nutrition in all cases and virtually abolished the need for repeated hospitalization. The patients are able to eat small amounts and use HPN 3 - 5 nights weekly to maintain normal weight and nutrition. In addition, three patients with jejunostomies and daily losses of gastrointestinal fluid of 2 - 3 l infuse a second bottle containing normal or half-normal saline at the same time as the parenteral nutrition solution using a dual system with a Y-connector. Three patients, two of whom had lost their entire short bowel, have recovered bowel function and discontinued HPN. They remain well on oral intake alone.

Crohn's disease
13 patients with Crohn's disease have been treated with HPN, and eight still are infusing at home. The majority of patients had longstanding Crohn's disease and a history of multiple operations involving resection of diseased bowel. More recently, we have used HPN as primary therapy for severe Crohn's disease in patients who had not had previous surgery or in whom surgical resections had been limited. Weight loss, diarrhea, abdominal pain and malnutrition were present in all cases. In addition, two

patients in the group who were treated with HPN as primary therapy had sepsis (intraabdominal in one case, and perirectal in the other) with multiple fistulas. HPN combined with a period when no oral intake was allowed resulted in prompt resolution of symptoms with weight gain in all cases. Moreover, three patients taking prednisolone were able to discontinue the drug, and large doses of codeine, pentazocine and other anti-diarrhea agents were stopped in most cases. The two patients with septic complications responded rapidly to HPN with complete resolution of the abscesses and only small amounts of drainage persisting from a fistula in one case.

The treatment was discontinued in three cases after periods of 9 - 14 months, and these patients remain well. Two patients have died (one following infection of a femoral shunt and one of gastrointestinal bleeding). The eight remaining patients continue to infuse 3 - 5 nights a week at home. They are all able to eat, and provided they exercise restraint, resumption of oral intake is not associated with disabling symptoms. Rehabilitation has been excellent, and during flare-ups of their disease hospitalization is usually not required, since they can discontinue oral intake and infuse themselves every night until the attack subsides.

Radiation enteritis
Four patients with radiation-induced bowel disease following treatment of intraabdominal or genitourinary malignancy have been treated with HPN. Two patients succumbed to their original disease, but the other two patients illustrate what can be achieved with HPN in such cases. Both patients were suffering from extreme degrees of cachexia, confined to bed, and had multiple enterocutaneous fistuals when HPN was initiated. HPN resulted in steady weight gain and restoration of normal nutrition within a few months, but it took several months for the fistulas to heal.

Complications
The artificial gut system is effective and safe in practice, but a number of complications have been observed during the six-year period.

Access problems
The right atrial catheter has proved to be a satisfactory method of access to the circulation with an average life span of nine months, and this is increasing as more experience is gained (9). Catheter-related sepsis occurs once every 4.5 patient years and responds promptly to removal of the catheter. The infecting organism is almost always Staphylococcus aureus, but Candida species have been recovered in two cases. Infection confined to the exit site was successfully treated in two cases, but necessitated catheter removal in four cases.

Obstruction of the catheter due to clotting of the tip was the most common cause for removal in the early days of the program. An improved method in placing the heparin lock between infusions has made this complication an uncommon one at present. Thromboembolic phenomena were documented in three cases, but in only one of these was the catheter identified as the source.

Metabolic problems

Fluid and electrolyte complications are rare once the patient has been stabilized on suitable regimen in hospital. Hypomagnesemia with tetany occurred twice in the same patient and resulted in a major convulsion on the second occasion. Minor degrees of hyperglycemia with glycosuria may be seen during the first two weeks in starved patients, but hyperosmolar coma has occurred in only one case. In contrast, reactive hypoglycemia is almost invariable if the patient discontinues the infusion abruptly, hence the tapering period during the last hour of infusion.

An interesting group of reversible metabolic complications has emerged in patients on long term HPN: Rapid infusions of high concentrations of dextrose result in what we call the "acute glucose intoxication syndrome". If the infusion rate exceeds 200 - 250 ml/h, the patient develops nausea, abdominal cramps, vomiting and feelings of impending doom. The symptoms disappear rapidly once the infusion is slowed.

Abnormalities of liver function are frequently seen in patients on HPN. In most cases the serum alkaline phosphatase is raised to 1 1/2 - 2 times normal, sometimes associated with minor elevations of serum transaminases and lactic acid dehydrogenase. The serum bilirubin, prothrombin time and albumin are normal and progressive liver disease has not been observed. A more dramatic syndrome is seen in malnourished patients starting on parenteral nutrition for the first time, if the infusion rate is increased too rapidly during the initial 1 - 2 weeks. There is sudden onset of right upper quadrant abdominal pain, hepatic enlargement and markedly abnormal liver function tests. The syndrome can be prevented by gradually building up the infusion rate and measuring liver function tests 2 - 3 times a week. If the clinical syndrome does appear, it responds rapidly to slowing the rate of infusion of parenteral nutrition.

Until recently, intravenous fat solutions were not available for general use in the United States. We have seen three cases of exfoliative dermatitis due to essential fatty acid deficiency in our patients on HPN (7). The patients had extremely low serum values of linoleic and arachidonic acids and raised levels of the abnormal fatty acid 5,8,11-eicosatrienoic acid. Both the dermatological and biochemical abnormalities responded to intravenous fat emulsion.

Trace metal deficiencies are increasingly common in patients on long-term total parenteral nutrition (5, 12). Copper deficiency with anemia and leukopenia has been seen in our patients, and rare cases of zinc deficiency have appeared. Both these metals can be added to the HPN solution if required. Whole blood concentrations of manganese, chromium and antimony were found to be abnormally raised in a small group of patients on HPN (5), but we do not know the significance of these findings at present.

Discussion

Six years' experience with the artificial gut system have shown that it is a safe and effective treatment in selected patients with severe bowel disease (4, 8).

The major indications for starting HPN in our experience are the short bowel syndrome and Crohn's disease. We have treated a number of patients in whom virtually the whole small bowel had been removed and were able to restore normal weight and nutrition in all. These results were obtained without the need for costly and time-consuming hospital admissions, and a number of patients have been able to return to work or full time study. We believe that HPN should be initiated early in the course of these patients' treatment, thus preventing considerable morbidity. Moreover, recovery of bowel function is always a possibility in such patients even after prolonged periods of HPN, and this is a very encouraging aspect of this method of treatment.

Patients with Crohn's disease also benefit from HPN. If the patient has had multiple resections of bowel so that features of the short bowel syndrome are added to those of the underlying disease, chronic malnutrition, weight loss and recurrent hospitalization are all too common. HPN can control these complications in most cases, and hospitalization is kept to a minimum. We are particularly interested in the treatment of severe Crohn's disease early in its course before extensive surgery has been carried out. It has been shown that a period of intravenous nutrition in hospital with complete bowel rest controls the acute symptoms in such cases (6, 13). We have successfully used this approach in patients at home with much improved patient acceptance and rehabilitation. We found that patients are prepared to continue such treatment for several months at home, whereas hospital hyperalimentation can only be carried out for a limited period of time. Diarrhea and abdominal pain improve or even disappear completely, the patient feels well and gains weight, sepsis may resolve and fistulas heal. Whether HPN will alter the natural history of the disease in these patients remains to be established, but it offers a reasonable alternative to extensive surgical resection with irrevocable loss of bowel.

In contrast to the above, HPN has not proved to be of benefit in patients with coeliac disease and the sprue syndrome. Only one such patient is included in the present series. None of the other treated with hyperalimentation in hospital became well enough to start training and most have died.

Complications of the artificial gut system have been minimal when compared to the benefits obtained (4, 8). Only one death in this series could be attributed to the system. This patient died of sepsis following infection of a femoral shunt, and we no longer use this method of access. The cuffed right atrial catheter has proved to be effective and safe, and the low incidence of sepsis associated with its use (one episode per 4.5 patient years) is reassuring, particularly as this complication rapidly resolves when the catheter is removed (2, 9). The high dextrose load required to supply enough calories for an average sized adult may be undesirable and probably accounts for the abnormalities of liver function in our patients, but this complication is reversible and liver function improves when the dextrose load is cut down. Essential fatty acid deficiency responds rapidly to intravenous fat solution and should disappear now that fat emulsions are available for general use in the United States. Abnormal trace metal profiles are of considerable interest. Deficiency of copper and zinc is easily treated by using the appropriate supplements. Much remains to be learned in this field, however, as abnormalities of manganese, chronium and antimony were seen in a small group of patients (5).

The artificial gut system has one major drawback. The acute glucose intoxication syndrome limits the rate of infusion to such an extent that a minimum of 10 - 12 h have to be spent "on the machine" to complete the infusion. This is a limiting factor in patient rehabilitation and adjustment to the treatment. Recently we have explored the possibility of partially substituting intravenous fat for glucose, thus reducing the infusion time to 8 h (3). More work needs to be done in this field as intravenous fat requires a separate infusion.

Conclusion

Six years' experience with the artificial gut system have confirmed our initial reports concerning its safety and efficacy. Most of the patients we have treated were suffering from the short bowel syndrome or Crohn's disease, but patients with other bowel disorders that result in malnutrition can be expected to benefit. HPN should be considered early in the treatment of such patients if considerable morbidity and prolonged hospitalization are to be avoided. An interesting set of reversible metabolic problems have been associated with HPN and further study is required in order to design parenteral nutrition solutions which do not have these undesirable effects on the patient.

References

1. ATKINS, R. C., VIZZO, G. E., COLE, J. J., BLAGG, C. R., SCRIBNER, B. H.: The artificial gut in hospital and home. Technical improvements. Trans. Amer. Soc. Artif. Intern. Organs 16, 260 (1970).

2. BROVIAC, J. W., COLE, J. J., SCRIBNER, B. H.: A silicone rubber atrial catheter for prolonged parenteral alimentation. Surg. Gynec. Obstet. 136, 602 (1973).

3. BROVIAC, J. W., RIELLA, M. C., SCRIBNER, B. H.: The role of Intralipid in prolonged parenteral nutrition. I. As a caloric substitute for glucose. Amer. J. clin. Nutrit. 29, 255 (1976).

4. BROVIAC, J. W., SCRIBNER, B. H.: Prolonged parenteral nutrition in the home. Surg. Gynec. Obstet. 139, 24 (1974).

5. HANKINS, D. A., RIELLA, M. C., SCRIBNER, B. H., BABB, A. L.: Whole blood trace element concentrations during total parenteral nutrition. Surgery 79, 674 (1976).

6. REILLY, J., RYAN, J. A., STROLE, W., FISCHER, J. E.: Hyperalimentation in inflammatory bowel disease. Amer. Surg. 131, 192 (1976).

7. RIELLA, M. C., BROVIAC, J. W., WELLS, M., SCRIBNER, B. H.: Essential fatty acid deficiency in human adults during total parenteral nutrition. Ann. intern. Med. 83, 786 (1975).

8. RIELLA, M. C., IVEY, M., SCRIBNER, B. H.: Prolonged home parenteral nutrition. Arch. Surg. 1976 (In press).

9. RIELLA, M. C., SCRIBNER, B. H.: Five years' experience with a right atrial catheter for prolonged parenteral nutrition at home. Surg. Gynec. Obstet. 143 (2), 205 (1976).

10. SCRIBNER, B. H., BROVIAC, J. W., IVEY, M., RIELLA, M. C.: Patient Instruction Manual for Home Use of the Artificial Gut System. University of Washington, 1974.

11. SCRIBNER, B. H., COLE, J. J., CHRISTOPHER, T. G., VIZZO, J. E., ATKINS, R. C., BLAGG, C. R.: Long term total parenteral nutrition. The concept of an artificial gut. JAMA 212, 457 (1970).

12. VILTER, R. W., BOZIAN, R. G., HESS, E. V., ZELLNER, D. C., PETERING, H. G.: Copper deficiency in systemic sclerosis after intravenous hyperalimentation. New Engl. J. Med. 291, 188 (1974).

13. VOGEL, C. M., CORWIN, T. R., BAUE, A. E.: Intravenous hyperalimentation in the treatment of inflammatory diseases of the bowel. Arch. Surg. 108, 460 (1974).

Plasma Amino Acid Imbalance and Hepatic Coma

H. N. Munro, J. D. Fernstrom and R. J. Wurtman

Introduction

Cirrhosis of the liver is a major disease with severe consequences to the patient, including coma. The causation of hepatic
coma nevertheless continues to be the subject of speculation.
For some years, it was postulated that ammonia formed in the
intestine by bacterial action passed into the general circulation as a result of the liver failure and was responsible for
the onset of coma. This explanation is, however, in conflict
with data such as the studies of COHN and CASTELL (2), in which
the electroencephalogram of patients with cirrhosis failed to
respond to induction of acute hyperammonemia. It has been suggested by FISCHER and BALDESSARINI (6) that amines formed in the
gut may pass into the general circulation in hepatic cirrhosis
and become transformed in the brain to derivatives that compete
with endogenous neurotransmitters. Specifically, FISCHER and
BALDESSARINI present evidence that tyramine, formed by the intestinal flora from tyrosine, is a precursor of octopamine in
the brain and that this latter displaces the normal adrenergic
transmitters dopamine and norepinephrine.

Recently, attention has been focussed on the extensive changes
in plasma amino acid patterns observed in cases of hepatic failure (24). The levels of tyrosine, phenylalanine and methionine
are considerably elevated, while those of the branched-chain
amino acids leucine, isoleucine and valine are depressed below
normal. This pattern has considerable significance for entry
into the brain of amino acids involved in neurohormone synthesis.
There is strong evidence that the neutral amino acids compete
for entry into the brain, a competition in which the branched-
chain amino acids are especially significant. Uptake of tryptophan, the precursor of serotonin, and probably uptake of other
amino acids of importance in neurotransmitter function are determined to a considerable extent by the plasma concentrations
of other neutral amino acids, notably the branched-chain amino
acids. Thus the low plasma concentrations of the branched-chain
amino acids in cases of hepatic coma will favor greater passage
of tryptophan into the brain and in consequence synthesis of
serotonin will be excessive. Similarly, phenylalanine entry
from the plasma will also increase and could result in brain
levels sufficient to produce the known inhibitory action of
phenylalanine on synthesis of catecholamine neurotransmitters
(27). Consequently, there would be an imbalance of reduced catecholamine synthesis and elevated serotonin synthesis which would
favor coma. The evidence for this mechanism of precipitation of
coma in hepatic cirrhosis will now be considered in more detail,
as illustrated in Fig. 1 and outlined earlier (21).

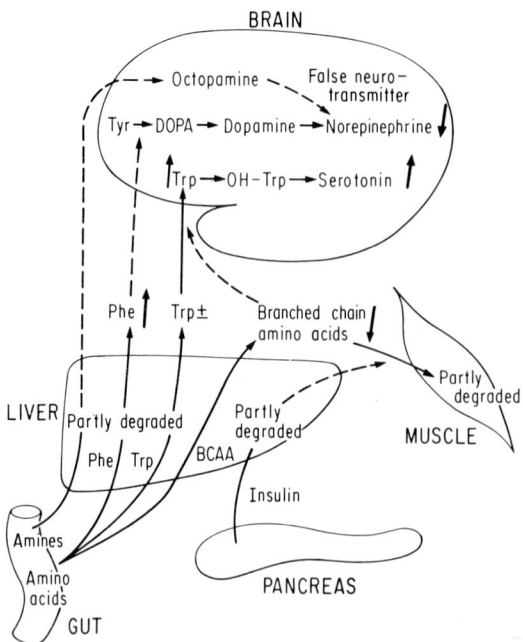

Fig. 1. Diagram illustrating how amino acid imbalance in the plasma of cirrhotic subjects may contribute to the precipitation of hepatic coma (3)

Role of the Liver

In the context of hepatic coma, the liver performs three roles. First, ammonia and amines absorbed from the gut are removed in the liver, so that loss of liver function allows these to pass into the general circulation.

Second, many essential amino acids (lysine, methionine, phenylalanine, threonine, tryptophan) undergo catabolism mainly or exclusively in the liver, whereas the branched-chain amino acids are catabolized in the peripheral tissues, especially muscle (4). Thus the liver monitors effectively the amounts of the first group of essential amino acids as they enter the peripheral circulation. Consequently, impairment of liver function will allow unrestricted entry of these amino acids into the general circulation, which accounts for the high levels of tyrosine, methionine and phenylalanine observed in cases of cirrhosis.

Finally, insulin is normally inactivated in the liver as it passes from the pancreas through the portal circulation to the general circulation. Studies on dogs (10) and on human subjects (12) agree in showing that 40 - 50 % of the insulin entering the liver via the portal vein is normally extracted during a single transit through the liver. This is the case even when insulin secretion has been stimulated several-fold. Consequently, loss of liver function in cirrhosis will allow excessive levels

of insulin to develop in the peripheral circulation, and indeed
this has been repeatedly observed both in fasting human subjects
with cirrhosis and in the same patients after meals (17).

Branched-Chain Amino Acid Metabolism in Cirrhosis

Since the main site of branched-chain amino acid catabolism lies
in the peripheral tissues rather than in the liver, their levels
tend to rise more extensively than do those of other plasma amino
acids after a meal of protein has been taken by normal subjects
or animals (4). In cirrhosis, not only are the levels of the
branched-chain amino acids subnormal, but after a protein meal
they are removed more rapidly from the plasma than by normal
subjects and their metabolism in muscle accelerates (8). These
effects can be attributed to the excessive amounts of insulin
passing through the liver of the cirrhotic, for the following
reasons.

It has long been known that the levels of many amino acids in
the plasma undergo a reduction soon after a meal of carbohydrate
(19). Individual amino acids are affected to different extents,
the least change occurring in the case of tryptophan and the
most extensive reduction in the case of the branched-chain amino
acids. There is evidence that the amino acids removed from the
plasma are deposited in skeletal muscle (20) and that the phenomenon is dependent on secretion of insulin following carbohydrate administration. Thus giving carbohydrate to alloxan-
diabetic rats fails to lower the plasma levels of the branched-
chain amino acids (18), insulin given alone can itself lower
plasma amino acid levels, especially those of the branched-chain
amino acids (14), and finally branched-chain amino acid concentrations in the plasma are elevated under conditions of lack of
insulin secretion or of insulin resistance (23, 25). The evidence
thus suggests that insulin level in the plasma is a major factor
in causing removal of the branched-chain amino acids into muscle,
and in consequence that the excessive levels of insulin in the
plasma of cirrhotics, especially after meals, can account for
the low levels of the branched-chain amino acids in such patients.

Factors Regulating Entry of Tryptophan and Other Neutral Amino Acids into Brain

It has been established that free tryptophan levels in the brain
are rate-limiting for serotonin biosynthesis (5) and in consequence factors regulating tryptophan entry from the plasma into
brain have assumed considerable importance in the control of
serotonin formation. Two major theories have been proposed for
the regulation of tryptophan uptake by the brain. One depends
on the observation that, unlike other amino acids, tryptophan
mostly circulates loosely bound to serum albumin. CURZON (11)
and GESSA (26) have concluded that the unbound ("free") form of
tryptophan is the immediate source for transport into the brain,
so that a change in ratio of bound to free forms can by itself
result in alterations in brain tryptophan levels. This view has

106

been challenged by us. We have provided evidence that entry of
tryptophan into the brain is dependent on the ratio in the plasma of tryptophan to neutral amino acids competing for transport
(5).

In order to evaluate these opposing views, extensive studies
have been performed by us on human subjects and on rats. Administration of glucose to human subjects (13) or to rats (16)
causes little or no reduction in total tryptophan concentration
in the plasma, but a considerable reduction in non-albumin-bound
tryptophan. This selective effect can be attributed to the extensive fall in plasma free fatty acid levels resulting from
glucose administration. Since the free fatty acids compete with
tryptophan for binding sites on albumin, glucose administration
therefore causes more tryptophan to bind to albumin and the pool
of unbound tryptophan thus diminishes. These changes are shown
in Table 1 for rats given glucose 2 h before killing. The Table
also shows that the reduction in unbound ("free") tryptophan
after giving glucose is not accompanied by a corresponding fall
in brain tryptophan, but on the contrary there is a significant
rise which much exceeds the small increase in total tryptophan
in the plasma. Table 1 also underlines the dissociation between
unbound tryptophan and brain tryptophan levels by showing the
response of each to addition of fat to the meal of carbohydrate.
This prevented most of the fall in plasma fatty acid levels and
also the reduction in "free" tryptophan caused by the carbohydrate in the meal, but did not influence the rise in brain tryptophan concentration.

The alternative view is that, apart from changes in total plasma tryptophan concentration, entry into the brain from the plasma is determined primarily by the levels of competing neutral
amino acids, notably the branched-chain amino acids. Competition
between amino acids for entry into the brain has been demonstrated with brain slices by NEAME (22) and by BLASBERG and LAJTHA
(1). However, this competition under physiological conditions
is best illustrated by the studies of FERNSTROM and WURTMAN (5)
in which they fed rats for 1 or 2 h on meals containing all the
amino acids in the proportion found in casein, or the same mixture without five amino acids believed to share a common transport system with tryptophan (tyrosine, phenylalanine, leucine,
isoleucine, valine). After feeding both types of meal, blood
tryptophan level rose, as compared with fasting control animals.
However, brain tryptophan concentration and the levels of serotonin and hydroxyindoleacetic acid were elevated only in the
case of animals receiving the mixture lacking the five competing
amino acids (Fig. 2).

Application to Cases of Cirrhosis

There is abundant evidence to show that the plasma levels of
certain amino acids, notably phenylalanine, tyrosine and methionine, are elevated in cases of hepatic cirrhosis, whereas
the branched-chain amino acids are subnormal (24). Furthermore,
insulin levels in cases of cirrhosis are considerably elevated

Table 1. Effects of carbohydrate or carbohydrate-fat diets on serum and brain tryptophan (Modified from MADRAS et al. (15))

	Fasted Controls	Diets	
		Carbohydrate	Carbohydrate + Fat
Nonesterified fatty acids (mequiv/l)	0.831	0.301[+++]	0.615[+++]
Serum total tryptophan (ug/ml)	16.5	19.1[+++]	18.4[++]
Serum free tryptophan (ug/ml)	6.2	3.4[++]	5.7[+]
Free tryptophan (% of total)	37	18	33
Serum bound tryptophan (ug/ml)	10.3	15.7	12.7
Brain tryptophan (ug/g)	2.24	3.45[+++]	3.07[+++]

Groups of 22 rats weighing 170 - 200 g were deprived of food but not water at 2 p.m. and presented with one of the experimental diets at 10.30 a.m. the next day. Two hours later, the animals were decapitated and serum and brains taken for assay. Controls had free access to water and were killed at similar times. The asterisks indicate increasing levels of significance of difference from the control (fasted) group.

(17). Recently, we examined the plasma amino acid concentrations and insulin levels in two cases of cirrhosis at six time-intervals during the 24 h. Over 2-day periods, their intake of protein from a well-controlled formula diet was cautiously raised and the effects on the ratio of tryptophan to branched-chain amino acids and on insulin secretion throughout the day were measured. For simplicity, the data on plasma amino acid ratios have been grouped into morning and evening averages (Table 2). They show that, at zero protein intake and at 75 g daily protein intake, the ratio of tryptophan to branched-chain amino acids is not different from that of control subjects, whereas the cautious elevation to a higher protein intake resulted in a fall in the ratio in normal subjects but a rise in the cirrhotics. The latter ratio would favor a rise in entry into the brain of plasma tryptophan, and is consonant with the observation that cerebrospinal fluid of cirrhotic cases contains more tryptophan than found in normal subjects (28). The insulin levels in these same subjects

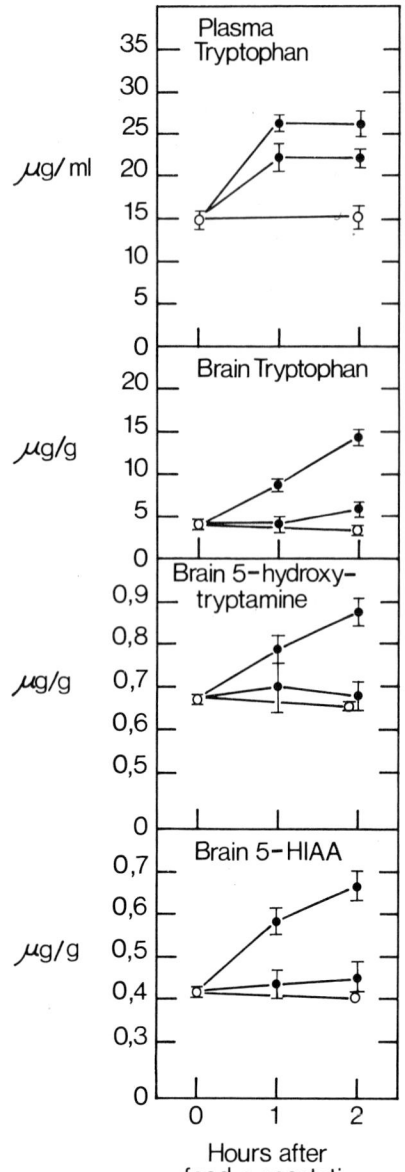

Fig. 2. Effect of meals containing different amino acid mixtures on plasma and brain tryptophan and on brain serotonin and hydroxyindoleacetic acid concentrations. Rats were either fasting controls (o), fed 1 or 2 h on a complete amino acid mixture (■), or fed the same amino acid mixture minus tyrosine, phenylalanine, leucine, isoleucine and valine (●) (From ref. 5)

(Fig. 3) show a large diurnal rhythm compared with the normal control subjects, but a modest increase at the highest intake of protein. Thus we must attribute the change in the plasma amino acid ratio at higher levels of protein intake to the different handling of the protein meal with increasing input of tryptophan and branched-chain amino acids into the body.

The significance of changes in the branched-chain amino acid levels in the plasma in relation to brain tryptophan content

Table 2. Ratio of tryptophan to branched-chain amino acids in
the plasma of two cirrhotic subjects receiving formula diets of
different protein content (unpublished data)

Protein	Midnight-Noon		Noon-Midnight	
Intake (g)	Control	Cirrhosis	Control	Cirrhosis
0	0.18	0.12	0.20	0.20
75	0.13	0.13	0.14	0.16
150	0.11	0.21	0.08	0.23

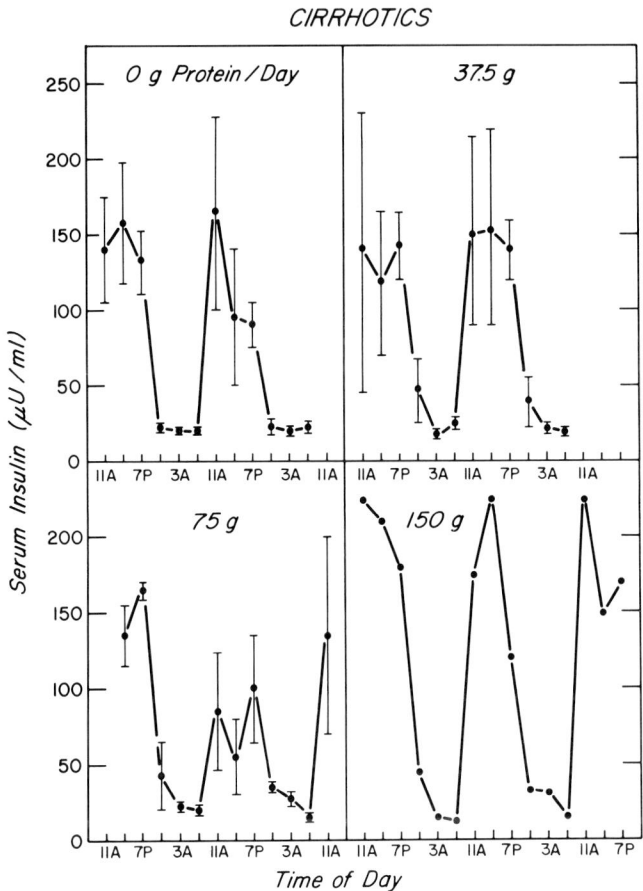

Fig. 3. Concentrations of insulin in plasma throughout 24 h in
two cases of cirrhosis fed different levels of protein in a
formula diet (unpublished results). The insulin maxima are much
greater than observed in two normal controls

in cases of liver damage has been confirmed experimentally by studies on rats (9) and dogs (7) with porta-caval shunts. In the rat studies, porta-caval shunt produced increases in brain tryptophan and tyrosine levels several-fold greater than those observed in plasma tyrosine or in plasma unbound tryptophan; at the same time, the characteristic fall in the levels of branched-chain amino acids was observed. In the dog studies, hepatic encephalopathy supervened and survival was prolonged and encephalopathy prevented by intravenous administration of an amino acid mixture calculated to counteract the changes in plasma amino acid pattern. Thus the importance of plasma amino acid imbalance in hepatic coma appears to receive some support.

Summary

Evidence is presented that a major feature of cirrhosis of the liver is the passage of excessive amounts of insulin into the general circulation. This high level of plasma insulin results in excessive removal of the branched-chain amino acids by muscle and the plasma levels of these amino acids fall. At the same time, the plasma concentration of tryptophan remains unchanged or even becomes elevated, while phenylalanine and tyrosine concentrations rise considerably. This results in an imbalance of the amino acid mixture presented to the brain, more of the aromatic amino acids passing into the brain because of the lack of competition from the branched-chain amino acids. The consequent higher brain level of tryptophan leads to excessive synthesis of serotonin, while the high cerebral level of phenylalanine inhibits tyrosine hydroxylase and thus inhibits the formation of catecholamines. This gives rise to overproduction of serotonin and underproduction of catecholamines, a circumstance favoring depressed cerebral function and alertness, and thus coma. Evidence is presented of the changes in plasma amino acid concentrations and insulin levels at short time intervals throughout the day in two cases of cirrhosis.

References

1. BLASBERG, R., LAJTHA, A.: Substrate specificity of steady-state amino acid transport in mouse brain slices. Arch. Biochem. Biophys. 112, 361 (1965).

2. COHN, R., CASTELL, D. O.: The effect of acute hyperammonemia on the electroencephalogram. J. Lab. clin. Med. 68, 195 (1966).

3. CRIM, M. C., MUNRO, H. N.: Protein and amino acid requirements and metabolism in relation to defined formula diets. In: Defined Formula Diets for Medical Purposes (ed. M. E. SHILS). Amer. Med. Assoc., Chicago (In press).

4. ELWYN, D. H.: The role of the liver in regulation of amino acid and protein metabolism. In: Mammalian Protein Metabolism (ed. H. N. MUNRO), vol. 4, p. 523. New York: Academic Press.

5. FERNSTROM, J. D., WURTMAN, R. J.: Brain serotonin content: physiological regulation by plasma neutral amino acids. Science 178, 414 (1972).

6. FISCHER, J. E., BALDESSARINI, R. J.: False neurotransmitters and hepatic failure. Lancet II, 75 (1971).

7. FISCHER, J. E., FUNOVICS, J. M., AGUIRRE, A., JAMES, J. M., KEANE, J. M., WESDORP, R. I. C., YOSHIMURA, N., WESTMAN, T.: The role of plasma amino acids in hepatic encephalopathy. Surgery 78, 276 (1975).

8. IOB, V., COON, W. W., SLOAN, M.: Altered clearance of free amino acids from plasma of patients with cirrhosis of the liver. J. Surg. Res. 6, 233 (1966).

9. JAMES, J. H., HODGMAN, J. M., FUNOVICS, J. M., YOSHIMURA, N., FISCHER, J. E.: Brain tryptophan, plasma free tryptophan and distribution of plasma neutral amino acids. Metab. 25, 471 (1976).

10. KADEN, M., HARDING, P., FIELD, J. B.: Effect of intraduodenal glucose administration on hepatic extraction of insulin in the anesthetized dog. J. clin. Invest. 52, 2016 (1973).

11. KNOTT, P. J., CURZON, G.: Free tryptophan in plasma and brain tryptophan metabolism. Nature 239, 452 (1972).

12. KRASS, E., BITTNER, R., MEVES, M., BEGER, H. G.: Insulinkonzentrationen im Pfortaderblut des Menschen nach Glucoseinfusion. Klin. Wschr. 52, 404 (1974).

13. LIPSETT, D., MADRAS, B. K., WURTMAN, R. J., MUNRO, H. N.: Serum tryptophan level after carbohydrate ingestion: selective decline in non-albumin-bound tryptophan coincident with reduction in serum free fatty acids. Life Sci. 12 (part II), 57 (1973).

14. LOTSPEICH, W. D.: The role of insulin in the metabolism of amino acids. J. biol. Chem. 179, 175 (1949).

15. MADRAS, B. K., COHEN, E. L., FERNSTROM, J. D., LARIN, F., MUNRO, H. N., WURTMAN, R. J.: Dietary carbohydrate increases brain tryptophan and decreases serum free tryptophan. Nature 244, 34 (1973).

16. MADRAS, B. K., COHEN, E. L., MESSING, R., MUNRO, H. N., WURTMAN, R. J.: Relevance of free tryptophan in serum to tissue tryptophan concentrations. Metab. 23, 1107 (1974).

17. MARCO, J., DIEGO, J., VILLANUEVA, M., DIAZ-FIERROS, M., VALVERDE, I., SEGOVIA, J. M.: Elevated plasma glucagon levels in cirrhosis of the liver. New Engl. J. Med. 289, 1107 (1973).

18. MUNRO, H. N.: The role of insulin in the regulation of protein metabolism. Scottish Med. J. 1, 285 (1956).

19. MUNRO, H. N., THOMSON, W. S. T.: Influence of glucose on amino acid metabolism. Metab. Clin. Exper. 2, 354 (1953).

20. MUNRO, H. N., BLACK, J. G., THOMSON, W. S. T.: The mode of action of dietary carbohydrate on protein metabolism. Brit. J. Nutrit. 13, 475 (1959).

21. MUNRO, H. N., FERNSTROM, D. J., WURTMAN, R. J.: Insulin, plasma amino acid imbalance and hepatic coma. Lancet I, 722 (1975).

22. NEAME, K. D.: Effect of neutral α- and ω-amino acids and basic α-amino acids on uptake of L-histidine by intestinal mucosa, testis, spleen and kidney in vitro: a comparison with effect in brain. J. Physiol. 185, 627 (1966).

23. POZEFSKY, T., FELIG, P., TOBIN, J. D., SOELDNER, J. S., CAHILL, G. F.: Amino acid balance across the tissues of the forearm in postabsorptive man: effects of insulin at two dose levels. J. clin. Invest. 48, 2278 (1969).

24. SHERWIN, R., JOSHI, P., HENDLER, R., FELIG, P., CONN, H. P.: Hyperglucagonemia in Laennec's cirrhosis: the role of portal-systemic shunting. New Engl. J. Med. 290, 239 (1974).

25. SWENDSEID, M. E., UMEZAWA, C. Y., DRENICK, E. J.: Plasma amino acid levels in obese subjects before, during and after starvation. Amer. J. clin. Nutrit. 22, 740 (1969).

26. TAGLIAMONTE, A., BIGGIO, G., VARGIU, L., GESSA, G. L.: Free tryptophan in serum controls brain tryptophan level and serotonin synthesis. Life Sci. 12 (part II), 277 (1973).

27. WURTMAN, R. J., LARIN, F., MOSTAFAPOUR, S., FERNSTROM, J. D.: Brain catecholamine synthesis: control by brain tyrosine concentration. Science 185, 183 (1974).

28. YOUNG, S. N., GARELIS, E., LAL, S., MARTIN, J. B., MOLINA-NEGRO, D., ETHIER, R., SOURKES, T. L.: Tryptophan and 5-hydroxyindolacetic acid in human cerebrospinal fluid. J. Neurochem. 22, 777 (1974).

Grundlagen für die Anwendung von Aminosäuren im Coma hepaticum

J. M. Funovics

Nach den sehr wichtigen Ausführungen von MUNRO über die Verbindungen zwischen den aliphatischen Aminosäuren und dem Insulin im hepatalen Koma sollen noch zwei weitere Aspekte angesprochen werden. Erstens die Interferenz der Aminosäurenveränderungen mit den Neurotransmittern im Gehirn und zweitens die Möglichkeit der therapeutischen Beeinflussung - und nicht nur der nutritiven - der Leberinsuffizienz mit Aminosäurenlösungen, vorläufig im Experiment und später vielleicht auch in der Klinik.

An insgesamt 21 Patienten mit Proteinrestriktionsdiät wurden zunächst durchschnittliche Aminosäurenwerte errechnet. Auffällig war dabei die starke Verminderung der aliphatischen und die wesentliche Zunahme der aromatischen Aminosäuren, die einen kompetitiven Mechanismus zum Eintritt in die Blut-Hirn-Schranke aufweisen. Ähnliche Veränderungen wie bei den Patienten haben wir auch an Hunden gefunden, und zwar bei zwei verschiedenen Komamodellen:
1. Im Devaskularisationsmodell mit portokavalem Shunt mit oder ohne Ligatur des zentralen Astes der Arteria hepatica und
2. im Intoxikationsmodell mit Dimethylnitrosamin.

Wesentliche Diskrepanzen bestanden nur beim Intoxikationsmodell, weil hier offensichtlich auch andere Organe miteinbezogen werden; wir glauben daher, daß Intoxikationsmodelle für die experimentelle Prüfung dieser Fragestellung wahrscheinlich nicht geeignet sind. Wichtig erscheint noch einmal der Hinweis, daß Plasmakonzentrationen gewisser Aminosäuren nicht ein direktes Spiegelbild der Veränderungen im Gehirn widergeben. Wenn bei Hunden die Konzentrationen im Liquor und Plasma gemessen werden, so zeigen sich diese Unterschiede deutlich: Zwar kommt es etwa beim Tryptophan auch im Plasma zu einem signifikanten Anstieg bei den geshunteten Tieren, diese Veränderungen sind aber intrazerebral (im Liquor) wesentlich stärker ausgeprägt, weswegen es auch für die Therapie zu bedenken gilt, daß die Bestimmung der Plasmakonzentrationen der Aminosäuren keinen unmittelbaren Einblick in die intrazerebralen Konzentrationen gewährt.

Ähnlich verhält es sich bei Tieren in verschiedenen Komastadien auch mit den Konzentrationen von Phenylalanin, einer weiteren sehr wichtigen Substanz: Hier zeigt sich ebenso eine Zunahme im Plasma und im Gehirn, nur geht die Zunahme im Gehirn der Zunahme im Plasma zeitlich wesentlich voraus und ist auch im Vergleich zum Ausgangspunkt signifikant höher. Entsprechend dem Phenylalanin verhält sich auch das Tyrosin, wobei hier die Untersuchungen von GUROFF und UDENFRIED indirekt bestätigt worden sind. Die kontinuierliche Zunahme des Phenylalanin mit dem jeweiligen Stadium des Coma hepaticum hat intrazerebral primär einen Anstieg, später einen Abfall des Gehirntyrosin zur Folge, weil hohe Konzentrationen von Phenylalanin die Passage des Tyrosin in das Gehirn erschweren.

Es sind insgesamt sechs neutrale Aminosäuren, Phenylalanin, Tyrosin, Tryptophan, Leucin, Isoleucin und Valin (Abb. 1), die eine ganz essentielle Bedeutung für die Pathogenese und wahrscheinlich auch für die Therapie des Coma hepaticum haben könnten. Es ist darauf hinzuweisen, daß in diesem gemeinsamen kompetitiven Mechanismus zum Eintritt in das Gehirn der Zähler dieses Quotienten wahrscheinlich das Tryptophan ist und der gemeinsame Nenner alle übrigen Aminosäuren.

Diese Aussage ist wichtig, weil Änderungen auch einer einzigen Aminosäure in dieser Balance einen Effekt auf alle anderen ausübt. Den Hintergrund der Interferenz zwischen den Aminosäuren und den Neurotransmittern verdeutlicht das nächste Bild: Die normale Synthese der Katecholamine, um die es in der Pathogenese wahrscheinlich gehen dürfte und nicht so sehr um Ammoniak, geht über Phenylalanin, als Muttersubstanz Tyrosin, Dopa, Dopamin, und führt letztlich zum Noradrenalin. Die Blockade dieses physiologischen Syntheseweges, wahrscheinlich an der Stelle der Tyrosin-3-Hydroxylase, entweder durch die Anhäufung von Phenylalanin, Tryptophan oder durch Akkumulation von falschen Transmittern, zieht nun zwei Möglichkeiten des Ausweichens nach sich: Erstens über Tyrosin-Tyramin zum Octopamin und zweitens über die Akkumulation von Phenyläthylamin bzw. von Phenyläthanolamin als letzte Substanz. Alle sind β-hydroxylierte Verbindungen, die sich chemisch nur durch eine Hydroxylgruppe unterscheiden. Nach dem Konzept, wie es FISCHER und BALDESSARINI kürzlich entwickelt haben, würde per definitionem die Akkumulation dieser "falschen" Transmitter postsynaptisch einen wesentlich schwächeren Impuls zur Folge haben als die physiologischen Transmitter, was aber vereinbar wäre mit der Annahme, daß die postsynaptische Hemmung ein Koma oder ein komaähnliches Bild in allen klinischen Variationen auslösen könnte.

Wir haben bei Tieren geprüft, ob diese Annahme richtig ist. Zunächst haben wir gefunden, daß sowohl im Herzen, aber auch im Gehirn - hier noch wesentlich mehr - die Substanzen in ihren Konzentrationen in der Tat signifikant zunehmen, und zwar um so mehr, je tiefer die Tiere in das Koma gelangen bzw. moribund werden. Neben dem Octopamin ist es letztlich auch das Phenyläthanolamin, das sowohl im Gehirn, weniger im Herzen, ebenso eine vom Stadium des Koma abhängige Konzentrationszunahme zeigt.

Gleichzeitig mit der Anhäufung dieser falschen Transmittersubstanzen kommt es nachweislich zur Abnahme der physiologischen Transmitter im Gehirn, in diesem Fall des Noradrenalin, und zwar ist wieder ein zunehmender Abfall mit steigendem Stadium des Coma hepaticum zu beobachten, wobei bei moribunden Tieren der niederste Wert erreicht wird. Bei Patienten haben mehrere Untersuchungen eine gute Korrelation des Stadiums des Coma hepaticum mit den Aminkonzentrationen, z. B. des Octopamin, aufgedeckt: Bei Kontrollpatienten finden sich Normalwerte um 10 ug, bei Patienten mit Tremor oder Asterixis kommt es schon zu einer signifikanten Zunahme gegenüber dem Ausgangswert. Diese Untersuchun-

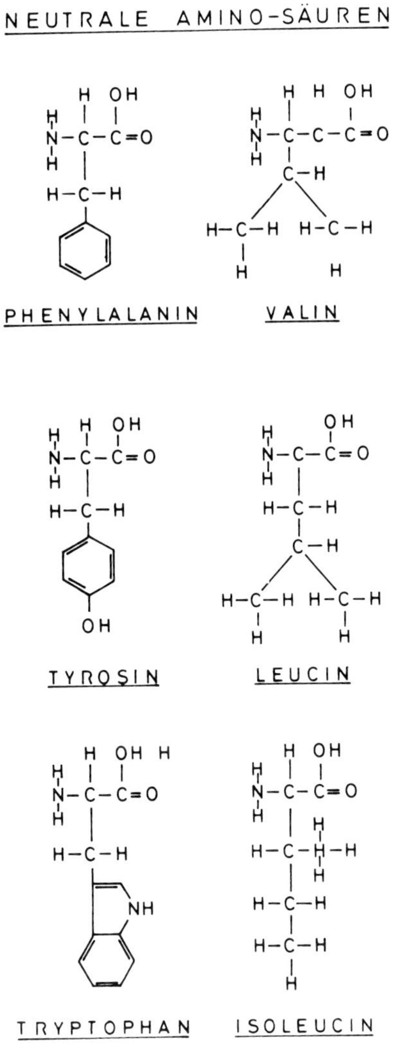

NEUTRALE AMINO-SÄUREN

PHENYLALANIN   VALIN

TYROSIN   LEUCIN

TRYPTOPHAN   ISOLEUCIN

Abb. 1. Die sechs neutralen Aminosäuren, für die ein gemeinsamer kompetitiver Mechanismus im Eintritt durch die Blut-Hirn-Schranke nachgewiesen wurde. Drei aromatische (Phenylalanin, Tyrosin und Tryptophan) und drei verzweigtkettige Aminosäuren (Valin, Leucin und Isoleucin)

gen sind mittlerweile von zwei anderen Arbeitsgruppen bestätigt worden. Erstens von einer australischen Arbeitsgruppe (LAM, TALL, GOLDSTEIN und MISTILIS), die die Zunahme von Octopamin untersucht haben und eine relative Spezifität dieser Substanz mit der Verschlechterung der Leberfunktion gefunden haben. 1975 wurde eine weitere Bestätigung dieser Befunde durch die Arbeitsgruppe von S. SHERLOCK erbracht (6).

Etwas subsumiert könnte man die Veränderungen, die die Änderungen der Aminosäurenkonzentrationen im Plasma und im Gehirn nachsichziehen, und ihren Einfluß auf die Transmitter so zusammenfassen: Mit Ausnahme des Acetylcholins sind die erregenden Transmitter im wesentlichen alle vermindert, mit Ausnahme der Aminobuttersäure und des zyklischen Adenosinmonophosphat sind die hemmenden Transmitter im wesentlichen erhöht. Die Interpretation der Zunahme des Octopamin als Transmitter ist noch nicht ganz klar. AXELROD hat einmal kommentiert, daß es möglicherweise auch ein physiologischer Transmitter sein könnte (2). Die Bedeutung der Glutamin- und Ammoniakzunahme im Coma hepaticum können wir nicht eindeutig einordnen.

Wir haben nun auf diesen Grundlagen ein Experiment unternommen, um zu prüfen, ob diese Hypothese richtig ist, und untersucht, ob Tiere im Coma hepaticum durch eine bestimmte Aminosäurenzufuhr therapeutisch oder nutritiv im Hinblick auf ihr Koma beeinflußt werden können. Wir haben drei Gruppen gebildet, erstens eine sogenannte Kontrollgruppe, die in Anlehnung an die Klinik isokalorisch und mit Zufuhr von Hundeplasma behandelt wurde, eine zweite Gruppe von sieben Tieren, der eine Standardlösung aus essentiellen Aminosäuren (Lösung A) zugeführt wurde, und schließlich eine dritte Gruppe mit einer korrigierten Testlösung, die wir willkürlich FO 80 genannt haben, wobei wir relativ hohe Dosen von Aminosäuren zugeführt haben (4 g/kg KG/Tag), um die Effekte deutlicher zu gestalten und sie eventuell leichter beurteilen zu können.

Im Gegensatz zu den Standardlösungen haben wir die zu testende Lösung nach dem Bedarf errechnet, d. h. eine "bedarfsorientierte" Therapie vorgenommen: Die Unterschiede der Aminosäurenkonzentrationen sind in der Tabelle 1 aufgeführt.

Neben den Standardparametern wurden die Aminosäuren, die Stickstoffbilanz, das Gewicht der Tiere und schließlich die Überlebensrate bzw. neurologisch die Beeinflußbarkeit ihres Komastadiums genau untersucht. Die Tiere wurden in Stoffwechselkäfigen gehalten, wobei wir die Infusionstechnik angewendet haben, die DUDRICK et al. schon vor vielen Jahren angegeben haben; dies hat den Vorteil, daß die Tiere über viele Monate ohne Einschränkung ihrer Beweglichkeit und im wachen Zustand unter Beobachtung gehalten werden können und so in Langzeitexperimenten das Ergebnis beurteilbar wird.

Ergebnisse:
Es hat sich gezeigt, daß das Konzept im wesentlichen richtig war. In Langzeitversuchen fanden wir (Abb. 2), daß die aromatischen Aminosäuren in der dritten Gruppe gegenüber der zweiten Gruppe (Standardlösung) und gegenüber der sogenannten Kontrollgruppe wesentlich niedriger lagen, daß aber Tryptophan noch in einem Bereich lag, mit dem wir nicht sehr zufrieden waren. Ebenso erreichten wir über lange Perioden einen Anstieg der so wichtigen aliphatischen Aminosäuren.

Gleichzeitig mit den neutralen Aminosäuren wurden auch die anderen kontrolliert (Abb. 3), wobei dem Methionin und dem Arginin

Tabelle 1. Vergleich der beiden im Experiment verwendeten ammo-
niakfreien Aminosäurenlösungen der Gruppe II und III

	Lösung A (g/l)	FO 80 (g/l)
Essentielle Aminosäuren:		
L-Isoleucin	2,95	4,50
L-Leucin	3,85	5,50
L-Lysin	3,85	3,80
L-Methionin	2,25	0,50
L-Phenylalanin	2,40	0,50
L-Threonin	1,70	2,25
L-Tryptophan	0,65	0,38
L-Valin	2,80	4,20
Nichtessentielle Aminosäuren:		
L-Alanin	3,00	3,75
L-Arginin	1,55	3,00
L-Histidin	1,20	1,20
L-Prolin	4,75	4,00
L-Serin	2,50	2,50
Glycin	9,00	4,50
L-Cystein HCl-H$_2$O (1.000 ml)	0,02	0,20
23 % Dextrose (1.000 ml)		
Stickstoff (6,25 g)		
Protein-Äquivalent (40 g)		
HCl/l (40 mEq)		
Na-Acetat/l (30 mEq)		
MgSO/l (mEq)		
Phosphat/l (25 mEq)		
Kalzium/l (4 mEq)		

besondere Beachtung geschenkt wurde. Auch Methionin lag bei beiden Gruppen durchaus im gewünschten Bereich. Bei den Standardparametern, z. B. Ammoniak, ist darauf hinzuweisen, daß zwischen
den Gruppen I, II und III keine Unterschiede gefunden wurden;
das heißt also, daß Tiere, die ausschließlich Zucker und zweimal pro Woche 75 g Hundeplasma bekommen haben, keinen Unterschied
in der Ammoniakkonzentration gegenüber jenen Tieren aufwiesen,
die sehr hohe Dosen einer bestimmten Standardlösung oder der
Testsubstanz bekommen haben. Nicht zu beeinflussen war die Pro-
teinabnahme, speziell die Albuminkonzentrationsabnahme trotz der
hohen Zufuhr gewisser Aminosäuren (Abb. 4).

Die Beobachtung des neurologischen Zustandes der Einzeltiere
zeigte, daß die Konzentrationen der genannten sechs neutralen
Aminosäuren sehr gut zur Enzephalopathie bzw. zum Coma hepaticum korrelieren, wobei wir hier die Definition, wie sie von FOLEY
und ADAMS 1949 angegeben wurde, als Grundlage genommen haben.
Nach freier Fütterung der Tiere, was zu einer wesentlichen Zunahme der aromatischen Aminosäuren führte, ernährten wir sie

118

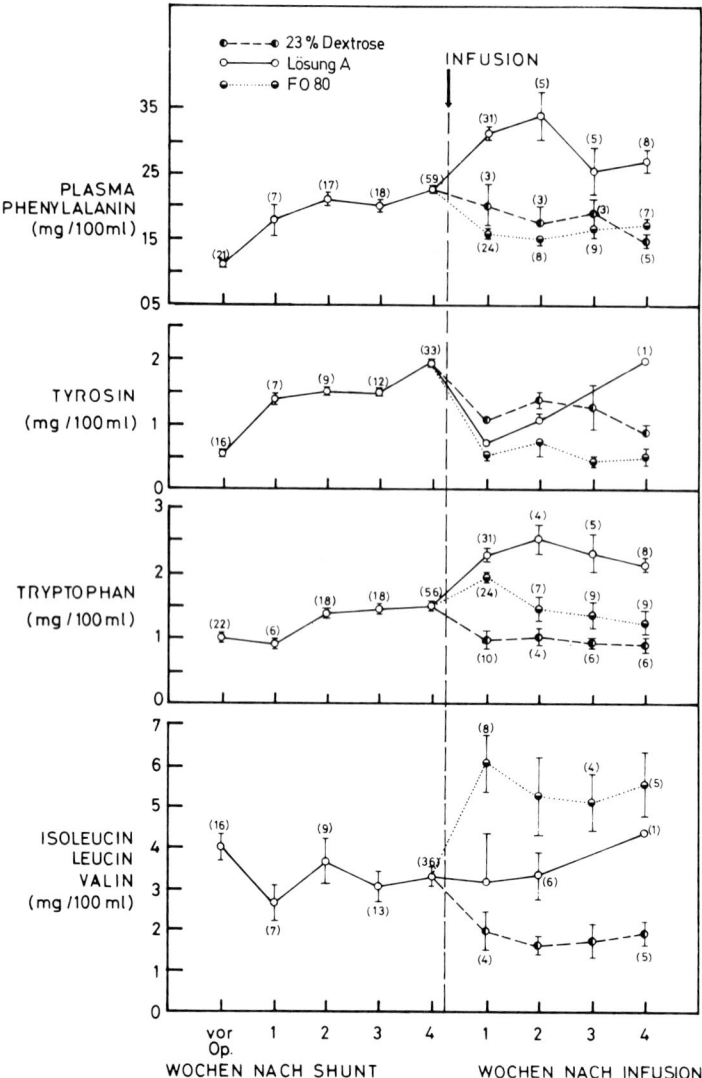

Abb. 2. Verhalten der aromatischen und aliphatischen Aminosäuren
bei Tieren der Gruppe I bis III vier Wochen nach dem portokavalen Shunt und freier Fütterung und vier Wochen nach ausschließlich parenteraler Ernährung. Die Zahlen in Klammern bezeichnen
nicht die Anzahl der Tiere, sondern die Anzahl der abgenommenen
Bestimmungen, falls sie denen im Text nicht entsprechen

parenteral mit der zu testenden Substanz. Dies führte zu einer
Besserung der neurologischen Symptomatik und zu einer weitgehen-
den Normalisierung der Konzentrationen der erwähnten Aminosäuren.
Ein abermaliger Wechsel der Infusionslösung zur Standardlösung
brachte wieder eine Verschlechterung und schließlich starben die
Tiere nach einer bestimmten Zeit im Coma hepaticum (Abb. 5).

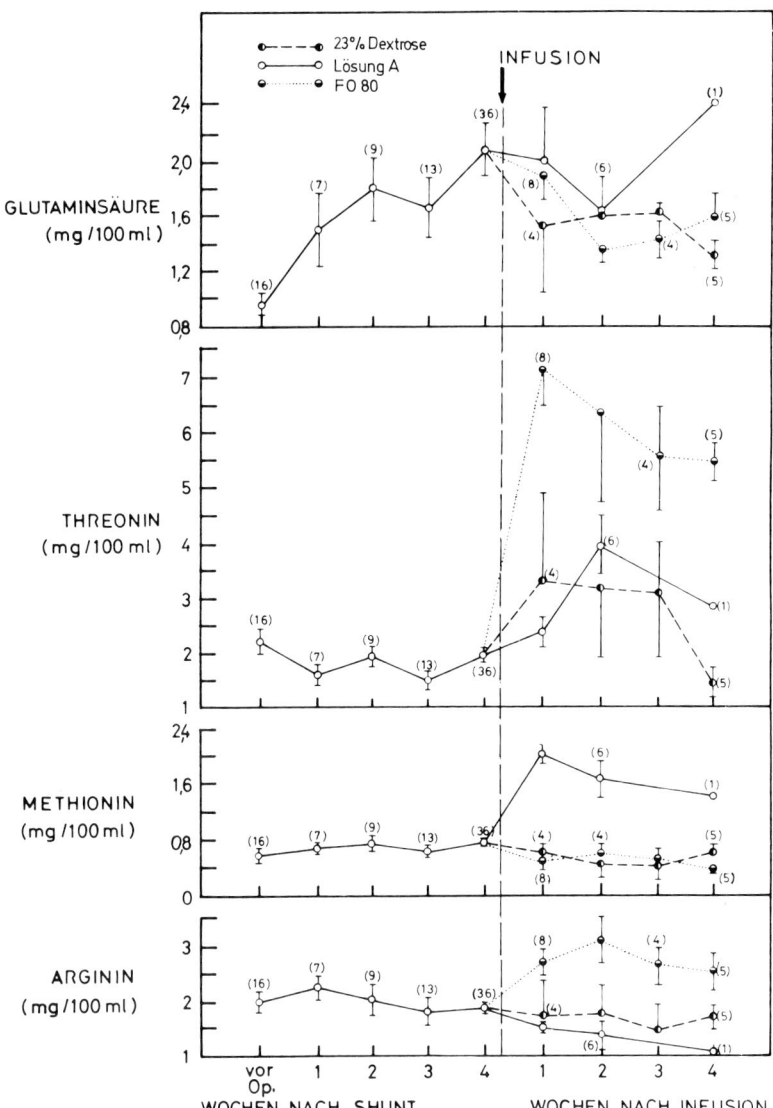

Abb. 3. Einfluß der drei Therapieformen auf die bezeichneten
Aminosäuren: Arginin, Methionin, Threonin und Glutaminsäure,
einer erregenden Transmitteraminosäure. Mittelwerte aus Einzel-
bestimmungen nach dem Shunt und nach Infusion

Ähnliches ereignete sich auch in der sogenannten Kontrollgruppe
mit 23%iger Dextrose und Plasma: Auch hier zeigte sich nach freier
Fütterung und anschließender isokalorischer Ernährung eine kontinuierliche Verschlechterung des Plasmaaminogramms und letztlich kamen die Tiere im Koma nach einer bestimmten, wenn auch
längeren Zeit ad exitum.

120

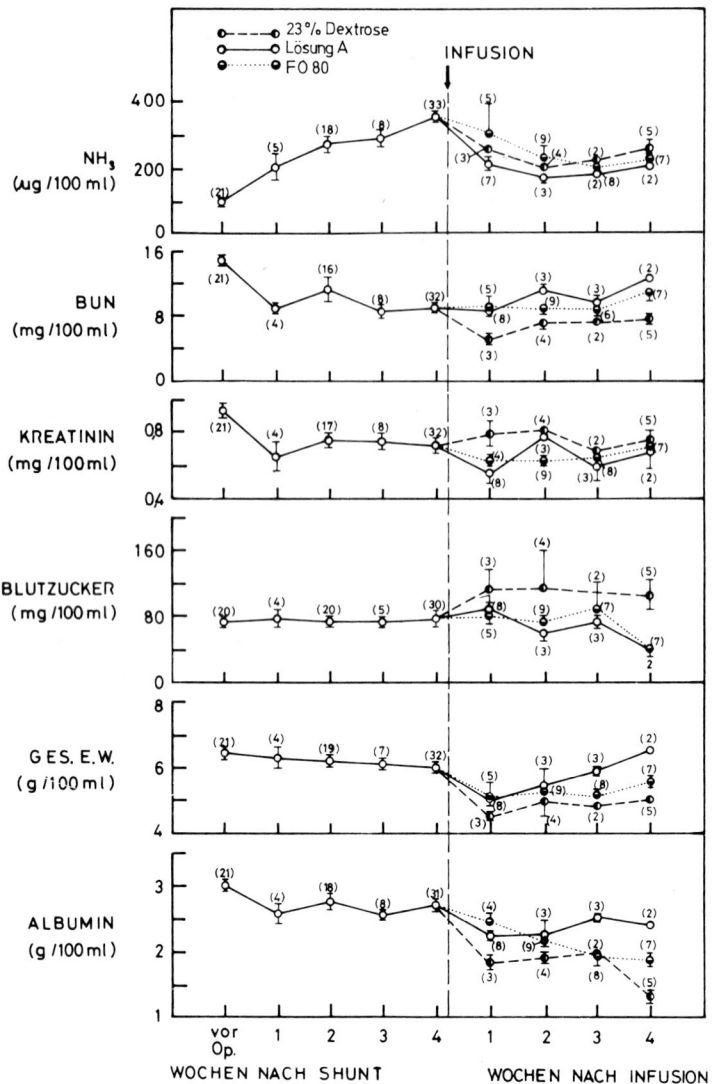

Abb. 4. Mittelwerte der biochemischen Parameter der Tiere bei
gleichen Bedingungen wie bei Abb. 2 bis 4. Kontinuierliche Abnahme der Albuminkonzentration bei N-positiver und N-negativer
Gruppe. Keine signifikanten Unterschiede der Ammoniakwerte zwischen den Gruppen

Wenn man die neurologischen Veränderungen etwas vereinfacht subsumiert, kann man sagen: Alle Tiere, die die Standardlösung bekommen haben, haben sich, wenn auch in unterschiedlichem Ausmaß,
verschlechtert.

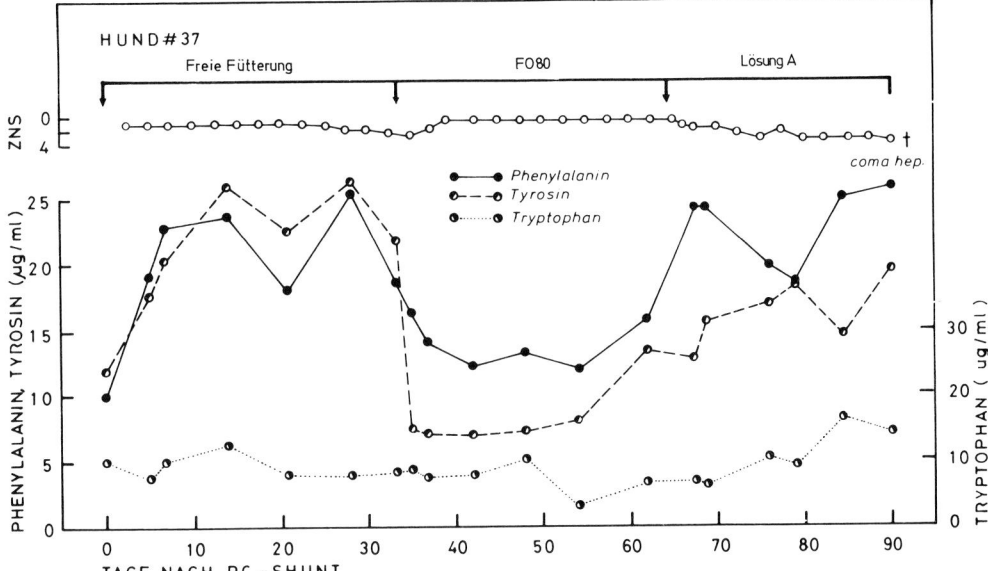

Abb. 5. Verlaufskontrolle eines Einzelexperimentes: Der neuro-
logische Zustand des Tieres zeigt in allen Phasen eine gute Korrelation mit der Konzentration der aromatischen Aminosäuren
Phenylalanin, Tyrosin und Tryptophan. Die Zufuhr der FO 80-Lö-
sung ging somit sowohl mit einer Besserung des Stadiums des Coma
hepaticum einher als auch mit signifikanter Konzentrationsabnah-
me vor allem von Phenylalanin und Tyrosin

Bei allen Tieren, die mit der zu testenden Substanz ernährt wurden, trat zumindest eine Besserung ihres Komastadiums ein. Die
Auswertung der Stickstoffbilanzen zeigte folgende Werte: Sie lag
bei der Kontrollgruppe bei -2,2 g N/Tag, bei der Gruppe mit Lösung A bei +3,6 g N/Tag und bei der FO 80-Gruppe bei +2,9 g N/
Tag. Die Unterschiede zwischen den Gruppen zwei und drei sind
nicht signifikant. Und schließlich noch zur Überlebensrate: In
der Kontrollgruppe sind zwei von fünf Tieren in der Beobachtungszeit im Coma hepaticum gestorben, bei Lösung A 11 von 13 Tieren,
in der FO 80-Gruppe keines; allerdings sind zwei Tiere aus mechanischen Ursachen gestorben: Ein Tier hat sich selbst stran-
guliert und ein Tier ist uns nach zwei Wochen verblutet, nach-
dem es sich selbst einen Katheter entfernt hat.

Wir können also die Ergebnisse so zusammenfassen:
1. Es besteht bei Mensch und Tier im Coma hepaticum ein verän-
   dertes Plasmaaminogramm;
2. die Normalisierung des Plasmaaminogramms kann zumindest bei
   Hunden die hepatale Enzephalopathie bessern;
3. diese Befunde können nicht nur bei nutritiver Unterstützung
   der Lebererkrankung, sondern auch in der direkten Therapie
   des Coma hepaticum angewendet werden.

Literatur

1. ADAMS, R. D., FOLEY, J. M.: Neurological changes in more common types of severe liver disease. Trans. Amer. Neurol. Ass.
   74, 217 (1949).

2. AXELROD, J.: Neurotransmitters. Scientific American 59 (1974).

3. DUDRICK, S. J., STEIGER, E., WILMORE, D. et al.: Continuous
   long term intravenous infusion in nurestrained animals. Lab.
   Anim. Care 20, 521 (1970).

4. FISCHER, J. E., BALDESSARINI, R. J.: False neurotransmitters
   and hepatic failure. Lancet II, 75 (1971).

5. GUROFF, G., UDENFRIED, S.: Studies on aromatic amino acid
   uptake by rat brain in vivo. J. Biol. Chem. 237, 803 (1961).

6. MANGHANI, K. K., LUNZER, M., BILLING, B. H., SHERLOCK, S.:
   Urinary and serum octopamine in patients with portal systemic
   encephalopathy. Lancet II, 943 (1975).

7. LAM, K. C., TALL, A. R., GOLDSTEIN, G. B., MISTILIS, S. P.:
   Role of a false neutrotransmitter, octopamine in the pathogenesis of hepatic and renal encephalopathy. Scand. J. Gastroent. 8, 465 (1973).

Versuche zur parenteralen Ernährung dekompensierter Zirrhosen[1]

P. Ferenci, J. Funovics und F. Wewalka

Eine inkonstante, von der Norm abweichende Aminosäurenausscheidung im Harn bei schweren Leberzirrhosen ist seit langem bekannt. Dementsprechend ist auch der Spiegel der Aminosäuren im Plasma häufig verändert (7, 9). Am häufigsten ist die Konzentration von Tryptophan, Phenylalanin, Tyrosin sowie von Methionin erhöht. Die verzweigtkettigen Aminosäuren Leucin, Isoleucin und Valin sind vermindert. Fast parallel dazu ist die Relation der Aminosäuren im Liquor verändert (2, 10, 12).

Neben der Bedeutung für die Behandlung komatöser Leberkranker ist die Frage der Aminosäurenzufuhr bei schwerkranken Zirrhotikern mindestens ebenso aktuell wie die Zufuhr essentieller Aminosäuren beim Urämiker. Früher verwendete Eiweißhydrolysate wurden unter anderem wegen des relativ hohen Gehaltes an Ammoniak in der Behandlung Leberkranker nicht eingesetzt. Vor allem FUNOVICS und FISCHER konnten zeigen, daß handelsübliche Aminosäurenlösungen bei Hunden mit portokavalem Shunt intravenös appliziert schwere toxische Zustände auslösen konnten (2).

Die Frage der Anwendung entsprechender Lösungen wird vielerorts (3, 4, 11) und auch von uns seit langem bearbeitet (3, 4, 11, 14). Bei der Zusammensetzung müssen folgende Voraussetzungen berücksichtigt werden:
1. Aminosäuren, die schwer abgebaut werden, deren Plasmaspiegel bei schweren Lebererkrankungen oder im Coma hepaticum daher hoch sind und deren Abbauprodukte sich anreichern (z. B. Phenylalanin, Tryptophan oder Histidin), sollen in geringem Ausmaß zugeführt werden. Untersuchungen von GEROK haben deutlich gemacht, daß auch Methionin und Citrullin nur unvollkommen abgebaut werden können (2).
2. Jene Aminosäuren sind zu substituieren, deren Spiegel bei chronischen Lebererkrankungen häufig erniedrigt ist, wie Leucin, Isoleucin, Valin und unter Umständen Threonin. Auch bei normalen Nüchternwerten im Plasma läßt sich bei schweren Leberzirrhosen ein latenter Mangel nachweisen. Von IOB et al. (8, 9) wurden bei diesen Patienten eine vermehrte Aufnahme dieser Aminosäuren in die Muskulatur nachgewiesen.
3. Eine Reihe von Aminosäuren hat beim Leberausfallskoma in einzelnen Fällen nachweislich eine günstige Wirkung gezeigt. Es sind das hohe Dosen von Ornithin und Arginin sowie Glutaminsäure bei intraperitonealer Verabreichung (13). Arginin soll die Toxizität parenteral verabreichter Aminosäuren entscheidend vermindern (6).

---

[1]Mit Unterstützung des Schwerpunktprogrammes M2 2777 des Österreichischen Forschungsrates.

4. Bei weitgehendem Ausfall der Leberfunktionen muß mit einer wesentlichen Beeinträchtigung der üblichen Umwandlung der nichtessentiellen Aminosäuren untereinander sowie der Synthese aus essentiellen Aminosäuren gerechnet werden. Deshalb sollte die Lösung auch ein breites Angebot von nichtessentiellen Aminosäuren enthalten.

Es wurden daher in drei Stufen Untersuchungen von Aminosäurenlösungen vorgenommen. In der ersten Stufe wurden handelsübliche Aminosäurenkompositionen bei Leberkranken angewendet. In weiterer Folge wurden diese Lösungen durch Zusatz von verzweigtkettigen Aminosäuren verändert. Die Abb. 1 zeigt bei einem Leberzirrhotiker 4 h nach Gabe von 500 ml Aminofusin^R L forte einen deutlichen Anstieg von Glycin, Prolin, Serin, Ornithin, Tyrosin, Phenylalanin, Glutaminsäure und Methionin, während Threonin, Leucin und Valin deutlich vermindert waren. Beim Lebergesunden war dagegen nur eine Vermehrung von Prolin, Glycin und Alanin und eine geringfügige Verminderung von Taurin und Tyrosin erkennbar. Die bereits von anderen Autoren (3, 9) beschriebene Verminderung der verzweigtkettigen Aminosäuren bei Zirrhotikern konnte auch bei unseren weiteren Versuchen beobachtet werden.

In der zweiten Stufe wurde den Patienten eine andere handelsübliche Aminosäurenlösung, die weniger Methionin und Phenylalanin als die zunächst verwendete Lösung enthält, an zwei aufeinanderfolgenden Tagen zugeführt, wobei am zweiten Tag die Lösung durch Zusatzampullen an Leucin, Isoleucin und Valin angereichert wurde. Ausschnitte aus diesen Versuchen zeigen, daß bei zusätzlicher Gabe dieser drei verzweigtkettigen Aminosäuren das Tyrosin bei Zirrhotikern, aber auch bei lebergesunden Patienten bei Infusionsende und noch 1 h danach im Vergleich zum Vortag deutlich vermindert war. Bei Phenylalanin waren die Veränderungen ähnlich, wenn auch nicht so eindeutig. Bei Tryptophan ergab sich kein Unterschied. Geringfügig wurde auch das Methionin beeinflußt (Abb. 2).

In der dritten Phase der Untersuchung wurden 12 Patienten, von denen acht verschiedene Stadien einer chronischen Lebererkrankung aufwiesen, mit einer nach unseren Angaben zusammengesetzten Aminosäurenlösung über 3 h behandelt. Die Patienten erhielten 500 ml einer 8,8%igen Aminosäurenlösung ("Hepar II"), also 44 g Aminosäuren/Versuch, mit einer Infusionsgeschwindigkeit von 166 ml/h. Die Patienten waren 12 h nüchtern. Sie erhielten keine zusätzlichen Kalorienträger vor und während der Infusion verabreicht, da die Lösung auch 15 g Kohlenhydrate in Form von Zuckeraustauschstoffen enthält. Drei Tage vor und einen Tag nach der Untersuchung wurde eine eiweißstandardisierte Kost verabreicht. Die Patienten wurden 2 h nach der Infusion nüchtern gelassen.

Die Lösung "Hepar II" enthält etwa das 3fache der üblichen Menge an verzweigtkettigen Aminosäuren und weist eine deutliche Reduktion von Phenylalanin, Tryptophan und Methionin auf. Tyrosin ist in der Lösung nicht enthalten, jedoch alle anderen essentiellen und nichtessentiellen Aminosäuren, die zur Eiweißbildung herangezogen werden.

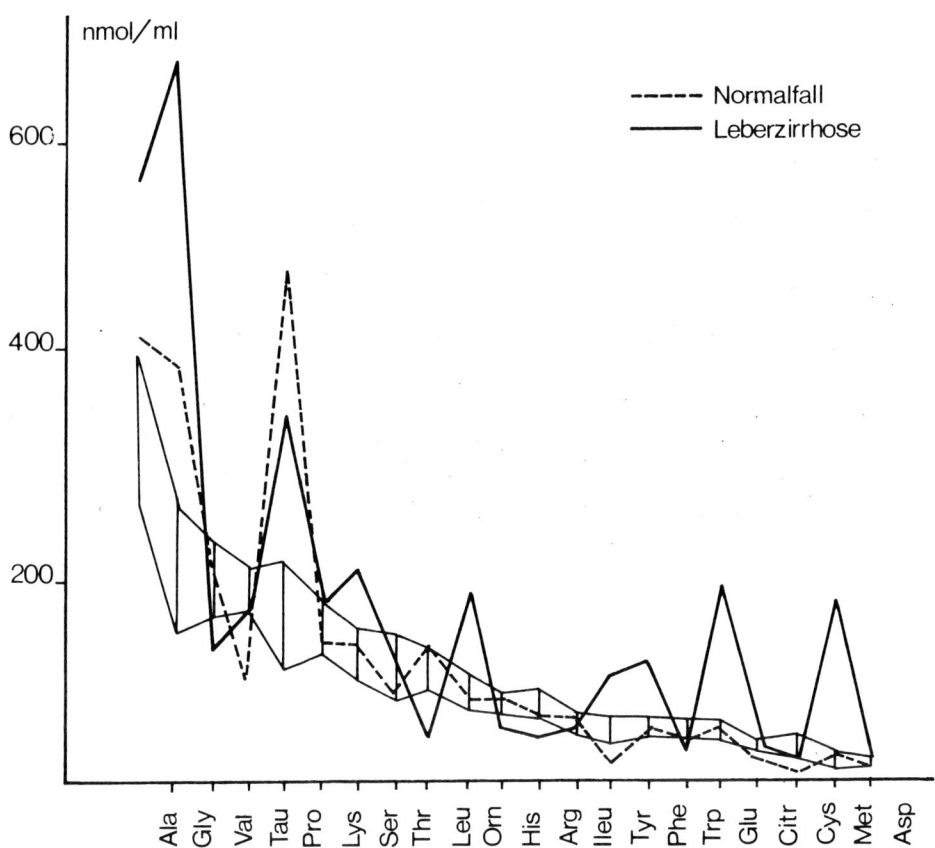

Abb. 1. Plasmaaminogramm vor und 5 h nach Infusion von 500 ml
Aminofusin[R] L forte

Unmittelbar nach Infusionsende stieg der Spiegel der verzweigtkettigen Aminosäuren auf das 5- bis 15fache des Ausgangswertes
an, während die Konzentration der aromatischen Aminosäuren ab-
nahm, am meisten ausgeprägt bei Tyrosin und Phenylalanin. Deutliche Anstiege konnten bei Alanin, Prolin, Glycin, Serin, Threonin und Arginin verzeichnet werden. Die Befunde 1 h nach Infusionsende waren ähnlich. Das Absinken des Tyrosin und des Phenylalanin war hier noch deutlicher (Abb. 3).

Das Plasmaaminogramm eines präkomatösen Zirrhotikers zeigt die
typische Erhöhung von Tyrosin, Phenylalanin und Methionin und
eine Verminderung von Leucin. 5 h nach Infusionsende waren diese Abweichungen weitgehend ausgeglichen, lediglich der Spiegel
von Leucin und Ornithin war unverändert niedrig (Abb. 4). Gleichzeitig mit der Besserung dieser blutchemischen Daten wurde das
psychische Verhalten des Patienten günstig beeinflußt. Am Tag
nach der Untersuchung erreichten die Aminosäuren nahezu den
Ausgangswert.

126

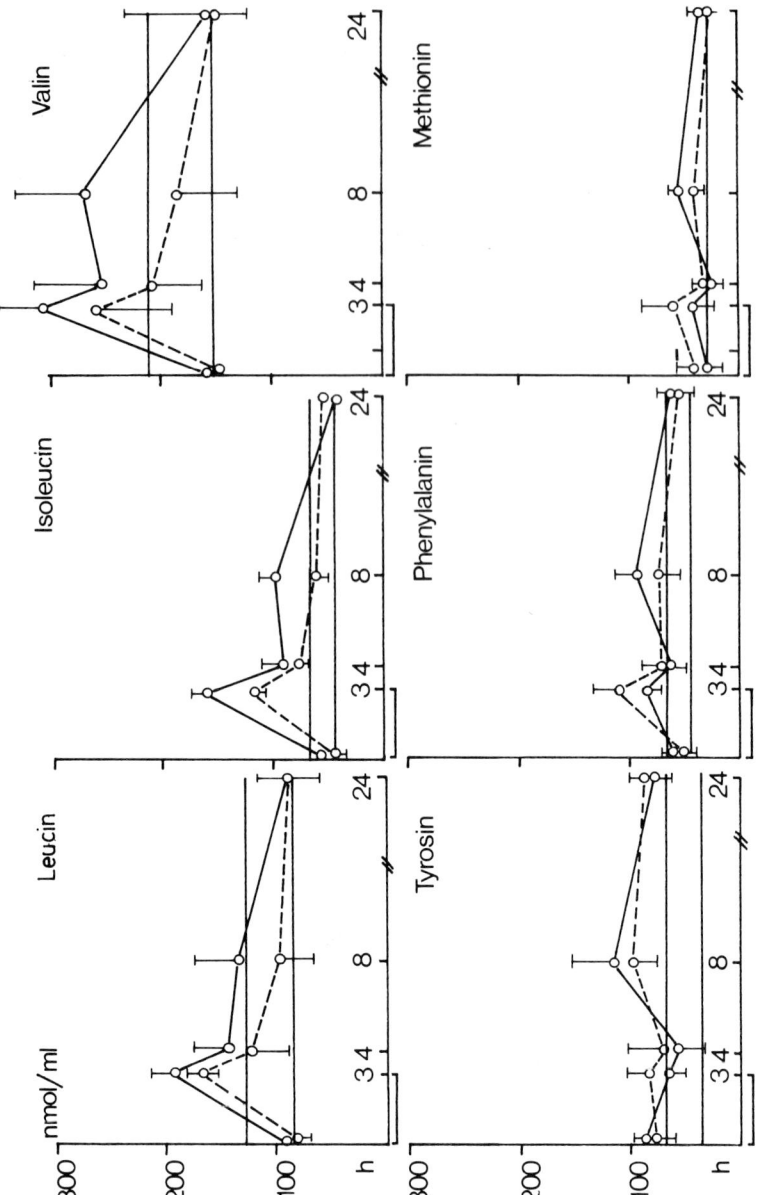

Abb. 2. Plasmaaminosäurenspiegel vor und nach Infusion von 500 ml Aminofusin[R]
Päd 600 (o---o) bzw. 500 ml Aminofusin[R] Päd 600 + Leucin + Isoleucin +
Valin (o——o)

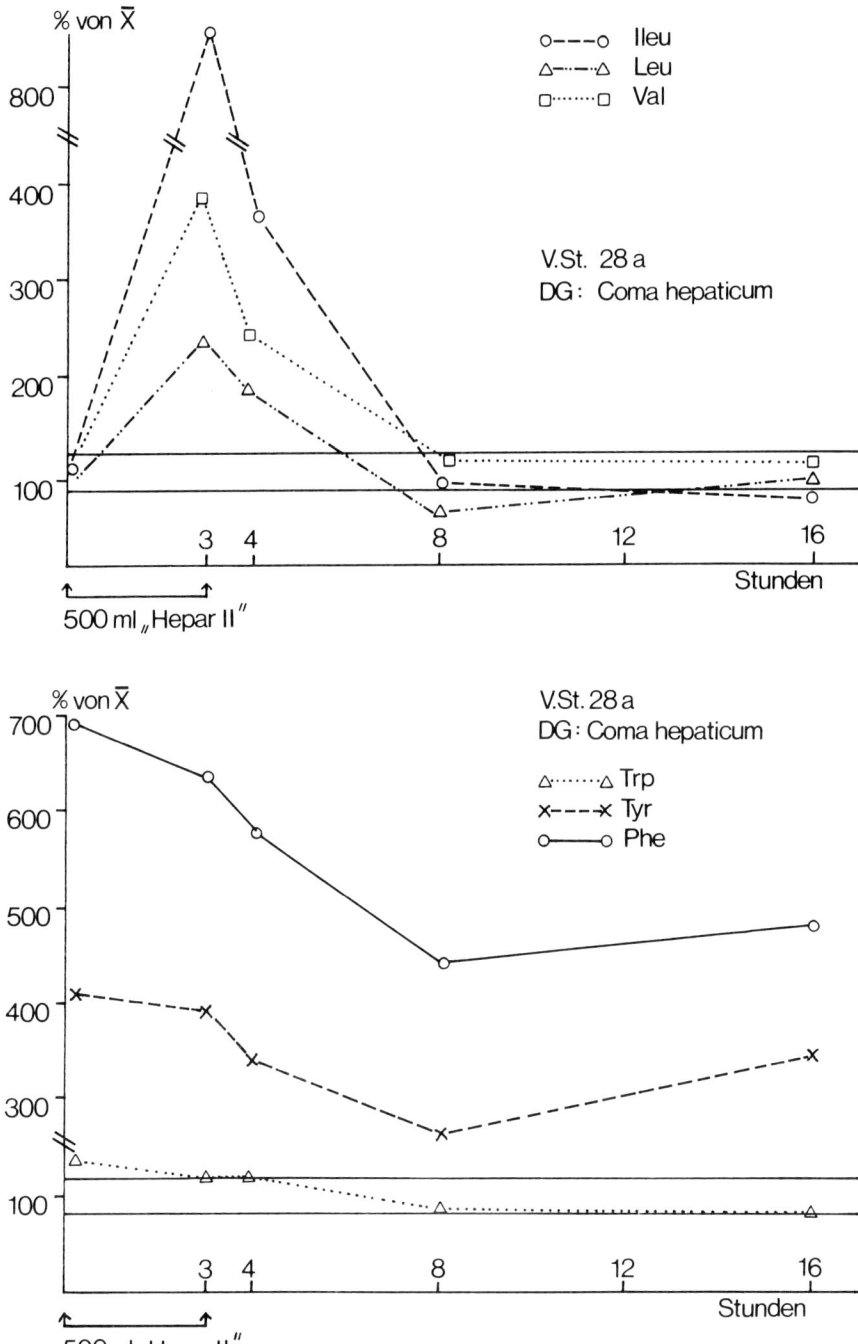

Abb. 3. Plasmaaminosäurenspiegel nach Infusion von 500 ml "Hepar II"

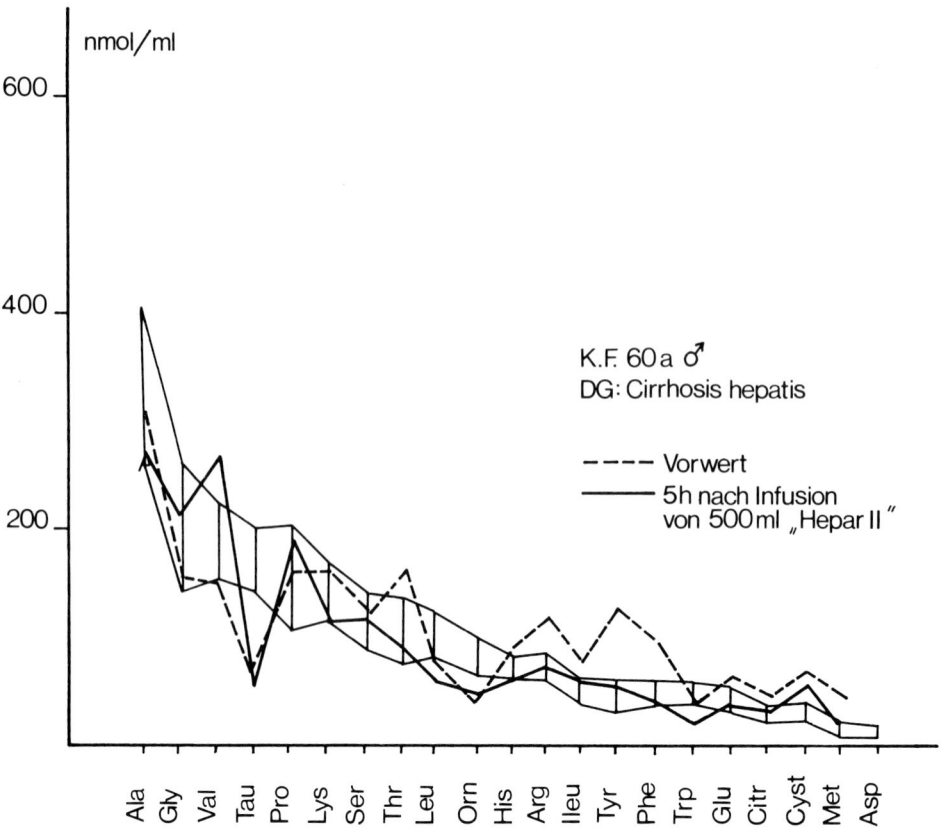

Abb. 4. Plasmaaminogramm vor und 5 h nach Infusion von 500 ml "Hepar II"

Ganz ähnlich waren die Befunde bei einem 28jährigen Patienten
mit Coma hepaticum bei einem dystrophischen Schub einer äthyli-
schen Zirrhose. Im Plasmaaminogramm vor der Infusion von 500 ml
Hepar II imponiert die exzessive Erhöhung von Methionin, Tyrosin und Phenylalanin sowie von Cystin. 5 h nach der Infusion
fanden wir eine Normalisierung von Cystin und einen deutlichen
Abfall der Konzentrationen von Tyrosin, Phenylalanin und Methionin. Die deutliche Vermehrung von Alanin, Glycin und Prolin
nach der Infusion war bei den lebergesunden Probanden regelmäßig zu beobachten. Diese drei leicht metabolisierbaren Aminosäuren sind reichlich in der von uns konzipierten Lösung enthalten.

Das klinische Resultat war sehr zufriedenstellend: Der vor der
Infusion somnolente und verwirrte Patient war nach der Gabe der
Aminosäurenlösung ansprechbar und räumlich wie zeitlich voll
orientiert. Allerdings versank er am Morgen danach wieder in
einen präkomatösen Zustand, erholte sich jedoch im Laufe des
Tages wieder. Nach einer zweiten Infusion mit "Hepar II" konn-

ten die aromatischen Aminosäuren fast völlig normalisiert werden, allerdings sanken nun auch Leucin und Isoleucin auf tiefe Werte ab.

Für das Zustandekommen der zentralnervösen Symptomatik beim Leberkoma ist nicht so sehr die absolute Verminderung oder Vermehrung einzelner Aminosäuren im Plasma, sondern deren gestörte Relation zueinander ausschlaggebend. Tyrosin, Tryptophan und Phenylalanin einerseits und Leucin, Isoleucin und Valin andererseits beeinflussen sich kompetitiv beim aktiven Transport durch die Blut-Hirn-Schranke (2, 3, 5). Sind die verzweigtkettigen Aminosäuren erniedrigt, so können mehr aromatische Aminosäuren ins Gehirn gelangen. Über die dadurch hervorgerufenen biochemischen Störungen mit Produktion falscher Neurotransmitter berichten wir an anderer Stelle. FISCHER et al. bilden einen Quotienten aus den Summen der molaren Konzentrationen von Leucin, Isoleucin und Valin und denen von Tyrosin und Phenylalanin; er beträgt bei Normalpersonen 3,5 und bei Patienten mit hepatischer Enzephalopathie 1,3 (2). Auch bei unseren Versuchen konnten wir bei Gesunden einen Quotienten von 3,7 ± 0,2, bei Leberzirrhosen von 1,9 ± 0,5 und bei Coma hepaticum von 0,8 ± 0,2 erheben. Bei dem eben erwähnten Patienten im hepatischen Koma lag der Wert vor der Infusion bei 0,6 und konnte auf 2,9 angehoben werden und sank dann allmählich wieder auf 0,8 ab. 36 h nach der Infusion betrug er 0,5.

In einer Zusammenstellung der Quotienten aus verzweigtkettigen und aromatischen Aminosäuren vor und nach der Infusion von Aminosäurenlösungen erkennt man, daß weder bei Lebergesunden noch bei Leberkranken größere Veränderungen des Quotienten nach Gabe der handelsüblichen Lösungen Aminofusin[R] L forte und Aminofusin[R] Päd 600 vorkommen (Tabelle 1). Durch Erhöhung der Konzentration von Leucin, Isoleucin und Valin steigt bei Leberzirrhotikern der Quotient kurzfristig an. Nach Gabe von Hepar II werden besonders bei Lebergesunden zum Teil sehr hohe Quotienten erreicht. Will man jedoch eine Verbesserung der zerebralen Situation erreichen, so muß der Spiegel der verzweigtkettigen Aminosäuren etwa auf das 10fache der Norm gesteigert werden. DANIEL et al. (1) konnten zeigen, daß erst bei dieser Konzentration der Einstrom von Tryptophan ins Gehirn um 50 % vermindert wird. Die Hemmwirkung für Phenylalanin beginnt schon beim 4fachen der Norm (1).

Durch unsere Untersuchung wollten wir zeigen, daß eine gezielte Änderung des Plasmaaminosäurenspiegels möglich ist und daß dies zusammen mit den anderen Möglichkeiten der parenteralen Ernährung eine große Bedeutung in der Behandlung schwerster Formen von Leberversagen gewinnen kann. Unsere ersten Resultate mit einer speziell für Leberkranke zusammengestellten Aminosäurenlösung, die reich an verzweigtkettigen und arm an aromatischen Aminosäuren ist, ermutigen uns, die Versuche auf längere Zeitperioden auszudehnen. Noch liegen nicht alle Ergebnisse der Ausscheidung im Urin während und nach der Infusion vor, doch zeigen die ersten Ergebnisse, daß ein stärkerer, vor allem einseitiger Verlust von Aminosäuren durch den Harn nicht erfolgt.

Wir danken Fräulein Maria Grünauer für ihre Mitarbeit bei der Bestimmung der Aminosäuren und Fräulein Renate Schuh für ihre Hilfe bei der Zusammenstellung der Daten.

Tabelle 1. Quotient $\frac{\text{LEU + ILEU + VAL}^*}{\text{TYR + PHE}}$ (*molare Konzentration)
vor und nach Infusion von Aminosäurenlösungen

	Aminofusin^R L forte	Aminofusin^R Päd 600	Aminofusin^R Päd 600 + Leucin + Isoleucin + Valin	"Hepar II"
Lebergesunde:				
vor Infusion	4,1	3,7		4,1
Infusionsende	3,9	3,6		38,6
1 h post inf.	3,8	4,2		19,1
5 h post inf.	5,9	4,5		5,5
24 h post inf.	4,5	4,6		4,5
n	1	2		2
Zirrhotiker:				
vor Infusion	1,5 ± 0,6	2,0 ± 0,4	2,1 ± 0,2	1,2 ± 0,4
Infusionsende	2,1 ± 0,4	3,1 ± 0,6	4,5 ± 0,5	8,2 ± 7,8
1 h post inf.	1,8 ± 0,6	2,7 ± 0,5	4,3 ± 0,5	11,2 ± 8,9
5 h post inf.	1,6 ± 0,5	2,0 ± 0,1	2,7 ± 0,6	4,3 ± 0,3
24 h post inf.	-	2,1 ± 0,2	2,2 ± 0,3	1,6 ± 0,5
n	3	5	5	3

Literatur:

1. DANIEL, P. M., LOVE, E. R., MOOREHOUSE, S. R., PRATT, O. E.:
   Aminoacids, insulin and hepatic coma. Lancet II, 179 (1975).

2. FISCHER, J. E., FUNOVICS, J. M., AGUIRRE, A., JAMES, J. H.,
   KEANE, J. M., WESDORP, I. C., YOSHIMURA, N., WESTMAN, T.:
   The role of plasma amino acids in hepatic encephalopathy.
   Surgery 78, 276 (1975).

3. FISCHER, J. E., BALDESSARINI, R. J.: Pathogenesis and therapy
   of hepatic coma. In: Progress in Liver Diseases (eds. H. POP-
   PER, F. SCHAFFNER), vol. V. New York-San Francisco-London:
   Grune and Stratton 1976.

4. FISCHER, J. E., EBEID, A. M., ROSEN, H. M., JAMES, J. H.,
   KEANE, J. M., SOETERS, P. B.: Improvement in hepatic ence-
   phalopathy by "normalisation" of plasma amino acids patterns.
   Gastroenterology 70, 981 (1976).

5. FUNOVICS, J.: Die zerebrale Manifestation im Syndrom des Coma
   hepaticum. Wien. klin. Wschr. 87, Suppl. 35 (1975).

6. GREENSTEIN, J. P., WINITZ, M.: Biochemistry of the Amino Acids.
   Bd. 1. New York: Wiley 1961.

7. IBER, F. L., ROSEN, H., LEVENSON, S. M., CHALMERS, T. C.: The plasma amino acids in patients with liver failure. J. Lab. clin. Med. 50, 417 (1957).

8. IOB, V., COON, W. W., SLOAN, M.: Altered clearance of free amino acids from plasma of patients with cirrhosis of the liver. J. Surg. Res. 6, 233 (1965).

9. IOB, V., COON, W. W., SLOAN, M.: Free amino acids in liver, plasma and muscle of patients with cirrhosis of the liver. J. Surg. Res. 7, 41 (1966).

10. MATTSON, W. J., IOB, V., SLOAN, M., COON, W. W., TURCOTTE, J. G., CHILD, C. G.: Alteration of individual free amino acids in brain during acute hepatic coma. Surg. Gynec. Obstet. 130, 263 (1970).

11. KAPLAN, Z. M., GAFFNEY, F. A., LAW, D. H.: Effect of infused amino acids on plasma aminograms in patients with severe liver disease. Gastroenterology 68, 922 (1975).

12. ROBERTS, S.: Influence of elevated circulating levels of amino acids on cerebral concentrations and utilisation of amino acids. In: Progress in Brain Research (ed. L. ABEL), vol. 29. New York: Elsevier 1968.

13. WEWALKA, F.: Die intraperitoneale Glutaminattherapie des Coma hepaticum der Zirrhosen. Wien. klin. Wschr. 69, 85 (1957).

14. WEWALKA, F.: Die parenterale Aminosäurentherapie. In: Protides of Biological Fluids (Proc. of 6th Colloquium, Bruges, 1958), p. 299. Amsterdam: Elsevier 1959.

Das Verhalten von Spurenproteinen in der postoperativen Phase unter parenteraler Ernährung

J. Kult und E. Treutlein

Eine Fülle von Untersuchungen zeigt, daß postoperativ gesteigerte endogene Stickstoffverluste, verbunden mit einer negativen Tagesbilanz, beobachtet werden. Dieses Phänomen der postoperativen Phase bzw. des Postaggressionsstoffwechsels könnte
neben anderen Einflüssen einmal der meist geforderten prä- und
postoperativen peroralen Nahrungskarenz angelastet werden, zum
anderen wird es nach LINDSEY et al. (3) durch eine trihormona-
le Störung mitunterhalten. Post operationem kommt es wahrscheinlich durch betaadrenerge Stimulation zur Verschiebung des Insu-
lin-Glukagon-Quotienten in Richtung Glukagon, die wiederum die
Glukoneogenese aus essentiellen und nichtessentiellen gluko-
plastischen Aminosäuren auf Kosten der Proteinsynthese fördert.
Gleichzeitig besteht eine periphere Glukoseverwertungsstörung
trotz normalem bzw. erhöhtem Seruminsulinspiegel. Ein Großteil
der endogenen Stickstoffverluste hängt sicher kausal mit den
Störungen im Hormon- und Enzymhaushalt zusammen.

Längere Unterbrechungen der Eiweiß- und Kalorienzufuhr sowie
streßinduzierte Katabolie führen zu einer Mobilisierung schnell
verfügbarer Proteine. Darunter fallen vor allem Enzym- und Plasmaproteine mit kurzer biologischer Halbwertszeit. Enzymprotein
wird im besonderen aus der Leber, dem Pankreas, der Darmmukosa
und den Tubuluszellen der Nieren ausgeschleust bzw. kataboli-
siert. Wegen dieser negativen Einflüsse einer Nahrungskarenz
muß in der postoperativen Phase die Ernährung - wenn nicht enteral, so doch parenteral - sichergestellt sein.

Unsere Arbeitsgruppe versuchte, die Auswirkungen des Postoperationssyndroms, einer Nahrungskarenz und einer adäquaten parenteralen Substratzufuhr auf Plasmaproteine mit kurzer biologischer Halbwertszeit zu untersuchen (Tabelle 1). Gleichzeitig
wurde mit einer von uns verbesserten Methode die glomeruläre und
tubuläre Nierenfunktionsleistung postoperativ bestimmt (2).
Postoperativ kommt es, gleichgültig ob der Patient ernährt wird
oder nicht, zu einem Abfall des Albumins, des retinolbindenden
Proteins, der Cholinesterase, des Haptoglobins, des IgA, IgG,
IgM, des Transferrins, des Präalbumins und der Komplementkomponenten C1q, C3, C5, des C1s-Inaktivators sowie des C3-Akti-
vators (1). $ß_2$-Mikroglobulin, auf das sich unsere Nierenfunk-
tionsuntersuchungen stützte, stieg ebenso wie das Kreatinin und
der Harnstoff an. Der Abfall einzelner Plasmaproteine unmittelbar zu Beginn des Postoperationssyndroms kann unseres Erachtens
auf drei Fakten basieren: Zum einen auf einer Umverteilung der
Proteine von intra- nach extravasal sowie auf direkten Verlusten,
zum anderen auf einer Synthesehemmung oder gesteigertem Turnover und drittens auf der langen präoperativen Nahrungskarenz
von 12 bis 18 h.

Tabelle 1. Biologische Halbwertszeiten und Molekulargewichte einiger Plasmaproteine

	Tage	Molekular-gewicht
Albumin	19,0	69.000
Präalbumin	1,9	61.000
Transferrin	7,5	88.000
IgG	21,0	150.000
IgA	5,7	160.000
IgM	5,1	900.000
C_1q-Komplementkomponente	1,0	400.000
$C_4(\beta_{1E})$-Komplementkomponente	1,0	240.000
$C_3(_{1C}/\beta_{1A})$-Komplementkomponente	1,0	185.000
$C_5(\beta_{1F})$-Komplementkomponente	1,0	185.000
C_3-Aktivator	1,0	80.000
Pseudocholinesterase	etwa 1,0	348.000
retinolbindendes Protein	etwa 2,1	21.000
β_2-Mikroglobulin	-	11.800

In der späteren postoperativen Phase, d. h. ab dem zweiten postoperativen Tag, unterscheiden sich die Verhaltensweisen der einzelnen Plasmaproteine zwischen ernährtem und nicht ernährtem Patientenkollektiv recht beträchtlich, wie im folgenden gezeigt wird.

Verglichen wurden bis zum 10. postoperativen Tag drei Gruppen von Patienten, die alters- und gewichtsmäßig vergleichbar waren. Alle unterzogen sich ähnlichen geplanten abdominellen Eingriffen.

Die Gruppe I erhielt postoperativ lediglich Wasser, Elektrolyte und Vitamine bilanzmäßig parenteral substituiert.

Die Gruppe II bekam zusätzlich 1.000 ml einer 40%igen Kohlenhydratmischlösung (Triofusin[R], Pfrimmer & Co., Erlangen) und 250 ml einer Lösung der acht klassischen essentiellen Aminosäuren mit zusätzlich L-Histidin bei einem Gesamtaminosäurengehalt von 17,25 g (EAS[R], Pfrimmer & Co., Erlangen) kontinuierlich über 24 h infundiert.

Der Gruppe III wurde statt der essentiellen Aminosäurenlösung eine Aminosäurenlösung aus einem Gemisch von 70 g nichtessentiellen und essentiellen Aminosäuren ebenfalls kontinuierlich über 24 h parenteral verabreicht. Wir konnten dabei - gemessen an Plasmaproteinen, Harnstoffstickstoff und Nierenfunktion -

keinen relevanten Wirkungsunterschied zwischen sich ähnelnden
vollbilanzierten Aminosäurenlösungen feststellen. Deswegen ist
im folgenden nur eine dieser Lösungen als Stellvertreter der
anderen fünf geprüften demonstriert.

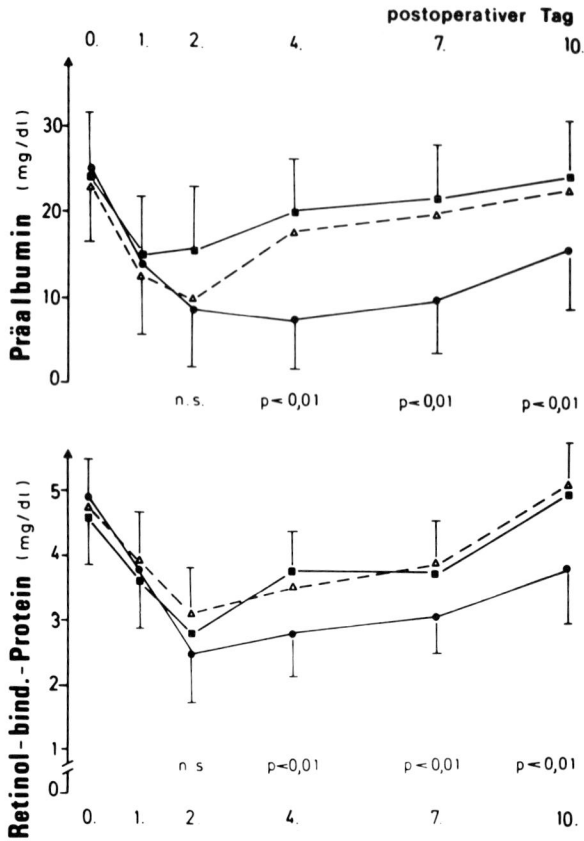

Abb. 1. Postoperative Verlaufsbeobachtung des Präalbumins und
des retinolbindenden Proteins im Serum bei ernährten und nicht
ernährten Patienten (Gruppe I ●, Gruppe II ■, Gruppe III ∆)

In der ersten Abbildung werden die unterschiedlichen Ergebnisse
der different behandelten Patientengruppen demonstriert. Das
retinolbindende Protein und das Präalbumin als relativ kurzle-
bige Proteine reflektieren rasch eine Substratmangelsituation
in der postoperativen Phase. Signifikante Unterschiede in der
Verlaufsbeobachtung zwischen Gruppe II und III bestehen nicht.

Auch Albumin zeigt trotz des postoperativen Umverteilungsphäno-
mens eine verzögerte Synthese oder beschleunigten Abbau unter
einem Hungerzustand im postoperativen Streß, trotz seiner lan-

gen Halbwertszeit von 19 Tagen. Einen deutlichen Unterschied zwischen ernährter und nicht ernährter Patientengruppe zeigt auch der unterschiedliche Transferrinverlauf an (Abb. 2).

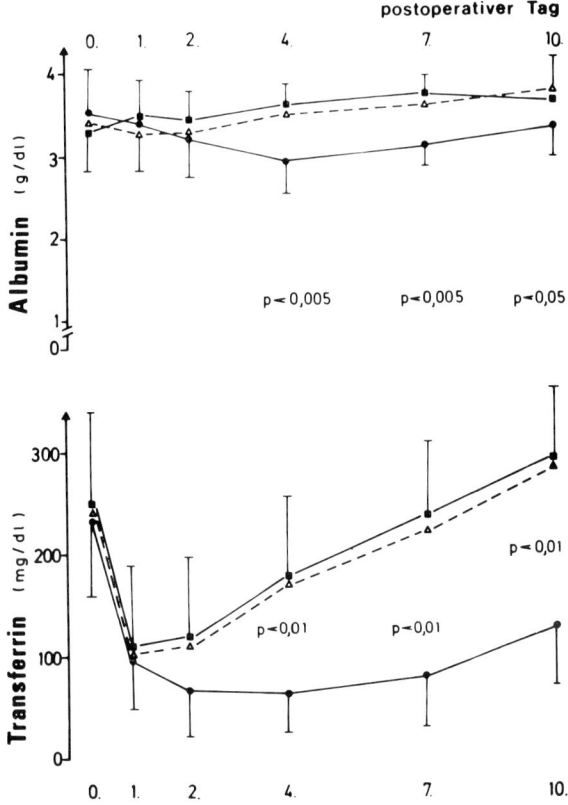

Abb. 2. Postoperative Verlaufsbeobachtung des Albumin- und Transferrinspiegels im Serum über 10 Tage bei ernährten und nicht ernährten Patienten (Gruppe I ●, Gruppe II ■, Gruppe III Δ)

Die Verlaufsbeobachtungen der wichtigsten Komplementkomponenten verdeutlicht die Abbildung 3. Hier deuten sich auch Unterschiede zwischen den ernährten Patientengruppen (II und III) zugunsten der Zufuhr essentieller Aminosäuren an. Ein statistisch gesicherter Verlaufsunterschied für beide Kollektive besteht aber nur bei der C1q-Komplementkomponente.

Bei den Immunglobulinen IgG und IgM sind die Verlaufsunterschiede nicht so deutlich ausgeprägt. Dies mag an ihrer Antikörperfunktion bzw. der langen Halbwertszeit und ihrem Syntheseort - den Plasmazellen - liegen. Dennoch sind die ernährten Patientengruppen von einem Antikörpermangelsyndrom anscheinend weniger bedroht als Patienten unter Nahrungskarenz in der postoperativen Phase (Abb. 4).

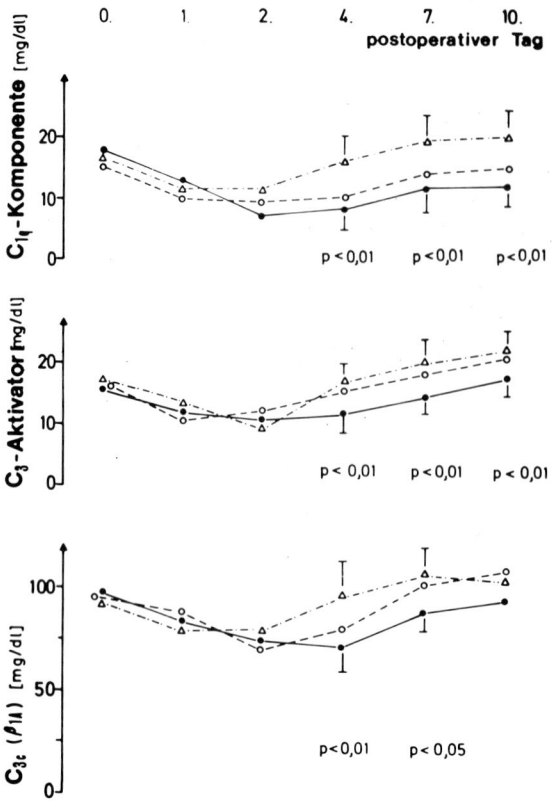

Abb. 3. Postoperative Verlaufsbeobachtung verschiedener Komplementkomponenten im Serum über 10 Tage bei ernährten und nicht
ernährten Patienten (Gruppe I ●, Gruppe II Δ, Gruppe III o)

In eigenen Untersuchungen (2) stellten wir fest, daß das niedermolekulare Protein $ß_2$-Mikroglobulin relativ rasch durch Konzentrationsänderungen im Serum bzw. Zunahme seiner renalen
Clearance Abnahmen der glomerulären und tubulären Funktion re-
flektiert. $ß_2$-Mikroglobulin besitzt mit hoher Wahrscheinlichkeit keine Abhängigkeit zum Ernährungsstatus. Nur seine renale
Bearbeitung ist von der Ernährung teilweise mitbeeinflußt. Wie
unsere Befunde zeigen (Abb. 5), kommt es postoperativ im Mittel
zu einer Abnahme des Glomerulumfiltrates um 32 %, gleichgültig
ob eine Nahrungskarenz eingehalten oder eine parenterale Ernährung durchgeführt wird. Gleichzeitig steigt nach unseren Berechnungen die $ß_2$-Mikroglobulinclearance in den beiden ersten
postoperativen Tagen im Sinne einer gestörten Tubulusfunktion
an. Die Nierenfunktion normalisiert sich bei den parenteral ernährten Patienten rascher, sichtbar am rascheren Abfall des zunächst erhöhten Serum-$ß_2$-Mikroglobulinspiegels.

Die beiden parenteral ernährten Patientengruppen unterscheiden
sich anhand der von uns gemessenen Parameter nicht wesentlich.
Dagegen zeigt die Verlaufsbeobachtung bei postoperativer Nahrungskarenz deutlich schlechtere Ergebnisse.

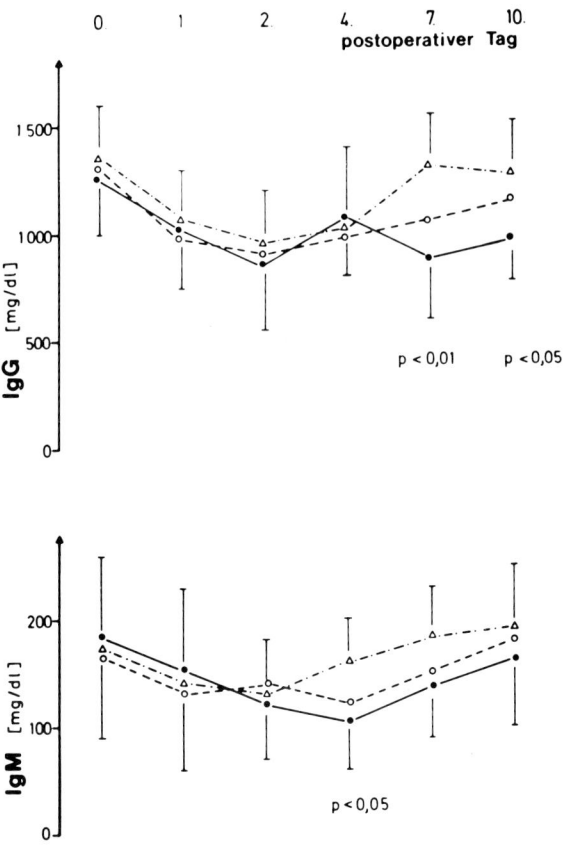

Abb. 4. Die Immunglobuline IgG und IgM im postoperativen Verlauf bei unterschiedlich ernährten Patienten (Gruppe I ●, Gruppe II Δ, Gruppe III o)

Die Frage, wann in der postoperativen Phase essentielle Aminosäuren zusammen mit Kalorienträgern verabreicht werden sollen, muß unseres Erachtens zweigeteilt beantwortet werden. Besteht bereits vor der Operation eine Azotämie - ersichtlich am erhöhten Harnstoffstickstoff und Kreatinin (leider lassen beide Parameter häufig keine echten Schlüsse auf die tatsächliche Nierenfunktion zu) -, so sollten essentielle Aminosäuren in einer Dosierung von 20 - 25 g pro Tag gegeben werden. Diese Therapie entspricht der heute geübten Diätetik bei chronischer Niereninsuffizienz. Steigt im Rahmen der postoperativen Verschlechterung der Nierenfunktion der Harnstoff über 100 mg und der Harnstoffstickstoff über 50 mg/100 ml Serum an oder sinkt die Harnstoffausscheidung im 24-Stunden-Urin drastisch ab, so ist nach unseren Untersuchungen die Gabe essentieller Aminosäuren zu empfehlen, da bei diesen Patienten mit einer weiteren Verschlechterung der Nierenfunktion gerechnet werden muß, und zum anderen bei diesen Werten die Nierenfunktion mit Sicherheit schon weit unter 30 % der Norm liegt.

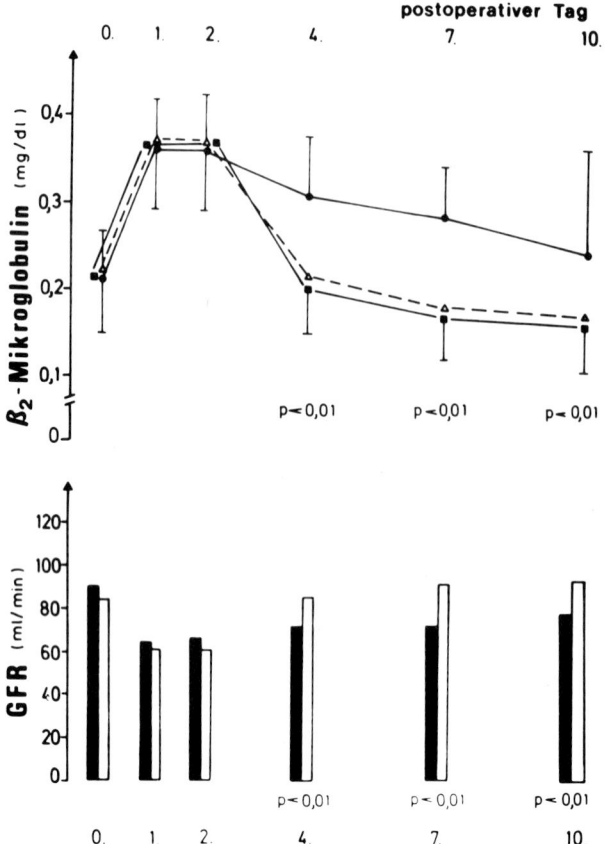

Abb. 5. Verhalten der Nierenfunktion (GFR) und des β_2-Mikro-globulins im Serum während der postoperativen Phase bei unter-schiedlich ernährten Patienten (GFR: Gruppe I ■, Gruppe II □; β_2-Mikroglobulin: Gruppe I ●, Gruppe II ■, Gruppe III Δ)

Die Bedeutung einer adäquaten parenteralen Ernährung in der postoperativen Phase liegt nach unseren Befunden besonders in der Verbesserung der Infektionsprophylaxe (1) und der Verhin-derung von Wundheilungsstörungen sowie in dem offensichtlichen Einfluß auf die Normalisierung der Nierenfunktion. Insgesamt kam es bei unseren Untersuchungen zu einem Rückgang der Kompli-kationen unter adäquater parenteraler Ernährung um rund 47 % (Abb. 6).

Aufgrund der eigenen Befunde und der Mitteilungen des Schrift-tums sollte unseres Erachtens in der postoperativen Phase nach mittelschweren und schweren chirurgischen Eingriffen für eine adäquate Substratzufuhr Sorge getragen werden, zumal der par-enteralen Ernährung durch moderne Infusionstechniken keine schwerwiegenden Probleme entgegenstehen.

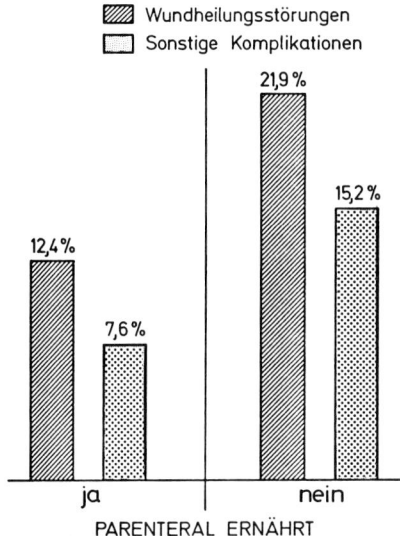

Abb. 6. Postoperative Komplika-
tionshäufigkeit bei ernährten
und nicht ernährten Patienten
(n = 105)

Literatur

1. KULT, J., TREUTLEIN, E., DRAGOUN, G.-P., HEIDLAND, A.: Bedeutung der postoperativen parenteralen Ernährung - gemessen
an nieder- und hochmolekularen Plasmaproteinen. Infusionstherapie 2, 313 (1975).

2. KULT, J., DRAGOUN, G.-P.: Low molecular serum proteins in
uremic patients. In: Renal Insufficiency "74" (eds. A. HEID-
LAND, H. M. HENNEMANN, J. KULT). Stuttgart: Thieme 1975.

3. LINDSEY, A. F., SANTEUSANIO, F., BRAATEN, J., FALOONA, G. R.,
UNGER, R. H.: Pancreatic alpha-cell function in trauma. J.
amer. med. Ass. 227, 757 (1974).

Der Ersatz dialysebedingter Verluste von Aminosäuren

E. Hecking, M. Dörr, H. Mader, Z. Miladinovic, F. K. Port,
K. Schicketanz und R. Zobel

Die Literaturangaben über die Höhe der Plasmaaminosäurenspiegel
bei Dialysepatienten und über die Aminosäurenverluste im Dialysat schwanken erheblich. Die höchsten Eiweißverluste von 20 -
220 g pro Dialyse finden sich bei Peritonealdialysepatienten,
da auch Albumine und Globuline in hohen Mengen verlorengehen
(4, 19). Unter Hämodialyse werden Aminosäurenverluste von 2 g
(20) bis ca. 40 g (6) angegeben.

Wir sind daher den Fragen nachgegangen:
- Wie hoch sind die Aminosäurenverluste unter Hämodialyse,
- welche Bedeutung haben die Plasmaaminosäurenspiegel bei Dialysepatienten für die Beurteilung eines Eiweißmangels und
- wie wird die Substitution der Aminosäurenverluste am besten
  durchgeführt.

Material und Methoden:

Bei neun Patienten (davon drei männlich) mit terminaler Niereninsuffizienz im Alter von 23 - 54 Jahren (acht Patienten mit
chronischer Glomerulonephritis, ein Patient mit Phenacetin-
niere), die seit zwei bis sechs Jahren regelmäßig zweimal wöchentlich 12 h mit einem Einmaldialysator (RP 5, Fa. Rhône-
Poulenc) dialysiert werden, wurden während vier Dialysen die
Aminosäurenspiegel im Plasma zu Beginn und am Ende der Dialyse
bestimmt. Im Dialysat wurde die Konzentration freier Aminosäuren und niedermolekularer Peptide (Aminosäurenanalyse nach sau-
rer Hydrolyse) gemessen. Die Patienten hatten zu Beginn der
nächtlichen Dialysen eine eiweißreiche Kost eingenommen und
während der weiteren Dialyse geschlafen. Die Aminosäurenproben
wurden in oxalatbeschichteten Röhrchen abgenommen, das Dialysat zur Vermeidung bakteriellen Wachstums mit Phenyl-Hg-borat
(Substanz des Antiseptikums Merfen[R]) versetzt und tiefgefroren.
Die Dialysatmenge wurde aus dem gewogenen Verbrauch von Dialy-
sekonzentrat ermittelt. Die gaschromatographischen Aminosäuren-
analysen wurden auf einem Einsäulengerät[1] (Hewlett-Packard
5720 A) durchgeführt, die Chromatogramme durch ein Integrator-
programm (Hewlett-Packard 3370 B) ausgewertet und über einen
inneren Norleucinstandard die Aminosäurenkonzentrationen berechnet.

---

[1]Durchgeführt im Forschungsinstitut für Experimentelle Ernährung e. V., Erlangen, unter Leitung von Dr. W. Fekl.

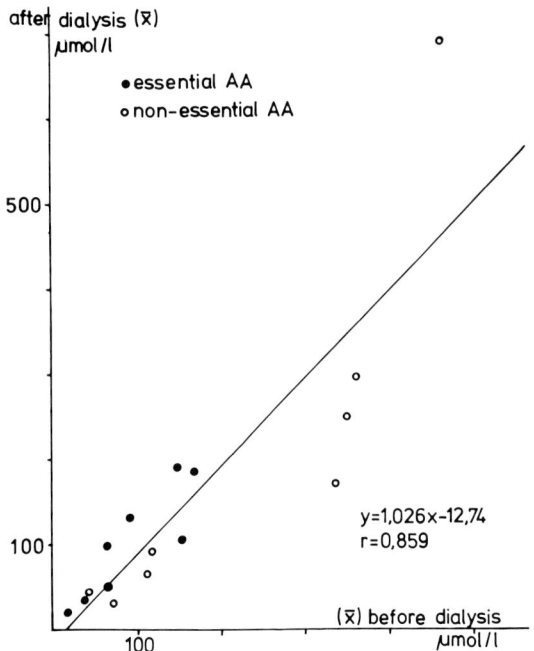

PLASMA AMINO ACIDS IN HAEMODIALSIS PATIENTS

after dialysis (x̄)
μmol/l

• essential AA
○ non-essential AA

500

100

y=1,026x-12,74
r=0,859

(x̄) before dialysis
μmol/l

100

Abb. 1. Plasmaaminosäurenkonzentration bei Beginn und am Ende der 12stündigen Dialyse. Jeder Punkt entspricht den Mittelwerten einer einzelnen Aminosäure. Die Mittelwerte wurden gewonnen aus den Plasmaproben bei Dialysebeginn und bei Dialyseende (n = 7). Die Plasmaaminosäurenspiegel sind vor und nach Dialyse nicht unterschiedlich (p <0,001)

Ergebnisse:

1. Die Plasmaaminosäurenspiegel zeigten erhebliche intra- und interindividuelle Schwankungen.

2. Die Plasmaaminosäurenspiegel lagen am Ende der fast 12stündigen (695 ± 29 min) Dialyse nicht signifikant unter den Werten zu Beginn der Dialyse, auch die essentiellen Aminosäuren waren gegen Dialyseende nur gering abgesunken (Abb. 1).

3. Der Verlust freier Aminosäuren im Dialysat (325 ± 26 l) wurde mit 8,06 ± 5,04 g (essentielle Aminosäuren: 2,9 g) ermittelt. Der Gesamtverlust (freie Aminosäuren und niedermolekulare Peptide) lag mit 13,44 ± 5,55 g (essentielle Aminosäuren: 3,63 g) deutlich höher (Abb. 2). Die Dialysanzberechnungen für Aminosäuren zeigten im Mittel einen transmembranösen Verlust von 36,6 ml/min. Ein Zusammenhang zwischen dem Molekulargewicht und der Dialysanz einzelner Aminosäuren bestand nicht (Abb. 3). Der Dialysatverlust war hochsignifikant abhängig von der Plasmakonzentration der Aminosäuren zu Beginn der Dialyse (r = 0,97, p <0,001) (Abb. 4).

142

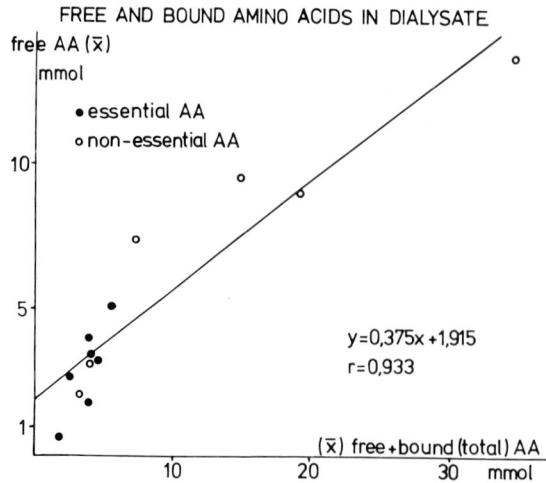

FREE AND BOUND AMINO ACIDS IN DIALYSATE

$$y=0,375x+1,915$$
$$r=0,933$$

Abb. 2. Gesamtverlust von Aminosäuren (freie Aminosäuren und niedermolekulare Peptide) und Verlust freier Aminosäuren in 325 l Dialysat. Jeder Punkt entspricht den Mittelwerten einer einzelnen Aminosäure. Die Mittelwerte wurden gewonnen aus der Bestimmung der Aminosäurenkonzentration im hydrolysierten Dialysat und der Konzentration freier Aminosäuren im Dialysat (n = 13). Entsprechend der unterschiedlichen Maßeinheit ist erkennbar, daß der Gesamtverlust etwa doppelt so hoch wie der Verlust freier Aminosäuren liegt

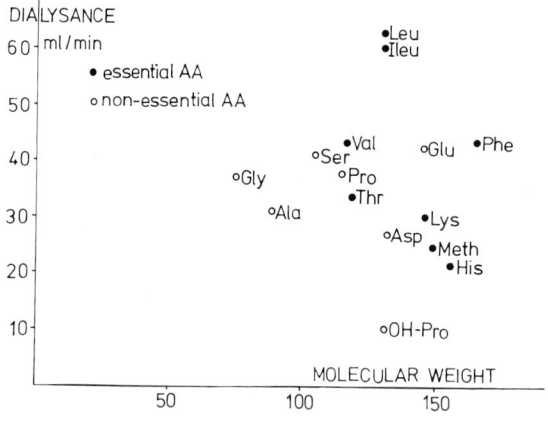

Abb. 3. Beziehung zwischen dem Molekulargewicht einzelner Aminosäuren und ihrer Dialysanz. Abhängigkeit beider Größen voneinander besteht nicht

4. Unter der Infusion von 18 g essentiellen Aminosäuren ("EAS-Lösung"R, Fa. Pfrimmer) während der letzten 90 min der Dialysebehandlung stieg der Verlust von Aminosäuren im Dialysat

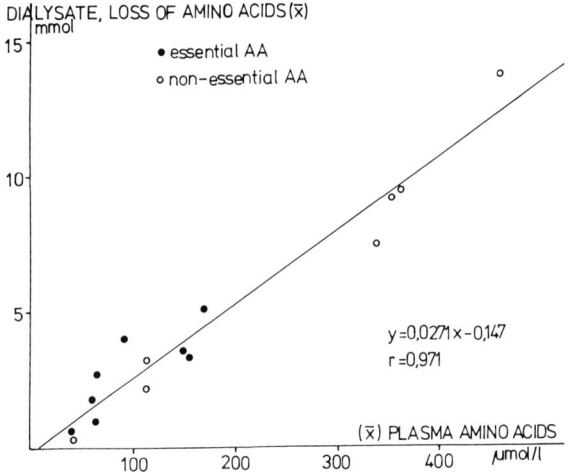

DIALYSATE, LOSS OF AMINO ACIDS (x̄)

• essential AA
○ non-essential AA

$y = 0{,}0271\,x - 0{,}147$
$r = 0{,}971$

(x̄) PLASMA AMINO ACIDS

Abb. 4. Plasmaaminosäurenspiegel bei Dialysebeginn und Verlust freier Aminosäuren in 325 l Dialysat. Jeder Punkt entspricht den Mittelwerten einer einzelnen Aminosäure. Die Mittelwerte wurden gewonnen aus den Plasmaproben bei Dialysebeginn und der Konzentration freier Aminosäuren im Dialysat (n = 34). Der Dialyseverlust ist somit direkt proportional der Aminosäurenkonzentration im Plasma (p < 0,001)

um das 20fache. 40 - 50 % der infundierten Aminosäuren wurden im Dialysat wiedergefunden.

5. Die rasche Infusion von 18 g essentiellen Aminosäuren ("EAS-Lösung"R, Fa. Pfrimmer) während 10 min nach Beendigung der Dialysebehandlung wurde von fast der Hälfte der Patienten wegen Übelkeit, Kopfschmerzen und Neigung zu Erbrechen nicht toleriert. Es kam zu einem signifikanten Anstieg der Konzentrationen der essentiellen Aminosäuren im Plasma, die 50 min nach Infusionsende bereits wieder abgefallen waren, jedoch noch über den Ausgangswerten lagen. Auch die nichtessentiellen Aminosäuren waren - allerdings nicht signifikant - angestiegen.

Diskussion

1. Bedeutung der Aminosäurenverluste im Dialysat:
Bei einer Dialysedauer von 24 h pro Woche wird der Eiweißhaushalt der Dialysepatienten nicht unwesentlich belastet durch einen wöchentlichen Aminosäurenverlust von ca. 16 - 38 g. Die Plasmaaminosäurenkonzentration, aber auch verschiedene Faktoren der Ernährung sowie die Dialysetechnik (9) beeinflussen die Höhe des Aminosäurenverlustes. Wahrscheinlich ist der Eiweißhaushalt von Dialysepatienten zusätzlich gestört durch urämietypische Veränderungen im Aminosäurenmetabolismus (2, 7, 10, 15), fraglich auch durch enterale Resorptionsstörungen (7). Trotz ausreichender Ernährung finden sich bei der Mehrzahl der Dia-

144

lysepatienten Zeichen eines Eiweißmangels mit Erniedrigung einiger Serumproteine (11, 13), die durch Zufuhr essentieller
Aminosäuren normalisiert werden.

2. Bedeutung der Plasmaaminosäurenspiegel bei Dialysepatienten:
Die von verschiedenen Autoren angegebenen Plasmaaminosäurenwerte
bei Dialysepatienten (5, 8, 10, 18, 23) sind divergent (Abb. 5).
Grund hierfür mag unter anderem sein, daß durch unterschiedli-
che Ernährung und durch zunehmend längere Dialysebehandlung über
Jahre (5) Verschiebungen der Plasmaaminosäurenspiegel entstehen.
Aus der Absoluthöhe der Plasmaaminosäurenspiegel können somit
keine schlüssigen Befunde abgeleitet werden.

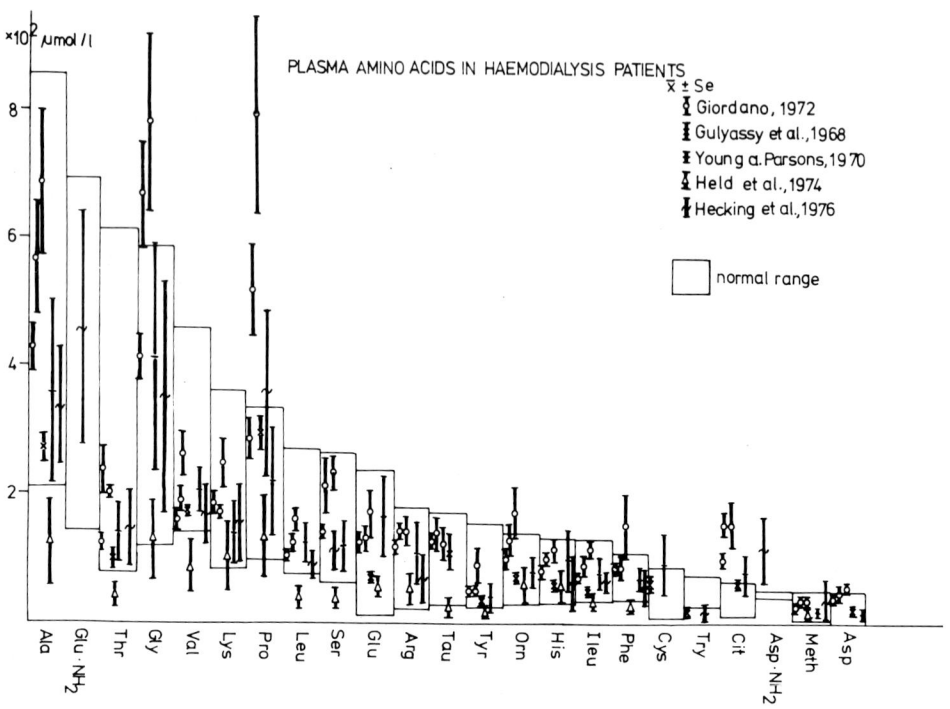

Abb. 5. Mittelwerte und Standardabweichung der Plasmaaminosäurenspiegel bei Dialysepatienten. Literaturangaben und eigene
Ergebnisse im Vergleich mit dem Schwankungsbereich der Normalwerte bei gesunden Probanden

Typische Veränderungen finden sich dagegen in der Relation einzelner Aminosäuren zueinander:
- Der Quotient essentielle Aminosäuren/nichtessentielle Aminosäuren ist wie auch der Quotient Valin/Glycin (5) erniedrigt,
  sinkt mit steigenden Kreatininwerten und ist damit wahrscheinlich von der Nierenfunktion abhängig (23),
- der Quotient Tyrosin/Phenylalanin ist erniedrigt durch einen

urämietypischen Enzymblock der entsprechenden Hydroxylase
(2, 5),
- der Quotient Glycin/Serin ist deutlich erhöht (10).

Ein Teil dieser Veränderungen ist wahrscheinlich Ausdruck metabolischer Störungen im Aminosäurenstoffwechsel, ein Teil läßt
sich durch Substitution essentieller Aminosäuren beheben (21).

Aufgrund unserer Befunde sinken die Aminosäurenspiegel im Plasma gegen Ende der Dialyse nur geringfügig ab. Der Verlust von
Aminosäuren entspricht umgerechnet dem Gesamtgehalt von Aminosäuren aus 25 l Plasma oder ca. 32 l Vollblut. Es entsteht somit unter der Dialyse eine katabole Stoffwechselsituation, wobei aus dem endogenen Aminosäurenpool bzw. aus dem Abbau von
körpereigenem Eiweiß Aminosäuren ins Dialysat ausgeschwemmt
werden.

3. Substitution von essentiellen Aminosäuren:
Aus grundsätzlichen Erwägungen müssen nur essentielle Aminosäuren ersetzt werden. Prinzipiell bieten sich drei Möglichkeiten
zur Substitution bei Dialysepatienten an:
a) Anreicherung von Aminosäuren in der Dialyselösung,
b) intravenöse Zufuhr von Aminosäuren während oder nach der Dialysebehandlung,
c) orale Substitution von Aminosäuren durch Diätverordnung und/
   oder zusätzliche medikamentöse Verabreichung von oralen Ami-
   nosäurenpräparaten.

a) Substitution von Aminosäuren im Dialysat:
Aus theoretischen Überlegungen ist zu erwarten, daß sich Aminosäurenverluste vermeiden lassen, wenn der Dialyseflüssigkeit
Aminosäurengemische entsprechend der Plasmakonzentration (22)
oder entsprechend den Aminosäurenverlusten im Dialysat (6) zugesetzt werden. Würde allein der Dialysatverlust in der Dialyselösung substituiert, bestünde weiterhin ein Konzentrationsgefälle zwischen Plasma und Dialysat, so daß noch immer freie Aminosäuren ins Dialysat übertreten könnten.

Würde die Dialyselösung einen dem Plasmaspiegel vergleichbaren
Aminosäurengehalt enthalten, müßten pro Dialyse dem Dialysat ca.
100 g Aminosäuren oder 35 g essentielle Aminosäuren zugesetzt
werden. Keines der beiden Verfahren kann jedoch den Verlust niedermolekularer Peptide verhindern, der etwa die Hälfte des Aminosäurenverlustes ausmacht. Die Aminosäurensubstitution im Dialysat erscheint somit wenig effektiv und zudem aufwendig.

b) Parenterale Plasmaaminosäurensubstitution:
Die Substitution von Aminosäurenlösungen während der Dialyse
ist erfolgreich durchführbar. Die Stickstoffbilanz läßt sich
trotz der Aminosäurenverluste ausgleichen (17). Die essentiellen Aminosäuren im Plasma (21) und die erniedrigten Serumproteine
(13) steigen an. Allerdings gehen nach unseren Erfahrungen 40 -
50 % der zugeführten Aminosäuren ins Dialysat über, wenn während
der letzten 90 min der Dialysebehandlung "EAS-Lösung"R infundiert
wird. Keine der zur Zeit handelsüblichen Lösungen entspricht in
ihrer Zusammensetzung den Erfordernissen einer ausgeglichenen

Aminosäurenbilanz unter Dialysebedingungen (Abb. 6). Es erscheint daher sinnvoll, daß sich in Zukunft Infusionslösungen zur Substitution an den Verlusten im Dialysat orientieren.

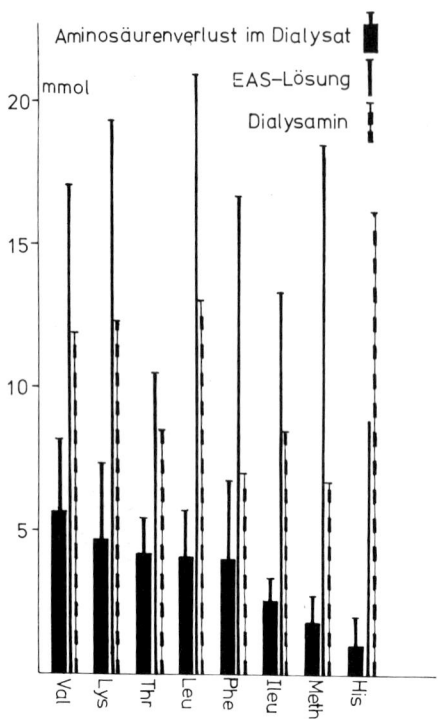

Abb. 6. Größenvergleich der Verluste essentieller Aminosäuren in 325 l Dialysat und der Menge der infundierten Aminosäuren bei Verwendung der "EAS-Lösung"[R] (Fa. Pfrimmer) bzw. "Dialysamin" (13). Beide Lösungen entsprechen nach Konzentration und Zusammensetzung nicht den Erfordernissen einer Substitution der Aminosäurenverluste im Dialysat

Werden nach Abschluß der Dialyse 18 g essentielle Aminosäuren rasch (in 10 min) infundiert, steigen nach unseren Befunden neben den essentiellen auch die nichtessentiellen Aminosäuren im Plasma an. Es ist anzunehmen, daß hierfür die Transaminierung der im Überschuß angebotenen essentiellen Aminosäuren verantwortlich ist. Wahrscheinlich wird ferner ein Teil der Aminosäuren durch Desaminierung der Glukoneogenese zugeführt.

Unter Aminosäureninfusionen steigt der Glukose- und Insulinspiegel an, die Sekretion von Magensäure wird gesteigert. Die auftretenden Nebenwirkungen wie Übelkeit und Brechneigung erschweren die Infusionstherapie essentieller Aminosäuren nach Beendigung der Dialysebehandlung.

c) Orale Aminosäurensubstitution:
Die orale Zufuhr von essentiellen Aminosäuren in Form einer speziellen Dialysediät hat ihre Grenzen: Einerseits wird ein Eiweißgehalt von 1 g/kg KG in der Nahrung als ausreichend für Dialysepatienten angesehen (12), wenn zwei Drittel der Nahrung biologisch hochwertiges Eiweiß enthalten und hochkalorische Nahrung (über 35 kcal/kg KG) verabfolgt wird. Die Zufuhr gering

über dem Optimum liegender Nahrungseiweißmengen (1,25 g/kg KG) verursacht bereits toxische Symptome und verstärkt die Azotämie (14). GIORDANOs Empfehlungen (6) einer hohen oralen Proteinzufuhr zum Ausgleich der Aminosäurenverluste kann somit nicht gefolgt werden. In jedem Fall sollte aber während der Dialyse eiweißreiche Kost zugeführt werden (18). Die Stickstoffbilanz kann unter einer oralen ebenso wie unter der parenteralen Substitution von essentiellen Aminosäuren ausgeglichen werden (1, 16). Wirtschaftlichkeit und leichte Anwendbarkeit, z. B. auch bei Heimdialysepatienten, sprechen für die orale Substitution. Die Schwierigkeiten einer oralen Substitution wurden bisher immer in Geschmack und Menge der einzunehmenden Präparate gesehen. Eigene Ergebnisse einer Doppelblindstudie mit der Gabe eines oralen Versuchspräparates zur Aminosäurensubstitution werden in Kürze vorliegen. Die 3 g essentielle Aminosäuren enthaltenden, gut schmeckenden Kautabletten werden von unseren Patienten seit einem halben Jahr gut toleriert.

Faßt man alle Argumente für oder gegen eine orale bzw. parenterale Aminosäurensubstitution bei Dialysepatienten zusammen, so überwiegen die Vorteile der Wirtschaftlichkeit und der leichteren Applikation bei der oralen Substitution, sofern ein geschmacklich akzeptiertes Aminosäurenpräparat vorliegt. Es erscheint jedoch durchaus sinnvoll, im Anschluß an die Dialyse Aminosäurengemische zu infundieren, die an die Aminosäurenverluste im Dialysat adaptiert sind. Die Infusion während der Dialyse ist wegen der hohen Verluste im Dialysat nur dann vorzuziehen, wenn die postdialytische Aminosäureninfusion nicht toleriert wird.

Schlußfolgerungen

Von den genannten Faktoren, die die Höhe der Dialysatverluste von Aminosäuren beeinflussen, ließe sich die Dialysetechnik am leichtesten modifizieren. Allein aus dem Gesichtspunkt möglichst niedriger Aminosäurenverluste ist allerdings die Kurzzeitdialyse nicht zu rechtfertigen. Veränderungen der Ernährungsgewohnheiten der Dialysepatienten durch strengere Diätanweisungen werden mit hoher Wahrscheinlichkeit an der Kooperationsbereitschaft der Dialysepatienten scheitern, die bereits bezüglich ihres Wasser-, Natrium-, Kalium- und Phosphatgehaltes erhebliche Einschränkungen in der Freizügigkeit ihrer Ernährung einhalten müssen. Durch die bisher noch umstrittene Substitution von Aminosäuren ließe sich das intravasal und intrazellulär wahrscheinlich entstehende Aminosäurendefizit der Dialysepatienten beheben. KULT et al. (14) berichten von signifikanten Besserungen des für Dialysepatienten typischen Proteinmangels, wenn essentielle Aminosäuren am Ende der Dialyse infundiert werden. BERGSTRÖM et al. (3) legen Befunde mit ^{11}N-markierten Aminosäuren vor, wonach der intrazelluläre Gehalt von Aminosäuren durch Zugabe essentieller Aminosäuren unter der Dialyse wieder ansteigt. Die Entscheidung steht noch offen, wie unter Dialyse verlorene Aminosäuren am besten ersetzt werden sollen: durch parenterale Zufuhr oder durch orale Substitution.

Zusammenfassung

Bei neun regelmäßig hämodialysierten Patienten wurden während
vier Dialysen die Konzentration der Plasmaaminosäuren zu Beginn und am Ende der Dialyse sowie der Aminosäurenverlust im
Dialysat gemessen. Der Aminosäurenverlust im Dialysat war hochsignifikant (p <0,001) abhängig von der Konzentration der Aminosäuren im Plasma, dagegen nicht vom Molekulargewicht der einzelnen Aminosäuren.

Der Aminosäurenverlust im Dialysat betrug 9 - 19 g pro Dialyse.
Trotz des Verlustes von Aminosäuren im Dialysat zeigten die
Plasmaaminosäurenspiegel während der Dialyse keinen signifi-
kanten Abfall.

Die Substitution von Aminosäuren während der Dialyse wird durch
den hohen Verlust (40 - 50 %) der zugeführten essentiellen Aminosäuren ins Dialysat erschwert. Die rasche Infusion von essentiellen Aminosäuren nach Beendigung der Dialyse wird nur von
einem Teil der Patienten toleriert. Die zur Substitution verwandten Aminosäurenlösungen sollten sich an den durchschnittlichen Aminosäurenverlusten im Dialysat orientieren. Die orale
Gabe von Aminosäurenkonzentraten wird als wahrscheinlich bester
Weg der Substitution essentieller Aminosäuren weiter erprobt.

Literatur

1. ANDERSON, G. H., PATEL, D. G., JEEJEEBHOY, K. N.: Design and
   evaluation by nitrogen balance and blood aminograms of an
   amino acid mixture for total parenteral nutrition with gastrointestinal disease. J. clin. Invest. 53, 904 (1974).

2. BERGSTRÖM, J., FÜRST, P., JOSEPHSON, B., NOREE, L.-O.: Factors affecting the nitrogen balance in chronic uremic patients receiving essential amino acids intravenously or by
   mouth. Nutr. Metabol., Suppl. 14, 162 (1972).

3. BERGSTRÖM, J., FÜRST, P., NOREE, L.-O., VINNARS, E.: The
   effect of peritoneal dialysis on intracellular free amino
   acids in muscle from uraemic patients. Proc. Europ. Dial.
   Transpl. Assoc. 9, 393 (1972).

4. BERLYNE, G. M., LEE, H. A., GIORDANO, C., de PASCALE, C.,
   ESPOSITIO, R.: Aminoacid loss in peritoneal dialysis. Lancet I, 1339 (1967).

5. GIORDANO, C.: Diet and aminoacids in uraemia. Proc. Europ.
   Dial. Transpl. Assoc. 9, 419 (1972).

6. GIORDANO, C., de PASCALE, C., de CRISTOFARO, D., CAPODICASA,
   G., BALESTRIERI, C., BACZYK, K.: Protein malnutrion in the
   treatment of chronic uremia. In: Nutrition in Renal Disease
   (ed. G. BERLYNE), p. 23. Edinburgh-London: Churchill-Living-
   stone 1968.

7. GULYASSY, P. F., AVIRAM, A., PETERS, J. H., PARK, M.: Evaluation of amino acid and protein requirements in chronic uremia. Arch. intern. Med. 126, 855 (1970).

8. GULYASSY, P. F., PETERS, J. H., LIN, S. C., RYAN, P. M.: Hemodialysis and plasma amino acid composition in chronic renal failure. Amer. J. clin. Nutrit. 21, 565 (1968).

9. HECKING, E., MILADINOVIC, Z., DÖRR, M., PORT, F. K.: Aminosäurenverlust im Dialysat (vorläufige Mitteilung). Nieren- u. Hochdruckkrankh. 5, 95 (1976).

10. HELD, E., WINKELMANN, W., FINKE, K., v. DEHN, H., SEYFFART, G., GURLAND, H. J.: Plasma-Aminosäuren bei chronischer Niereninsuffizienz. Klin. Wschr. 52, 948 (1974).

11. KLUTHE, R., BAUMANN, G., BISCHOFF, V., QUIRIN, H.: Serumtransferrin und Eiweißernährung bei chronisch intermittierender Hämodialyse. Medizin und Ernährung 12, 73 (1971).

12. KLUTHE, R., LINDENMAIER, K.: Praxis der Ernährungstherapie bei Niereninsuffizienz. Nieren- u. Hochdruckkrankh. 3, 1 (1974).

13. KULT, J., RICHTER, U., RÖCKEL, A., HEIDLAND, A.: Die Bedeutung der Aminosäurensubstitution bei chronisch intermittierender Hämodialysebehandlung. Nieren- u. Hochdruckkrankh. 3, 6 (1974).

14. KOPPLE, J. D., SHINABERGER, J. H., COBURN, J. W., SORENSEN, M. K., RUBINI, M. E.: Optimal dietary protein treatment during chronic haemodialysis. Trans. Am. Soc. Artif. Intern. Organs 15, 302 (1969).

15. LUKE, R. G., REES, E. D., WINTERNITZ, W. W., BURCHETT, T.: Abnormal metabolism of amino acids in uraemia. Proc. Europ. Dial. Transpl. Assoc. 10, 152 (1973).

16. NOREE, L.-O., BERGSTRÖM, J., FÜRST, P., HALLGREN, B.: The effect of essential amino acid administration on nitrogen metabolism during dialysis. Proc. Europ. Dial. Transpl. Assoc. 8, 182 (1971).

17. NOREE, L.-O., BERGSTRÖM, J.: Treatment of chronic uremic patients with protein-poor diet and oral supply of essential amino acids. II. Clinical results of long-term treatment. Clin. Nephrol. 3, 195 (1975).

18. RUBINI, M. E., GORDON, S.: Individual plasma-free amino acids in uremics: effect of hemodialysis. Nephron 5, 339 (1968).

19. SCHOPPE, W.-D., DIRKS, E., SCHNURR, E., KINDLER, U.: Proteinverlust bei Peritonealdialysen. Verh. dtsch. Ges. inn. Med. 82, 1976 (Vortrag 177) (im Druck).

20. WOODS, K. R., RUBIN, A. L., LUCKEY, E. H.: Effects of dialysis with the artificial kidney on plasma amino acids in uremic patients. Trans. Am. Soc. Artif. Intern. Organs 7, 83 (1961).

21. YOUNG, G. A., KEOGH, J. B., PARSONS, F. M.: Plasma amino acids and protein levels in chronic renal failure and changes caused by oral supplements of essential amino acids. Clin. chim. Acta 61, 205 (1975).

22. YOUNG, G. A., PARSONS, F. M.: Amino nitrogen loss during haemodialysis, its dietary significance and replacement. Clin. Sci. 31, 299 (1966).

23. YOUNG, G. A., PARSONS, F. M.: Plasma amino acid imbalance in patients with chronic renal failure on intermittent dialysis. Clin. chim. Acta 27, 491 (1970).

Zusammenfassung der Diskussion zum Thema:
„Fortschritte auf dem Gebiet der parenteralen Ernährung"
und „Parenterale Ernährung unter speziellen klinischen
Bedingungen"

LACKNER:
DUDRICK emphasized the attempts to improve the immune competence.
It has been shown by Dr. CARPENTIER et al. from Belgium (2) that
in improving the nitrogen balance he could directly increase the
lymphocyte function which was measured in vitro by means of the
lymphocyte transformation test.

DUDRICK:
We do need more time to see what the ultimate results of changing
the immune competence might be. It is very important to improve
the body's own defense mechanisms, but up to now there was not
enough long term data to see what the ultimate improvement in
survival or tolerance of the tumor might be as a direct correlation with the improved immune competence.

The average patient converted from negative to positive N-balance
in about 11 days, with a range of 4 to about 18 days.

MUNRO:
SRIKANTIA, India, (5) has been studying malnourished children
on whom he has observed immunological changes, both cellular
immunity and antibody changes. He has come to the conclusion
that they are caused by increased adrenocortical activity in
the malnourished child and that there has to be an elevated
steroid secretion. We have to take into consideration, whether
changes in steroid levels should be a useful additional parameter for monitoring.

HELLER:
Dr. MUNRO, did you measure the excretion of 3-methylhistidine
in pregnant women?

MUNRO:
No, but we ought to do that.

DÖLP:
Wie stark ändert sich die 3-Methylhistidin-Ausscheidung im Er-
wachsenenalter, d. h. etwa zwischen dem 25. und dem 50. Jahr?

MUNRO:
In growing rats there is a stop in growth by feeding them with
protein free diet. Doing the same in young adults the change in

body protein content is a quite small one at least for a few
days, that means the body is not under the same change as in
growth. We cannot answer the question by our data about different values in adults and different rates of breakdown.

SILK:
Dr. HARTIG, did you measure the plasma levels of amino acids
in your patients during therapy, because it seems to me that
the explanation for increased urinary excretion of amino acids
will be due to decreased hepatic uptake because the liver is
bypassed by the operation.

HARTIG:
Wir bestimmten den Plasmaspiegel des ^{15}N-Glycin und haben festgestellt, daß die Konzentration des ^{15}N-Glycin im Plasma nach
der Anastomose etwas höher liegt als vorher. Dieser Unterschied
beruht wahrscheinlich auf der durchgeführten portokavalen Anastomose.

DÖLP:
Untersuchungen der Plasmaspiegel von Aminosäuren und deren Ausscheidung im Urin bei Polytraumatisierten unter totaler parenteraler Ernährung zeigten, daß es einerseits zu einem zum Teil
sehr ausgeprägten Anstieg der Aminosäurenkonzentration im Plasma kam, andererseits jedoch die Gesamtausscheidung der Aminosäuren im Urin nur 3 % der gesamten Zufuhrrate betrug (3).

THOMAS:
Do you have an explanation why glucose tolerance is improved as
measured by an increased glucose utilisation rate when a mixture of carbohydrate substrates was infused?

BÄSSLER:
Die Abbauwege der einzelnen Nicht-Glukose-Kohlenhydrate münden
zunächst unabhängig voneinander und an verschiedenen Stellen in
den Hauptweg des Glukosestoffwechsels ein. Dies ist eine wesentliche Voraussetzung für die Kombination verschiedener Kohlenhydrate. Die verschiedenen Nicht-Glukose-Kohlenhydrate können
nun wie Glukose weiter abgebaut werden und auf diese Weise Energie liefern, und sie können in Glukose umgewandelt werden.

Im posttraumatischen Zustand wird Glukose besser verwertet, wenn
sie in Form der Vorstufen der Nicht-Glukose-Kohlenhydrate appliziert wird, aus denen sie protrahiert entsteht, oder wenn sie
im Gemisch mit ihnen infundiert wird, als wenn sie allein verabreicht wird. Im letzteren Fall kann eine ausreichende Verwertung nur durch Insulin erzwungen werden, bei Verabreichung über
und mit Nicht-Glukose-Kohlenhydraten ist Insulin überflüssig
(1).

STEINBEREITHNER:
Dr. DÖLP, welche Aussagekraft messen Sie der Alphaaminostickstoffbestimmung bei?

DÖLP:
Die Methodik der Alphaaminostickstoffbestimmung bietet erhebliche Ungenauigkeiten; die Aussagen, die sich auf diese Werte
stützen, müssen daher mit Zurückhaltung aufgenommen werden.
Nicht der Parameter Alphaaminostickstoff ist in Mißkredit ge-
kommen, sondern die zu seiner Bestimmung verwendete Methodik
(4). Wir haben uns daher auf die Angabe der Summe der im Urin
bestimmten Aminosäuren beschränkt. Als Alternative bietet sich
an, die Stickstoffbilanz in Relation zu setzen zur zugeführten
Aminosäurenmenge. Sie erlaubt einen Rückschluß auf die im Körper verbliebenen Mengen der Aminosäuren, auch hinsichtlich des
Proteinaufbaues. Es hat sich gezeigt, daß bis zu einer bestimmten Grenze die zugeführten Aminosäuren gut utilisiert werden,
bei Unterschreiten dieses Wertes ist der Eiweißaufbau vermindert.

FEKL:
Der Wert Alphaaminostickstoff im Urin sagt lediglich etwas aus
über den Overflow, d. h. über die Größe der Ausscheidung von
Aminosäuren über den Urin.

STEINBEREITHNER:
Dr. RAULT, why do you position the tip of your catheter into
the atrium, why not in the vena cava superior?

RAULT:
We want to have a blood flow as high as possible, therefore the
desirable location of the tip of the catheter is the right atrium.
Up to now we have no information about the development of endo-
carditis.

BEITRAG AUS DEM AUDITORIUM:
We were able to study several patients with fulminant hepatic
failure. We found excellent correlation between the serum level
of phenylalanin and thyrosin for the state of consciousness.
Three of our eight patients survived, they all regained consciousness with normal levels of the aromatic amino acids whereas all the patients who died had elevated levels.

WALSER:
Dr. FUNOVICS, is there really a difference in mortality rate
between the glucose treated group and the group treated with
the infusion you described?

FUNOVICS:
Die Unterschiede sind nicht signifikant, wir haben es auch
nicht geprüft. Dagegen waren alle anderen Parameter signifikant unterschiedlich.

KOPPLE:
What happens to serotonin and tryptophan levels or serotonin
turnover in the brain during liver failure? It is known that
this ratio in at least normal animals can effect tryptophan uptake, but in liver failure is it really known?

FUNOVICS:
Wir haben an komatösen Tieren (Ratten) die Tryptophan- und Se-
rotoninkonzentration in Gehirnhomogenaten untersucht. Dabei
fanden wir, daß das Serotonin etwa um das 3fache erhöht ist.
Untersuchungen der Verteilung ergaben, daß die Konzentrationszunahme besonders ausgeprägt war im Mittelhirn, im Striatum und
im Kleinhirn.

KOPPLE:
Did these concentrations decrease with your infusion?

FUNOVICS:
Bisher haben wir keine Untersuchungen darüber, wie sich die
Konzentrationen von Tryptophan und Serotonin im Gehirn bei
Langzeitinfusionen verhalten. Das Liquortryptophan nimmt nach
Infusion jedoch wesentlich ab.

AHNEFELD:
Läßt sich aufgrund Ihrer Ergebnisse schon eine Empfehlung im
Hinblick auf das Infusionsregime bei Leberversagen geben?

FUNOVICS:
Neben dem nutritiven Aspekt scheint sich die Möglichkeit der
therapeutischen Beeinflussung des hepatischen Komas zu bieten.
Ich glaube jedoch nicht, daß das fulminante akute Leberkoma Ge-
genstand einer Aminosäurentherapie werden kann.

HARTIG:
Sie haben das Pattern der Aminosäurenlösung geändert. Gibt es
einen Anhalt dafür, daß es bei der Leberinsuffizienz Höchst-
grenzen der Zufuhrraten geben wird?

FUNOVICS:
Eine Antwort kann zur Zeit noch nicht gegeben werden. Wir können noch nicht sagen, wie niedrig muß und darf die Konzentration der essentiellen aromatischen Aminosäuren sein und wie
hoch können die maximalen Konzentrationen der aliphatischen
Aminosäuren liegen.

KULT:
Dr. HECKING, haben Sie einen Anhalt dafür, daß die Verluste an Aminosäuren über das Dialysat zu Beginn der Dialyse höher liegen als zu Ende?

HECKING:
Der Dialysatverlust an Aminosäuren ändert sich wahrscheinlich während der Dialyse nicht, da die Plasmaaminosäurenspiegel konstant bleiben.

HARTIG:
Geben Sie die essentiellen Aminosäuren zur Diät in Höhe des Dialyseverlustes oder aber in konstanter Rate hinzu? Erfolgt dieser Zusatz an essentiellen Aminosäuren auch bei Heimdialysepatienten oder nur in der Klinik?

HECKING:
Zur Zeit wird eine noch nicht speziell an die Erfordernisse des Patienten adaptierte Lösung infundiert, und zwar entweder am Ende der Dialyse oder während der letzten 90 min. Bei Heimdialysepatienten applizieren wir mit 15 g pro Tag essentieller Aminosäuren bewußt hoch ein orales Präparat, wobei in einer Tablette jeweils 3 g essentieller Aminosäuren enthalten sind.

HARTIG:
Es erscheint wichtig, hier noch einmal darauf hinzuweisen, daß im Zusammenhang mit der Dialyseschulung immer eine Ernährungsschulung erfolgen muß. Nur so erscheint es möglich, gezielt Eiweißverluste zu vermeiden.

Literatur

1. AHNEFELD, F. W., BÄSSLER, K. H. et al.: Die Eignung von Nicht-Glukose-Kohlenhydraten für die parenterale Ernährung. Infusionstherapie 2, 227 (1975).

2. CARPENTIER, Y., BREMER, A.: L'intérêt de l'hyperalimentation parentérale en pathologie chirurgicale et digestive. Acta gastroent. belg. 38, 182 (1975).

3. DÖLP, R.: Untersuchungen über das Aminosäurenmuster im Blut und Harn bei polytraumatisierten Patienten unter fortlaufender Infusion von Aminosäuren. Habilitationsschrift 1975.

4. HENRY, R. J., CANNON, D. C., WINKELMAN, J. W. (eds.): Clinical Chemistry, Principles and Technics. Sec. ed., p. 575. Hagerstown/Maryland: Harper & Row 1974.

5. SRIKANTIA, S. G.: Protein-calorie malnutrition in Indian children. Indian J. med. Res. 57, 36 (1969).

Panel zum Thema:
„Spezielle Indikationen der parenteralen Ernährung"

AHNEFELD: EINLEITUNG
In dieser Diskussionsrunde kann ich Wissenschaftler des In- und
Auslandes begrüßen, die sich seit Jahren in den Bereichen der
Biochemie, der klinischen Chemie, aber auch den unterschiedlichen klinischen Fachdisziplinen mit Forschungen auf dem Gebiet
der parenteralen Ernährung beschäftigen. Es besteht kein Zwei-
fel mehr daran, daß wir unter Verwendung der heute zur Verfügung stehenden Nährstofflösungen und unter Anwendung der bekannten Applikationstechniken die Möglichkeit besitzen, auch
über längere Zeiträume eine erforderliche und dem Bedarf ange-
paßte Ernährung auf intravenösem Wege sicherzustellen. Wir wollen in diesem Gespräch versuchen, die in den letzten Jahren erzielten Fortschritte darzustellen. Hierbei geht es insbesondere
um die Fragen, ob es notwendig erscheint und zum anderen realisier
bar ist, eine intravenöse Ernährung auch unter veränderten und
extremen Stoffwechselsituationen oder bei vorliegenden Organ-
schäden einzusetzen bzw. durchzuführen.

Beginnen wir dabei mit einem Zustand, den wir in der Klinik täglich beobachten: dem Hunger. Der Patient kann, darf oder will
nicht oder nicht genügend Nährstoffe auf oralem Wege aufnehmen.
Ein solcher Zustand kann bereits präoperativ vorliegen, er
entwickelt sich auf jeden Fall postoperativ. Er kann aber auch
bei chronischen Erkrankungen ohne operativen Eingriff beobachtet werden, und er kann kurz- und längerfristig sein. In vielen
Bereichen herrscht noch die Meinung vor, daß die meisten Patienten über genügend körpereigene Reserven verfügen und daher insbesondere im operativen Bereich eine Ernährungstherapie nicht
notwendig sei. Es wird weiter argumentiert, daß der Hunger
postoperativ notwendige Eigenregulationen des Organismus er-
leichtert und im übrigen jeder Versuch z. B. einer ausreichenden Substitution von Eiweiß sinnlos sei, da man mit einer entsprechenden Verwertung doch nicht rechnen könne. Dagegen steht
allerdings die Feststellung, daß Patienten, die größeren Wahleingriffen entgegensehen, durch die Anwendung der modernen Medizin mit aufwendiger Diagnostik und einer damit verbundenen,
zumindest quantitativ und qualitativ, unzureichenden Nahrungsaufnahme in eine schlechte präoperative Ausgangssituation ge-
bracht werden, die eigentlich bereits präoperative Korrekturen
erfordert.

FRAGE:
Wie beurteilen Sie aus biochemischer Sicht den Hunger? Ist es -
überspitzt gefragt - eventuell sinnvoll, den Patienten bereits
präoperativ auf eine "postoperative Nulldiät" zu trainieren?

BÄSSLER:
Nein, ein solches Training halte ich nicht für sinnvoll; Hunger
kostet immer Substanz, und zwar Protein. Es kommt nicht auf das
Fett an, das da verlorengeht, sondern auf das Protein; es wäre
völlig unsinnig, einen Menschen seiner Reserven zu berauben,
wenn man weiß, daß eine Belastung auf ihn zukommt, unter der er
diese Reserven braucht. Wenn ich die Frage mit einem ebenso
überspitzten Vergleich beantworten darf: Wenn man auf eine Über-
landfahrt gehen will, bei der man erfahrungsgemäß keine Tank-
stelle findet, wird man kaum vorher den Tank leerfahren, um das
Auto an den Benzinmangel zu gewöhnen.

FRAGE:
Welche Zusammenhänge bestehen zwischen Hunger- und Postaggressionsstoffwechsel und was sind die wesentlichsten Kriterien dieser beiden Zustände?

SCHULTIS:
Von den Regulationen und von dem Ablauf im Intermediärstoffwechsel her sind Hunger und Postaggressionsstoffwechsel primär unterschiedliche Vorgänge. Der Hunger fordert die Regulationen
allmählich, der Streß oder die Aggression hingegen plötzlich.
Die Antwort auf den Streß ist die Ausbildung einer Ergotropie
mit vermehrter Ausschüttung von Katecholaminen und plötzlichem
Anspringen der Regulationen zur Aktivierung des zyklischen AMP
zur Bereitstellung von Energie aus Depots. In Abhängigkeit vom
Ausmaß tritt beim Streß eine mehr oder weniger ausgeprägte
Hyperglykämie auf, im Hungerstoffwechsel dagegen bildet sich
spätestens nach 15 - 60 h eine Hypoglykämie aus. Entsprechend
ist im Postaggressionsstoffwechsel mit Regelmäßigkeit eine vermehrte Bereitstellung von Insulin nachweisbar, während die Hypoglykämie im Hungerstoffwechsel immer mit einer Hypoinsulinämie
einhergeht. Außerdem adaptiert sich ein Organismus an den Hunger, und die Katabolie vermindert sich. Beim Postaggressionsstoffwechsel wird erst eine entscheidende Besserung im Zustand
des Patienten die Katabolie vermindern. Ich sehe in diesen beiden Zuständen keine Zusammenhänge, sondern nur Unterschiede.

FRAGE:
Die Unterschiede bestehen aus biochemischer Sicht, in den Auswirkungen sind sie aber doch eine Addition verschiedener Mecha-
nismen?

SCHULTIS:
Die Addition kommt ganz sicher dann zustande, wenn zum Postaggressionsstoffwechsel noch eine Nahrungskarenz hinzutritt.

FRAGE:
Sehen Sie in diesen Veränderungen, die Sie beschrieben haben,
eine potentielle Gefährdung einzelner oder aller Patienten unter der Voraussetzung größerer operativer Eingriffe?

158

SCHULTIS:
Ab einem gewissen Ausmaß der Katabolie, das wir heute noch nicht
kennen, ist es sicher eine Gefährdung aller. Wenn ich einen täglichen Stickstoffverlust von etwa 10 g habe und das über 14 Tage,
dann wird diese Katabolie für jeden zur Gefährdung. In der Rou-
tinechirurgie mit mittelgroßen Eingriffen, Magenresektionen,
Darmresektionen und ähnlichem, ist es sicherlich nicht für jeden Patienten ein Risiko. Wir kennen heute noch keine Kriterien,
aufgrund derer wir in jedem Fall definitiv beurteilen können:
Das ist ein Stoffwechselrisikopatient und das ist ein Patient,
der seine drei Tage Hunger ohne weiteres vertragen wird, ohne
daß für ihn der Abfall der Immunglobuline oder anderer Funktionsproteine gefährlich wird.

FRAGE:
Herr HARTIG, Sie haben in Ihrem Referat die Verwertung von Aminosäurenlösungen unter Streßsituationen dargestellt. Kann man
im sogenannten Postaggressionsstoffwechsel überhaupt mit der
Verwertung von zugeführten Aminosäuren rechnen oder würden Sie
aufgrund Ihrer Kenntnisse und Ergebnisse nach schweren Eingriffen oder nach ausgedehnten Traumen mit der Zufuhr von Aminosäuren zurückhaltend sein?

HARTIG:
Das ist sicher eine sehr wichtige und entscheidende Frage. Wir
konnten mit einem sehr einfachen Modell bereits vor einigen Jahren nachweisen, daß Eiweißkörper aus Aminosäuren gebildet werden, die erst postoperativ gegeben wurden. Wir hatten das damals durch Gabe von ^{15}N-markierten Aminosäuren nachgewiesen,
die wir dann auch in Proteinen fanden (3). In der Abb. 1 sind
die Markierungen der Wundproteine, Muskelproteine, Nieren- und
Leberproteine zu sehen. Es gibt aber eine Besonderheit im Streßstoffwechsel: Zugeführte Aminosäuren werden in einem höheren
Prozentsatz verbrannt gegenüber einem nichtkatabolen Zustand,
daraus ergeben sich natürlich Folgerungen:
1. Zur Erreichung einer gleich guten Bilanz benötigt man im
   Streßstoffwechsel mehr Aminosäuren als bei einem gesunden.
2. Mit zunehmendem Streßgrad verschlechtert sich die Verwertung
   zunehmend (Abb. 2).
Wir haben damals einfache Bilanzuntersuchungen gemacht. Auf der
Ordinate sehen Sie die Stickstoffbilanz, auf der Abszisse die
Stickstoffzufuhr. Zur Erreichung des Bilanzminimums benötigt
man bei einem Rekonvaleszenten etwa 60 g Protein mit den entsprechenden Kalorien, für Magenresezierte etwa 90 g und für
Schädel-Hirn-Traumatisierte 120 g. Man sieht hier also deutlich die Abhängigkeit vom Streßgrad. Um die Frage zu beantworten, die Sie mir gestellt haben: Ich würde unter allen Umständen Aminosäuren geben. Ich halte dies für erforderlich und würde auch so hoch wie möglich dosieren. Bei unseren Untersuchungen mit Aminofusin^R forte im postoperativen Zustand (Beginn der
Zufuhr etwa 5 h nach Operationsende) haben wir keine Veränderung im Säure-Basen-Status oder Erhöhungen des Aminosäurenspie-
gels finden können.

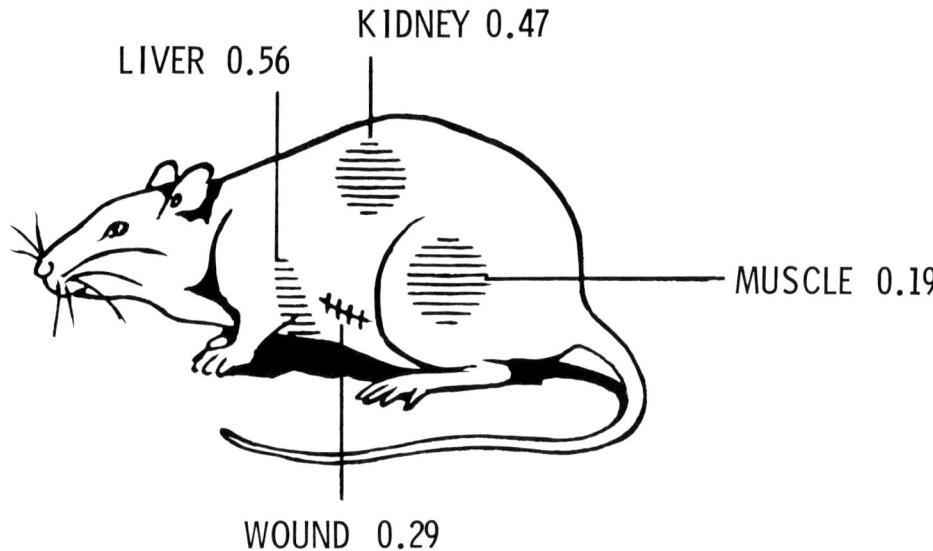

LIVER 0.56

KIDNEY 0.47

MUSCLE 0.19

WOUND 0.29

Abb. 1. Incorporation of amino acids in different tissues after application of ^{15}N-labelled aminofusin

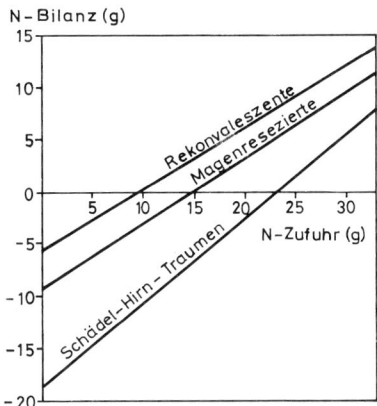

Abb. 2. Beziehungen zwischen Ernährung und Stickstoffbilanz bei Rekonvaleszenten, Magenresezierten und Schwertraumatisierten (Aus: HARTIG, W.: Moderne Infusionstherapie. 3. Aufl.. Leipzig: Barth 1974.)

FRAGE:
Bestehen im Stoffwechsel noch Verwertungsstörungen, stören dann die zugeführten Aminosäuren?

BÄSSLER:
Das ist schwer zu sagen, weil man über die Regulationsverhält-
nisse in diesem akuten Zustand sehr wenig weiß. Ich würde es
auch für sinnvoll halten, frühzeitig Aminosäuren und Energie-
träger zu geben. Allerdings unter der Voraussetzung, daß die
grundlegenden Vorbedingungen für eine Verwertung bestehen oder
geschaffen werden konnten, daß beispielsweise eine ausreichende
Gewebsperfusion und keine schwere Hypoxie vorliegt. Ist man sich
dessen nicht sicher, so empfiehlt es sich, mit geringen Dosen
anzufangen und langsam unter Kontrolle zu steigern. Das Problem
ist um so weniger dringend, je besser die Ausgangslage des Patienten ist. Daher die Forderung, vor der Operation soweit wie
möglich für einen guten Ernährungszustand zu sorgen. Es steht
noch das Wort von DUDRICK im Raum: Besser eine Woche präoperative als drei Wochen postoperative parenterale Ernährung.

AHNEFELD:
Wir werden in den weiteren Referaten noch hören, welche Voraussetzungen wir anzustreben haben, um die Indikation zur parenteralen Ernährung stellen zu können. In letzter Zeit sind vermehrt
Diskussionen darüber entstanden, welche Ernährungstherapie z. B.
bei Vorliegen einer schweren Störung im Säure-Basen-Haushalt
durchgeführt werden kann. Darüber müssen wir uns im klaren sein:
In diesen Fällen sollten wir über die Störung im Säure-Basen-
Haushalt und nicht über die parenterale Ernährung sprechen!

FRAGE:
Wann und unter welchen Bedingungen und gegebenenfalls für welchen Zeitraum würden Sie vor größeren Eingriffen bereits eine
präoperative Korrektur für erforderlich halten?

HALMAGYI:
Vom Prinzip der Ernährung her ist diese Frage sehr leicht zu beantworten: Wir sollen immer dann und zwar sofort mit kompletter
parenteraler Zufuhr von Nährstoffen beginnen, wenn dies auf per-
oralem Wege nicht oder nicht ausreichend möglich ist. Dies würde bedeuten, daß wir eigentlich bei jedem Routinefall die präoperative Nahrungskarenz durch eine komplette Zufuhr von Nährstoffen auf intravenösem Wege zu überbrücken haben. Fragt man
aber nach der klinischen Notwendigkeit, ist die Antwort wesentlich komplizierter. Bisher sind wir gezwungen, uns an anamnesti-
sche Angaben zu halten; einen absoluten Maßstab, wann und in
welchem Maße und - im voraus - über welchen Zeitraum eine intravenöse Ernährung erforderlich ist, haben wir bis heute nicht.
Allgemein läßt sich sagen: Je länger eine komplette oder in-
komplette Nahrungskarenz bestand, je schlechter der allgemeine
Ernährungszustand des Patienten ist, je schwerer der zu erwar-
tende chirurgische Eingriff ist, desto eher und desto länger
würde ich in der präoperativen Phase eine komplette parenterale
Ernährung durchführen. Ich bin ganz der Meinung von Dr. DUDRICK,
daß eine ausreichende Ernährung bereits in der präoperativen
Phase begonnen werden soll, wo wir noch nicht unbedingt dazu
gezwungen sind, entsprechend der jeweiligen pathophysiologischen
Situation des Stoffwechsels handeln zu müssen.

FRAGE:
Welches Vorgehen empfiehlt sich aus der Sicht der Gynäkologie?

HELLER:
Ich möchte hier auf einen Punkt aufmerksam machen, der von fast
allen operativ Tätigen übersehen wird. In der Mehrzahl der Fälle
erzeugen wir selbst den präoperativen Hungerzustand mit unseren
diagnostischen Maßnahmen. Muß z. B. ein Infusionsurogramm gemacht werden, soll dazu der Darm möglichst leer sein, um schöne
Röntgenaufnahmen zu bekommen. Oder es wird eine Lymphangiogra-
phie, eine Kolonkontrastdarstellung usw. durchgeführt, eine
ganze Reihe von diagnostischen Maßnahmen, die eigentlich voraus-
setzen, daß man dem Patienten wenig oder nichts zu essen gibt.
Mit diesen diagnostischen Maßnahmen wird der Patient, sofern er
es nicht schon ist, iatrogen in einen Hungerzustand hineinmanö-
vriert. Das sollten wir uns vor Augen halten. Das ist einer der
Gründe, weshalb wir mit einer künstlichen Ernährung, die ja nicht
unbedingt parenteral sein muß, bereits präoperativ beginnen
sollten.

FRAGE:
Dr. VINNARS, do you see the same indications for the preoperative phase? How do you treat patients suffering from certain
diseases which have caused catabolism for a longer period?

VINNARS:
I agree to what Dr. HELLER has already said, that one of the
most common reasons for a catabolic state is starvation which
sometimes precludes a state of malnutrition. In the preoperative
phase the reason is different of course, however, if a condition
with malnutrition is recognized it is obviously very important
to provide nutrition and if the patient cannot take up anything,
intravenous feeding is necessary. It is also a question of which
signs we have, only clinical signs for a state of malnutrition
or possibly the plasma aminogram. I think one of the first signs
of a state of malnutrition is a change of the plasma amino acids,
especially the increase of the branched-chain amino acids (2).
Therefore it is very important to treat the patients before
operations, so they will be in an optimal condition at the time
of operation.

AHNEFELD:
Wir haben damit den präoperativen Teil abgeklärt. Es ist klar,
es muß keine Infusionsbehandlung sein, aber wir müssen uns um
die präoperative Ernährung der Patienten kümmern, und wir müssen versuchen, durch entsprechende organisatorische Maßnahmen
auch die Zeit dafür zu gewinnen, um sie gezielt und ausreichend
durchführen zu können; das wird sicher nicht einfach sein, denn
nur in den seltensten Fällen kann man einen Patienten in statio-
näre Behandlung nehmen, um ihn vorzubereiten. Hier werden ört-
lich unterschiedlich Möglichkeiten gesucht werden müssen, um
diese Forderungen zu erfüllen.

FRAGE:
Dr. DUDRICK, in your presentation you spoke of an impressive
number of patients that you treated with parenteral nutrition
in addition to or as a presupposition for the specific therapy
of malignant tumors. Please give us a summary of your recommen-
dations.

DUDRICK:
This morning I tried to cover very quickly a wide spectrum of
how we feel about the treatment of cancer patients but I think
the question is important enough and we have probably had significant enough difficulty in trying to determine whether or
not we should feed these patients by vein that it properly merits
some for the discussion. We originally avoided the cancer patients because we thought as did many other people that feeding
the cancer patients would just prolong the inevitable death. We
now know that patients who are not even receiving any therapy
but are just habilitating, will do much better in the hospital,
if fed while going through diagnostic periods when we are
cleaning out their bowel or giving them nothing to eat because
of various diagnostic studies; we therefore feed them during
all phases in which they are losing weight or are obviously in
a catabolic state. It is obvious that many surgical patients
simply do not look as if they could tolerate an operation. Every
surgeon knows for example that a woman with esophagus cancer
weighing only 80 pounds is going to lose another 15 - 20 pounds
after the operation, that means, you will simply kill the patient.
To accomplish the technical feed so that the operation is a success and the patient dies, is no longer justifiable. We must do
everything to make sure that the patient survives and has the
opportunity to live a meaningful life. Many of our patients
appreciated increased strength, so that they could walk in their
room, so that they could do things without help, so they do not
have to sit there waiting for somebody to take care of them and
so they could show some interest in reading or watching tele-
vision or communicating with the people around them. Sometimes
the goal of our feeding is merely to get the patient in good
enough condition to go home to die. There are various indications, anomalous from a strictly scientific or therapeutic
standpoint, how to treat another human being in the kindest
way during the maximum stress in life. With the chemotherapy
we now have more than 240 patients that we have converted from
non-candidates for chemotherapy to candidates for chemotherapy.
We are able to give 2 - 2 1/2 times as much chemotherapy per
unit time with hyperalimentation or total parenteral nutrition
than we could without it.

We are looking forward to the future when we might be able to
create the proper malignant cellular environment by specific
amino acid preparation together with the appropriate chemotherapy agents so that we might have the best combination for death
of the cancer cell without death of the normal cell. These are
the types of studies we are doing now in the animal laboratory
and we are trying to collect some data on man. Now to the x-ray
therapy. We are presently carrying the patient through the radio-

therapy in a much better condition. We are quite excited about
the non cornified epithelial cell carcinoma of the lung because
we have had many tumors of 8 - 10 cm diameter in the lung of
which we know that in the past patients died within a few months
and are now living two or three years. We believe that if we
nourish the cell better with the other nutrients it will also
be more sensitive.

FRAGE:
How do you adapt parenteral nutrition to the special requirements of the individual patient?

DUDRICK:
Most patients we try to evaluate clinically. If the patient has
a lot of edema, for example we will not give him any salt but
high protein and a relatively low calorie-nitrogen ratio, perhaps 100 - 150 : 1. We can mobilize the water; if the serum albumin concentration is below 3 g% we will add albumin to the
mixture to restore oncotic pressure to a normal level. If the
patient has an elevated BUN or creatinine, we will start more
slowly on the amino acids and we will watch the potassium, phosphate and magnesium. After trying to adjust the solution we hope
to come to a stable situation in which we are giving the average
patient about 2500 - 3000 kcal and about 90 - 125 g protein
equivalent. In most patients this seems to be sufficient, especially in cancer patients. We make early attempts to feed by
mouth; using an elemental diet if possible or other tube feedings
like Nutri 1000[R].

We strongly recommend against giving the patient with liver
failure just carbohydrates alone. We have much data of rats,
dogs, and men to show that a carbohydrate solution alone given
in a bad liver function as had previously been recommended, will
induce a fatty metamorphosis of the liver. Amino acids are essential, even if they are not adjusted to the patients specific
requirements they are nevertheless better than just glucose
alone.

FRAGE:
Stellt sich die Frage der parenteralen Ernährung bei den Karzinompatienten in der Gynäkologie ähnlich?

HELLER:
Zunächst einmal unterscheiden sich unsere Patientinnen in einem
Punkt prinzipiell von denen, über die bisher gesprochen wurde.
Wir haben ein sehr homogenes Krankengut bei den Frauen mit Ge-
nitalkarzinom, bei denen in allen Fällen der Bauchraum mitbe-
strahlt wird; das bedeutet, daß wir zusätzlich zu der allgemeinen Strahlenreaktion, die wir bei der Bestrahlung der Lunge oder
des Kehlkopfes oder anderer Organe haben, hier eine direkte Schä-
digung des Darmes und, was nicht übersehen werden darf, auch der
Darmflora bekommen, so daß wir hier mit sehr viel schlechteren

Bedingungen für die Funktion des Darmes rechnen müssen. Das ist
einer der Gründe, weshalb die Frauen bei uns unter der Bestrahlung, und zwar auch unter der modernen Telekobaltbestrahlung relativ schnell in einen schlechten Allgemeinzustand kommen. Wir
haben deshalb schon sehr früh angefangen, bei diesen Patientinnen eine zusätzliche intravenöse Ernährung durchzuführen. Eine
orale Ernährung wird häufig nicht mehr toleriert. Wir setzen
außerdem den Proteinanteil mit 25 Kalorienprozent relativ hoch
an. Wir geben unseren Frauen eine Zusatzkost von 2.000 Kalorien
intravenös und davon mindestens 25 % in Form von Aminosäuren.
Nun haben wir seinerzeit dargelegt, daß die Stickstoffbilanz
schlechter wird, wenn man intravenös relativ viel Fett gibt.
Daran möchten wir auch festhalten, aber doch auf einen Punkt
hinweisen. Gerade die Fettresorption ist unter der Bestrahlung
sehr schlecht; wir sehen deshalb bei Patientinnen, die lange
Zeit liegen müssen, gar nicht selten Druckulzera, Hautulzera-
tionen auftreten. Diese Hautveränderungen ließen sich bei diesen schwerkranken Patientinnen durch eine von Zeit zu Zeit durch-
geführte Fettzufuhr vermeiden oder auch beseitigen. Offensichtlich spielt hier die Substitution essentieller Fettsäuren eine
entscheidende Rolle.

FRAGE:
Die dem Bedarf adaptierte Substitution von Wasser und Elektro-
lyten ist selbstverständlich eine Grundlage der parenteralen
Ernährung. Aber ich glaube, wir haben immer noch in einem Be-
reich erhebliche Schwierigkeiten, und zwar beim Kalium. Welche
Substitution kann heute routinemäßig empfohlen werden?

REISSIGL:
In der operativen Medizin verdient das Kalium die größte Beachtung. Unter der Voraussetzung einer normalen Nierenfunktion,
deren Aufrechterhaltung durch eine entsprechende Infusionstherapie gewährleistet werden kann, fordern die häufig auftretenden Hypokaliämien eine entsprechende Kaliumzufuhr. Im Gegensatz
zum Natrium können die Nieren, solange die Ausscheidung funktio-
niert, Kalium nicht zurückhalten. Kalium ist für die Elektro-
neutralität, die Osmolarität und die Enzymaktivität im Zell-
innern verantwortlich. Auch Aldosteron und Kortison z. B. erhöhen postoperativ die Kaliumelimination zusätzlich. Betrachtet
man die gebräuchlichen Wasser-Elektrolyt-Lösungen, so finden
sich drei Typen: Die Vollelektrolytlösung, die nur wenig Kalium
besitzt, etwa nur 5 mval/l; es gibt Basislösungen, sie decken
in 3 l den täglichen Basisbedarf an Elektrolyten und enthalten
daher 40 - 50 mval Natrium und 25 mval Kalium/l. Schließlich die
Lösungen für den korrigierten Basisbedarf in der perioperativen
Phase. Diese enthalten 100 mval Natrium und 18 mval Kalium/l.
Sie berücksichtigen die intra und post operationem auftretenden
Flüssigkeits- und Elektrolytverschiebungen. Allgemein werden
nach wie vor häufig kaliumarme Elektrolytlösungen und kalium-
freie Aminosäurenlösungen gegeben; das ist jedoch falsch, da
bei intakter Nierenfunktion besonders in der Chirurgie viel eher
Hypokaliämien als Hyperkaliämien auftreten. Wenn Aminosäuren
und/oder Kohlenhydrate gegeben werden, muß auch der adäquate

Bedarf an Kalium gedeckt werden, weil bei der Zellzerstörung
Kalium freigesetzt und beim Aufbau eingebaut wird. Bei fehlen-
der Kaliumzufuhr können massive Hypokaliämien auftreten. Der
Serumkaliumwert ist nur bedingt zu interpretieren. So kann ein
Wert von 4 mval/l bei Vorliegen einer Alkalose eine Hyperkali-
ämie, bei Azidose aber eine Hypokaliämie bedeuten.

FRAGE:
Dr. LEE, some years ago Dr. DUDRICK pointed out that during
hyperalimentation hypophosphatemia may occur. Do you confirm
with these findings and what are the therapeutical consequences?

LEE:
It is important to stress that hypophosphatemia may occur very
early during parenteral nutrition, that means during the first
48 h as well as very late. Hypophosphatemia can occur and can
be measured prior to any clinical symptoms. This is perhaps
fortunate, since through measuring we can correct it. Hypophosphatemia is not only an academic assumption, it has clinical
sequela particular to the central nervous system. It interferes
with the 2,3 DPG-content of the red cells and shifts the oxygen
dissociation curve to the left. Why does it occur nowadays? It
depends in what country you live, but the pattern of parenteral
nutrition has been changed and therefore today we use more the
cristalline synthetic amino acid solutions, many of which do
not contain any phosphat which the older casein hydrolysates
did. Formerly there was also a believe that the phospholipids
of the fat emulsion might be a source of bioavailable phosphate.
When you treat a patient with parenteral nutrition you would
expect him to become anabolic and when he becomes anabolic then
I must carry not only potassium into the cells but phosphate as
well. Therefore I think the recommended numbers, which are for
basal conditions 0.2 - 0.3 mmol/kg body weight/day, are totally
insufficient for the type of patients we are treating.

It seems to me that in the catabolic patient the phosphate requirement is more in the order of 0.5 - 0.75 mmol/kg body weight/
day. Therefore, the phosphate quantity and the bioavailability
are essential. Finally I would like to point out that even in
acute renal failure situations hypophosphatemia may occur. With
hypophosphatemia there is at the same time a tendency for hypo-
kalemic metabolic alkalosis and both of these effects are additive in pushing the oxygen dissociation curve to the left and
therefore augmenting the clinical risks of hypophosphatemia.

FRAGE:
In der Literatur wurde von BLACKBURN et al. (1) der Vorschlag
gemacht, in der postoperativen Phase nur Aminosäuren, nicht dagegen Kohlenhydrate zu verabreichen, da sich nur so die Verwertung des endogen frei werdenden Fettes verbessern ließe. Wie ist
dieser Vorschlag zu bewerten?

BÄSSLER:
Hier scheint das Ziel der parenteralen Ernährung mit dem Ziel einer Nulldiät verwechselt zu werden. Es geht ja nicht um die Verwertung von Fettreserven, sondern es geht um die Assimilation von Aminosäuren. Das ist das entscheidende Ziel der parenteralen Ernährung. Nun besteht posttraumatisch eine extrem gesteigerte Lipolyse und die daraus resultierende gesteigerte Fettsäurenoxydation ist biochemisch gesehen der Auslöser der katabolen Situation, denn erhöhte Fettsäurenspiegel vermindern die Ansprechbarkeit auf Insulin und stören die periphere Glukoseverwertung. Gesteigerte Fettsäurenoxydation führt automatisch zu gesteigerter Glukoneogenese und entzieht damit Aminosäuren ihrer Verwendung zur Proteinsynthese. Die Stickstoffbilanz wird schlechter. Es kommt also ganz im Gegenteil darauf an, die übersteigerte Fettverwertung zurückzudrängen auf normale Werte, und das kann nur durch Kohlenhydrate geschehen. Man muß bedenken, daß das Nervensystem einen obligaten Bedarf an Glukose hat, dessen Sicherung hat den Vorrang vor allem anderen. Dieser Glukosebedarf kann nicht durch Fettsäuren gedeckt werden. Verabreicht man also keine Kohlenhydrate, so mag zwar Energie aus der Oxydation endogener Fettreserven gewonnen werden, aber die für das Nervensystem erforderliche Glukose wird aus Aminosäuren hergestellt, und das läuft dem Ziel der parenteralen Ernährung zuwider.

FRAGE:
Welche Indikationen sehen Sie für die parenterale Ernährung bei Ausfall oder bei Störung der Darmfunktion?

SCHULTIS:
Grundsätzlich ist immer dann eine parenterale Ernährung einzusetzen, wenn die orale oder Sondenernährung nicht mehr möglich ist. Das kann natürlich verschiedene Ursachen haben; im gastroenterologischen Bereich sind das in erster Linie ausgeprägte Zustände von Malabsorption und von Maldigestion, wobei hier durch die chemisch definierten Diäten heute schon echte Alternativen zur Verfügung stehen. Zu nennen sind weiter die Passagestörungen, Verlegungen durch Tumore usw.. Eine der häufigsten Indikationen für den kurzfristigen Einsatz einer parenteralen Ernährung ist meines Erachtens der Patient mit einem paralytischen Ileus. Ziel der parenteralen Ernährung ist es, den Patienten in einen operationsfähigen Zustand zu bringen. Es hat sich weitgehend durchgesetzt, daß bei einem paralytischen Ileus solange wie möglich die Laparotomie hinausgezögert wird, um zu versuchen, durch eine Infusionstherapie und parenterale Ernährung den Zustand zu stabilisieren.

Als spezielle Indikation für eine längerfristige parenterale Ernährung ist besonders die Colitis ulcerosa zu nennen, die bei einer 14tägigen bis 3wöchigen parenteralen Ernährung in einem Großteil der Fälle einen günstigeren Verlauf nimmt. In den Fällen, die bei diesem Therapieregime nicht gebessert werden konnten, stellt sich dann die Indikation zur chirurgischen Intervention. Ein weiterer Bereich der längerfristigen parenteralen

Ernährung sind die Pankreaserkrankungen, insbesondere akute
Schübe chronischer Pankreatitiden, bei denen man mit einer maß-
vollen parenteralen Ernährung eine Möglichkeit der Ruhigstellung
des Organes hat. Aber auch hier ist daran zu denken, daß bei
richtiger Applikation, d. h. Vorschieben von Ernährungssonden
in den oberen Jejunalbereich, mit chemisch definierter Diät ähnliches erreicht werden kann. Die Indikationen für die parenterale Ernährung bei gastroenterologischen Erkrankungen sind sicherlich in den letzten Jahren durch die Weiterentwicklung der chemisch definierten Diät eingeengt worden, dennoch gibt es eine
Reihe von Indikationen, bei denen wir auf eine parenterale Ernährung nicht verzichten können.

FRAGE:
What kind of parenteral nutrition do you recommend when renal
function is disturbed?

LEE:
Over the last 20 years the mortality rate for renal failures has
not diminished in patients over the age of fifty, with a posttraumatic or postoperative status. We have a mortality rate of
about 55 %. These people do not die because of their renal disease, they die because of the metabolic complications, one of
which is obviously malnutrition. The approach again to the
management of acute renal failure with parenteral nutrition depends entirely upon what dialysis facilities there are; because
if adequate facilities for the oliguric renal failure are available then the best proceeding to start with is to say: I will
treat this patient as I would treat another without renal failure. Subsequently dialyse the patient as often as is necessary
to accomodate the fluid volume necessary for parenteral nutrition. My approach is: 50 % of my energy is from glucose and the
other 50 % from fat emulsion. Now to the amino acid solutions.
I use a balanced cristalline amino acid solution for that type
of patient. If peritoneal dialysis is used it is worth-while to
remember that the peritoneal losses of amino acids can be prevented by adding cristalline amino acid solution to the dialysate. In chronic renal failure I think parenteral nutrition has
a very limited application. In chronic renal failure there is
a disturbance of the amino acid profile, we heard about lower
serum transferin level, lower C3 levels and it might be possible
to correct the long term nutritional by giving the patient with
chronic renal failure 250 ml solution containing about 14 g of
essential amino acids at the end of dialysis.

FRAGE:
Dr. KULT, Sie haben den postoperativen Bereich angesprochen.
Wann würden Sie die spezielle Lösung verwenden, auf die Sie aufmerksam gemacht haben, bei welchen Bedingungen sollten wir Kliniker daran denken?

KULT:
Bei Patienten mit eingeschränkter Nierenfunktion, die vor der
Operation bereits eine Azotämie haben, sollten vor und nach der
Operation essentielle Aminosäurenlösungen gegeben werden. Noch
nicht eindeutig geklärt ist die Frage, ob bei einem postoperativ aufgetretenen akuten Nierenversagen auch essentielle Aminosäuren infundiert werden sollen. Im Regelfall wird man vollbi-
lanzierte Aminosäurenlösungen geben.

FRAGE:
Hat die antigenfreie Ernährung eine Bedeutung im Hinblick auf
die Leberfunktion?

ROMMEL:
Es gibt in der neueren Zeit eine ganze Anzahl von Berichten aus
der Gnotobiologie und auch aus der Klinik, daß bestimmte Ver-
läufe von akuter Hepatitis und insbesondere Verschlechterung
von Leberzirrhosen zusammenhängen mit der Antigenität der Ernährung und auch mit Endotoxin von gramnegativen Bakterien (4,
5). In diesem Zusammenhang erscheint es sinnvoll, in solchen
Krisenzeiten, ich denke hierbei besonders an die Leberzirrhose,
eine antigenfreie Ernährung zu geben und dies neben der Dekon-
tamination des Intestinaltraktes durchzuführen.

AHNEFELD:
Fassen wir die hier skizzierten Fortschritte auf dem Gebiet der
parenteralen Ernährung zusammen, so zeigt sich, daß sich für
die Anwendung neue erweiterte und den Erfordernissen adaptierte
Möglichkeiten ergeben haben. Unter Beachtung der heute gültigen
physiologischen, biochemischen und pathobiochemischen Kenntnisse
und der technischen Möglichkeiten, die wir besitzen, läßt sich
eine ausreichende parenterale Ernährung auch unter schwierigen
und extremen Bedingungen durchführen. Diese Aussage schließt
nicht aus, daß wir durch weitere Forschungsergebnisse nicht
noch diese oder jene Ernährungsform optimieren können. Dennoch
dürfte wohl gerade zum Abschluß eines solchen Gespräches die
Aufforderung unbedingt notwendig sein, daß sich die Kliniker in
den operativen, aber auch in den nichtoperativen Fachgebieten
wesentlich intensiver mit den Ergebnissen der Ernährungsforschung,
aber auch den Anwendungsmöglichkeiten befassen müssen.

Literatur

1. BLACKBURN, C. L., FLATT, J. P., CLOWES, G. H. A., O'DONNELL,
   T. E.: Peripheral intravenous feeding with isotonic amino
   acid solution. Amer. J. Surg. 125, 447 (1973).

2. FELIG, P., OWEN, O. E., WAHREN, J., CAHILL, G. F.: Amino
   acid metabolism during prolonged starvation. J. clin. Invest.
   48, 584 (1969).

3. HARTIG, W.: Moderne Infusionstherapie. 3. Aufl.. Leipzig: Barth 1974.

4. LIEHR, L., GRÜN, M., BRUNSWIG, D., SAUTTER, Th.: Endotoxin-ämie bei Lebercirrhose. Zschr. Gastroenterol. $\underline{14}$, 14 (1976).

5. TRIGER, D. R., ALP, M. H., WRIGHT, R.: Bacterial and dietary antibodies in liver disease. Lancet $\underline{I}$, 60 (1972).

Die Stabilisierung der vitalen Funktionen als Vorbedingung für die Durchführung einer parenteralen Ernährung

J. Kilian und W. Seeling

Denkt man an das Chanson "Die Schlacht am kalten Büfett", so könnte man bei der Formulierung des Themas zu einer falschen Einschätzung des Inhaltes des Referates kommen. Es ist nicht daran gedacht, die Maßnahmen zu diskutieren, die zu einem erfolgreichen Abschneiden in diesem vitalen Kampf beitragen können. Daß die Nahrungsaufnahme nicht allein zur Befriedigung des Gaumenkitzels dient, wird spätestens dem in der letzten Reihe Wartenden klar, dessen eventuell laut knurrender Magen deutlich auf die Notwendigkeit hinweist, den bereits anlaufenden Pawlowschen Versuch im eigenen Bereich nicht über Gebühr zu strapazieren. Diese, so ohne Einschränkung bejahte, in diesem Fall sogar mit Lustgefühlen betonte Nahrungsaufnahme wird in weiten Bereichen der Medizin, bezogen auf den Patienten, offensichtlich noch ignoriert. Hier scheint die Maxime "Hungern läutert die Seele" als Behandlungsprinzip mönchischer Askese übernommen worden zu sein.

Um über die Indikationen zur Nahrungszufuhr sprechen zu können - die eigentlich gar nicht Thema einer Diskussion sein dürften -, sollen kurz noch einmal die Aufgaben der Ernährung rekapituliert werden. Oberstes Ziel der Nahrungsaufnahme ist es, durch kontinuierliche Energiezufuhr, durch die dadurch mögliche ständige Synthese und durch den Ersatz von Körpersubstanz und Wirkstoffen einen labilen Gleichgewichtszustand zu erhalten, den wir "Leben" nennen. Schlüsseln wir weiter auf, so ist die Energiegewinnung notwendig, um die im Organismus laufend anfallenden Stoffwechselreaktionen durchführen zu können.

Im einzelnen sind hierunter
- die mechanische Arbeit,
- die osmotische Arbeit (Transportarbeit),
- die chemische Arbeit (Biosynthesen)
zu verstehen (2). Die größte Variable stellt hierbei der Anteil der mechanischen Arbeit dar, der naturgemäß, je nach körperlichen Belastungen, stark schwanken wird. Demgegenüber wird die osmotische Arbeit in etwa immer einen konstanten Anteil am Gesamtenergiebedarf ausmachen, da z. B. der Transport einer Substanz gegen ein Konzentrationsgefälle im Organismus kontinuierlich notwendig ist. Weitgehend ungeklärt ist bisher noch die Frage, ob sich der Anteil der osmotischen Arbeit am Gesamtenergiebedarf ändert, wenn pathologische Veränderungen auftreten, z. B. eine Permeabilitätsstörung oder eine Änderung im Ionen- und Flüssigkeitshaushalt des interstitiellen Gewebes, oder umgekehrt, ob eine nicht ausreichende Energiebereitstellung die erwähnten Störungen auslöst und unterhält.

Die chemische Arbeit wird geleistet zur Biosynthese von Makromolekülen und komplizierten Verbindungen aus energieärmeren Bau-

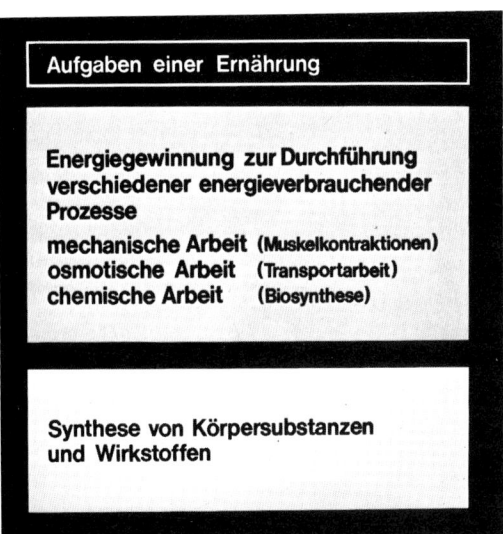

Abb. 1. Aufgaben der Ernährung

steinen. Diese Bereitstellung von Bausteinen ist neben der nötigen Energiezufuhr der zweite wesentliche Aspekt der Ernährung. Nur so ist die Synthese von Körpersubstanz und Wirkstoffen gewährleistet. Da der Organismus ein offenes System darstellt, d. h. er sich in einem dynamischen Gleichgewicht befindet, muß der stetige Verlust von Substanzen kontinuierlich substituiert und resynthetisiert werden. Die Aufgabe der Ernährung wird im Normalfalle also die Aufrechterhaltung einer Homöostase sein; Abweichungen vom eingestellten Soll-Wert müssen möglichst rasch ausgeglichen oder überhaupt vermieden werden.

Dazu ist neben der Energiebereitstellung der ständige Aufbau von komplexen Körperbestandteilen notwendig. Darüber hinaus ist die Synthese von Wirkstoffen entscheidend, durch deren Aktivität die Homöostase überhaupt erst eingehalten werden kann, z. B. Hormone und Enzyme. Wegen des gleichzeitig stattfindenden ständigen Abbaus aller Körperbestandteile hat diese Synthese in allen Phasen des Lebens - nicht nur zur Zeit des Wachstums - uneingeschränkte Bedeutung. Nahrungsmangel (aber auch das Fehlen essentieller Nahrungsbestandteile bei sonst ausreichender Nährstoffzufuhr) wird daher zu Störungen des Gleichgewichtes und durch Funktionsstörungen zu spezifischen Erkrankungen und schließlich zum Tode führen. Die Geschwindigkeit, mit der ein Umbau oder Abbau erfolgt, ist sehr unterschiedlich. Eine hohe Umsatzrate wird bei fehlender Zufuhr naturgemäß schneller zu sichtbaren Mangelerscheinungen führen als ein langsam ablaufender Stoffwechselvorgang.

Diese kurze Rekapitulation erschien angezeigt, um noch einmal die Bedeutung einer kontinuierlichen und ausreichenden Nahrungszufuhr zu unterstreichen. Sind wir uns über die allgemeine Notwendigkeit im klaren, so bestehen doch noch große Meinungsunter-

schiede, von welchem Zeitpunkt ab und bei Vorliegen welcher
Störung eine Unterstützung oder totale Übernahme durch künstliche Ernährung notwendig wird.

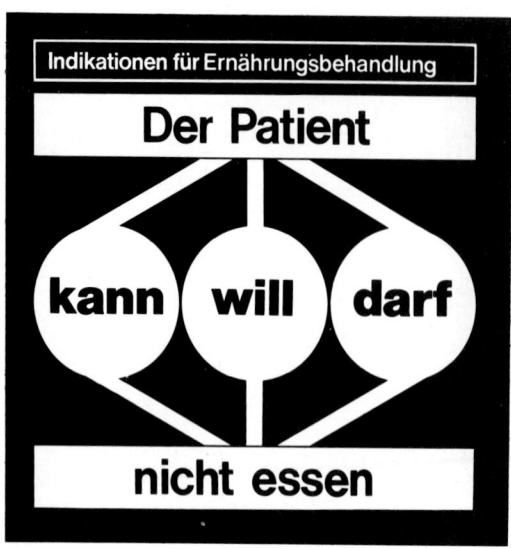

Abb. 2. Indikationen zur künstlichen Ernährung

Pauschal ausgedrückt lassen sich die Indikationen ganz kurz zusammenfassen: Der Patient kann, darf, will nicht essen. Ärztli-
che Aufgabe ist es dann, geeignete Wege zu finden, diesen par-
tiellen oder totalen Ausfall einer lebensnotwendigen Körperauf-
gabe zu übernehmen - Aufgaben, wie sie uns in weiten Bereichen
der Medizin gestellt werden, denken Sie an die Dialyse, die den
Patienten bei Nierenversagen chronisch entgiften hilft, denken
Sie an den Dauerbeatmungspatienten, dessen Sauerstoffaufnahme
und CO_2-Abgabe nur mit Hilfe technischer Tricks sichergestellt
werden kann. An diesem Beispiel werden jedoch auch schon die
Grenzen des Ersatzes sichtbar: Eine Restfunktion des Organs
Lunge ist Voraussetzung, um den Gasaustausch zu ermöglichen,
da der Arzt sich in seinem therapeutischen Bemühen des Organs
bedienen muß, das geschädigt ist. Noch krasser kommt dies z. B.
beim Herzstillstand zum Tragen: Alle Maßnahmen werden ohne eine kardiale Restfunktion zur Erfolglosigkeit verurteilt sein
müssen. Nun handelt es sich bei den Beispielen um rasch ablaufende Vorgänge, d. h. ein Funktionsausfall führt ohne gezielte
Therapie kurzfristig zum Tode. Bei der Nahrungsaufnahme und bei
deren Verwertung liegen im Vergleich dazu langsamer ablaufende
Vorgänge vor, die - wie wir aus den Beispielen mehrwöchiger Hun-
ger- und Fastenkuren, freiwillig und unfreiwillig, kennen -
durchaus nicht in jedem Falle und unbedingt letal enden. Die
Kompensationsmöglichkeiten des Organismus sind normalerweise
so groß, daß durch Änderung des Stoffwechselgeschehens eine
Vita reducta möglich ist.

Kommen wir nun zu den Indikationen für die partielle oder totale Substitution der Ernährung, so können wir unschwer aus dem vorher Gesagten schlußfolgern: Die Indikation wird sich immer dann stellen, wenn eine selbständige ausreichende Nahrungszufuhr nicht möglich ist und eine Vita reducta nicht besteht oder bestehen kann. Spätestens hier wird klar, warum wir z. B. den Patienten in der postoperativen Phase nicht ungestraft mehrere Tage "hungern" lassen dürfen. Zusätzlich zum Hungerzustand, der eventuell noch tolerabel wäre, kommt hier addierend oder potenzierend das Postaggressionssyndrom hinzu. Betrachten wir die Stoffwechseländerungen, deren sich der Organismus im Hungerzustand bedient, so sehen wir, daß die Energiebereitstellung durch Abbau der Glukose nur bis zum Laktat, zum anderen über einen erhöhten Anfall von Ketonkörpern durch gesteigerte Lipolyse erfolgt.

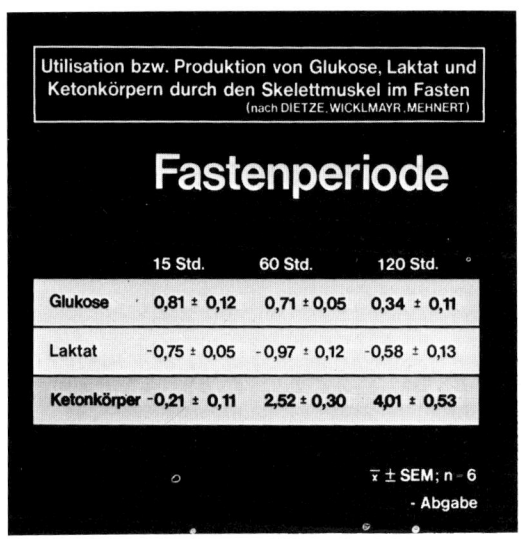

Abb. 3. Laktatanstieg während einer 120stündigen Fastenperiode (4)

Eben diese Vorgänge finden wir jedoch auch bei Vorliegen eines Postaggressionssyndroms, das gekennzeichnet ist durch Auswirkungen auf das Vegetativum in seiner Gesamtheit, d. h. auf das sympathisch-parasympathische Nervensystem, das Endokrinium und auf den Intermediärstoffwechsel (9). Sozusagen pathognomonisch für einen Postaggressionsstoffwechsel ist die verminderte Glukoseutilisation und die herabgesetzte Insulinwirksamkeit sowie die gesteigerte Lipolyserate und Ketogenese.

Bedienen sich wie hier zwei Stoffwechselvorgänge derselben Kompensationsmechanismen oder verursachen sie dieselben Störungen,

174

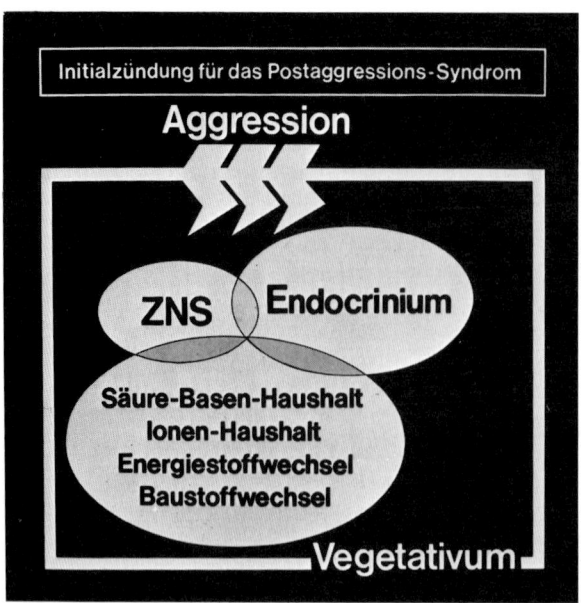

Abb. 4. Postaggressionssyndrom: Auswirkungen eines Streßzustandes auf den Organismus

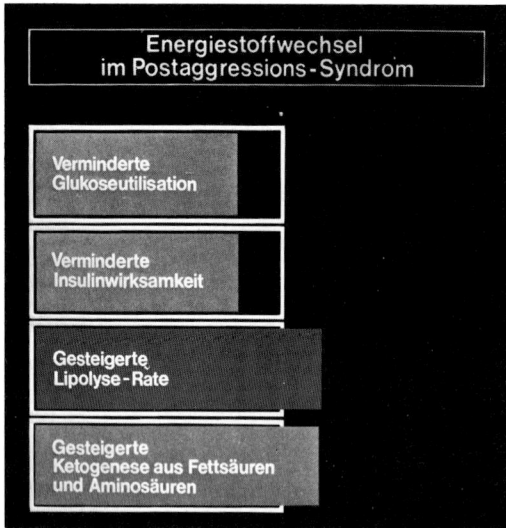

Abb. 5. Umstellung des Stoffwechsels bei Auftreten eines Postaggressionssyndroms

wird die Homöostase des Organismus sehr rasch und eventuell irreversibel gestört werden. Um die Auswirkungen beider Störungen so gering wie möglich zu halten, haben sich folgende Indikationen für eine künstliche partielle oder totale Ernährung herauskristallisiert:

1. präoperative Zustände,
2. postoperative Zustände,
3. posttraumatische Störungen.

Zu 1.: Präoperative Zustände

Ziel unserer Behandlung muß es sein, eine bereits präoperativ bestehende, mehr oder weniger ausgeprägte katabole Stoffwechselsituation durch eine der heute möglichen verschiedenen Ernährungsformen zu verhindern oder sie zu beheben, angefangen bei der enteral applizierbaren Formeldiät bis hin zur vollen parenteralen Ernährung, aber auch durch kombinierte Anwendung beider Darreichungsformen. Eine Imbalance in unserem therapeutischen Vorgehen ist unübersehbar, wenn wir uns klar machen, daß z. B. präoperativ mit großem Aufwand eine Diagnostik vorbestehender respiratorischer Störungen betrieben und durch Physiotherapie oder Inhalationen behandelt wird, auch kardiale Dysregulationen eventuell über Tage korrigiert werden, um den Patienten die für die Narkose und den Eingriff selbst notwendige gute Ausgangssituation zu garantieren, auf der anderen Seite jedoch auf die für die Körperfunktionen vital notwendige Energiesubstitution völlig verzichtet wird. Wenn wir heute - insbesondere aus der Sicht des Anästhesisten - die Bedeutung der vitalen Funktionen herausstellen, so gilt inzwischen der nicht mehr zu bezweifelnde Grundsatz, daß für das Überstehen einer aktuellen Lebensgefährdung die Funktionen Atmung, Herz-Kreislauf und Säure-Basen- und Wasser-Elektrolyt-Haushalt von entscheidender Bedeutung sind. Für das Überleben und die beabsichtigte Wiederherstellung ist aber diesem System vitaler Funktionen der Stoffwechsel in seiner Gesamtheit hinzuzufügen, da Atmung, Kreislauf und Wasser-Elektrolyt-Haushalt zwar die unabdingbaren Voraussetzungen darstellen, ein ungestörter Stoffwechsel jedoch erst die Zellfunktion und damit das Leben sichert. Während die Bedeutung einer Störung im respiratorischen und zirkulatorischen System anerkannt und im allgemeinen auch erkannt wird, d. h. daß diese Funktionen präoperativ nicht nur beurteilt, sondern Störungen auch therapiert werden, bleibt die Stoffwechselfunktion in weiten Bereichen der Medizin auch heute noch unbeachtet, Störungen werden vernachlässigt. Ein schlechter Ernährungszustand z. B. wird in der Weise zur Kenntnis genommen, daß zur Operation gedrängt wird, um dadurch die sich anbahnende Katastrophe zu beseitigen. Die Erfahrungen haben uns jedoch gelehrt, daß selbst bei schweren und akuten Erkrankungen, wie bei einem Ileus, präoperative Korrekturen, z. B. des Flüssigkeitshaushaltes, unabdingbar sind. In gleicher Weise muß, insbesondere wenn es sich nicht um akute Zustände handelt, die Ausgangslage im Stoffwechsel definiert werden, um auch hier zumindest Korrekturen durchführen zu können. Dies speziell dann, wenn aus der Anamnese bekannt ist, daß Imbalancen bestehen durch Fehlverwertung zugeführter Nährstoffe, durch Komazustände oder auch durch längere Nahrungskarenz. Nicht zuletzt muß die präoperative Situation innerhalb der Klinik beurteilt werden, z. B. dann,

wenn vorgeschädigte Patienten über mehrere Tage einer eingehen-
den Diagnostik unterzogen werden, in dieser Zeit jedoch eine
ausreichende Ernährung durch mangelnde Koordination verschiedener Institutionen nicht sichergestellt ist.

Zu 2.: Postoperative Zustände

Hier handelt es sich um Patienten, die wegen der Art des operativen Eingriffes postoperativ für eine kürzere oder längere Zeit
einer parenteralen Ernährung bedürfen, d. h. daß eine Nahrungskarenz länger als drei Tage zu erwarten ist oder aber, daß es
sich um Patienten handelt, die bereits präoperativ in einem re-
duzierten Allgemeinzustand waren.

Zu 3.: Posttraumatisch

Besonders in dieser Gruppe treten häufig hypermetabole Zustände
auf, die eine Kalorienzufuhr von 4.000 - 5.000 kcal/Tag erforderlich machen. Als Beispiel seien hier Patienten mit Verbrennungen und mit Schädel-Hirn-Traumen erwähnt. Speziell in dieser
Gruppe muß jedoch Art, Zusammensetzung und Menge der parenteral
zugeführten Nährstoffe genau definiert werden. Untersuchungen
von DÖLP (6) haben gezeigt, daß bei Dauerbeatmungspatienten, bei
denen trotz hoher inspiratorischer Sauerstoffkonzentration häufig eine Gewebshypoxie bestand, starke Imbalancen in den Plasmakonzentrationen der verschiedenen Aminosäuren auftraten. Die
zum Teil vorliegenden schweren metabolischen Dysregulationen
müssen Anlaß zu der kritischen Frage geben, ob eine Verwertung
der applizierten Nährstoffe in der gewünschten Weise bei diesen
Krankheitsbildern überhaupt möglich ist. Dies unterstreicht die
Notwendigkeit, vor Einleitung einer parenteralen Ernährung den
Zustand eines Patienten zu definieren, um akute oder chronische
Störungen zu erfassen, sie bewerten und gegebenenfalls therapie-
ren zu können. Von besonderer Bedeutung sind hier die Größen,
die eine Verwertung der zugeführten Nährstoffe verhindern oder
verzögern und damit eventuell sogar zu einer Verschlechterung
im Zustand des Patienten führen.

Als wesentlichste vorher zu definierende und zu normalisierende
Größen haben sich Störungen im Herz-Kreislauf-System, in der
Sauerstoffaufnahme und -verwertung, im Wasser-Elektrolyt-Haushalt und im Stoffwechsel erwiesen. Wegen des engen Verbundsystems
dieser vitalen Funktionen werden Störungen in einem System durch
Änderungen in den übrigen Systemen kompensiert werden, d. h. alle Körperfunktionen werden nach kurzer oder längerer Zeit ebenfalls betroffen sein. Kommt es in diesem Zustand zu einer zusätzlichen akuten Belastung, wird es dann zu einer plötzlichen
Dekompensation aller Regelkreise und damit des gesamten Verbundsystems kommen.

Eine Ernährung wird nur dann sinnvoll sein können, wenn die Versorgung aller Zellen mit Sauerstoff und Nährstoffen und der Abtransport der anfallenden Stoffwechselendprodukte in allen Teil-
kreisläufen des Organismus sichergestellt ist. Nur eine intakte
Mikrozirkulation wird diese Aufgabe erfüllen können. Bei Störungen in diesem Bereich werden gleichzeitig die Diffusionsbedin-
gungen im Gewebe durch eine Verteilungsstörung der Durchblutung
verschlechtert sein. Die Verteilungsstörungen führen dabei ei-

nerseits zu einem Sistieren der Perfusion nutritiver Kapillaren und andererseits zu einer überschießenden oder Shunt-Perfusion (8).

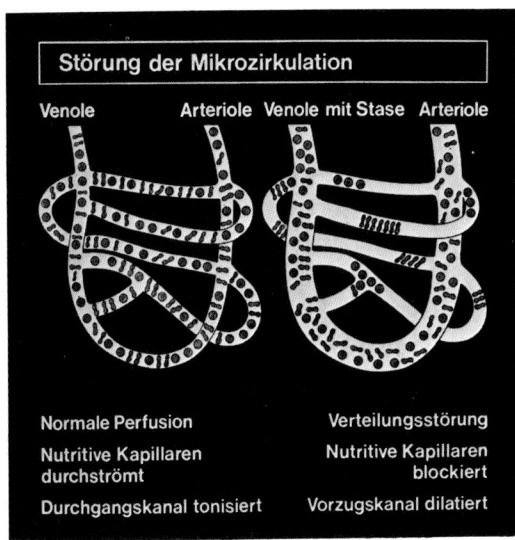

Abb. 6. Sistierende Perfusion nutritiver Kapillaren und gleich-zeitige Shunt-Durchblutung

Die Endstrombahn ist charakterisiert durch das Vorhandensein von sogenannten Durchgangskanälen, denen eine Anzahl nutriti-ver Kapillaren parallel geschaltet sind. Die nutritiven Kapil-laren ermöglichen den Stoffaustausch mit dem Gewebe. Kommt es z. B. durch einen Volumenmangel zu einer Vasokonstriktion, so vermindert sich die Durchblutung der nutritiven Kapillaren drastisch, gleichzeitig wird der Flow in den Durchgangskanälen stark erhöht. Beide Vorgänge dienen zwar der Aufrechterhaltung eines ausreichenden Herzzeitvolumens, bedingen aber eine extre-me Verschlechterung der transkapillären Austauschvorgänge. Ne-ben den Verteilungsstörungen spielen zusätzlich die Fließeigen-schaften des Blutes bei der Entstehung der Mikrozirkulations-störungen eine Rolle. Das Fließverhalten des Blutes ist als Funktion der Fließbedingungen (Blutdruck, Schubspannung, Struk-tur der Gefäßwand) und der Fließeigenschaften (Hämatokrit, Mem-branzustand der Erythrozyten, Plasmazusammensetzung) definiert. Bei einem Absinken der Schubspannung wird sich die Viskosität des Blutes plötzlich sehr stark erhöhen, d. h. es wird zu einem Stillstand der Blutströmung kommen. Tritt in den nutritiven Kapillaren ein Perfusionsstillstand auf, so ist das Blut den metabolischen Folgen der Ischämie ausgesetzt. Anoxie, Hyper-kapnie und Laktatazidose ändern das Membranverhalten der Ery-throzyten. Sie verlieren ihre Elastizität, die Viskosität des Blutes wird stark ansteigen. Es tritt ein Circulus vitiosus ein, der durch Freisetzung von Gerinnungsfaktoren schließlich

irreversibel wird. Die so entstandene Ischämie führt zur Anhäufung von Stoffwechselendprodukten in der Zelle, zu einem starken ATP-Abfall sowie zu einem Anstieg der Wasserstoffionenkon-
zentration. Aufgrund dieser pathophysiologischen Vorgänge ist
unschwer einzusehen, daß eine Zufuhr von Nährstoffen bei einem
Patienten erst dann sinnvoll sein kann, wenn vorhandene Mikrozirkulationsstörungen beseitigt sind und die Gewebeperfusion
normalisiert werden konnte. Die Maßnahmen, die dazu ergriffen
werden können, sind je nach Ursache der Verteilungsstörungen
verschieden.

Akut aufgetretene Mikrozirkulationsstörungen, z. B. durch Volumenmangelschock, können durch rasche und ausreichende Volumen-
substitution meistens behoben werden, d. h. die parenterale Ernährung eines Patienten nach Volumenmangelschock kann nach Stabilisierung der Kreislaufverhältnisse und Beseitigung einer
eventuell vorhandenen metabolischen Azidose ohne weiteres aufgenommen werden. Schwieriger sind Mikrozirkulationsstörungen in
bezug auf die Effizienz einer Nährstoffzufuhr zu beurteilen, die
bei septischen Zuständen auftreten. Erhöhte Körpertemperatur
und Hyperaktivität des kardiovaskulären Systems erfordern die
erhöhte Bereitstellung von Substraten an die Zelle. Andererseits
sind gerade beim septischen Schock die beschriebenen Mikrozirkulationsstörungen besonders ausgeprägt. Eine Ernährung dieser
Patienten ist nur dann sinnvoll, wenn die drohende Verteilungsstörung in der Entstehung erkannt und durch Maßnahmen, wie He-
parinisierung, Verbesserung der Fließeigenschaften des Blutes
durch Infusion niedermolekularer Dextrane, frühzeitige und ausreichende Alphablockade, Antibiotikatherapie usw., verhindert
wird. In der akuten Phase mit disseminierter intravasaler Ge-
rinnung wird wegen der pathologischen Vorgänge eine vollständige parenterale Ernährung weitgehend unwirksam bleiben müssen.
Eine häufig gleichzeitig vorhandene und schwer zu therapieren-
de metabolische Azidose verbietet in diesem Zusammenhang aber
auch ganz generell eine parenterale Ernährung. Parenterale Ernährung benötigt, um effektiv zu sein und um weitere Dysregulationen zu vermeiden, zumindest eine ausgeglichene Basis der vitalen Funktionen, insbesondere des Säure-Basen-Haushaltes. In
diesen Fällen wird bei Besserung der akuten Situation ein stufenweiser Aufbau der Ernährung mit ständiger Kontrolle wichti-
ger Parameter, wie z. B. des Blutglukosespiegels, des Säure-
Basen-Haushaltes, der Verluste über den Urin usw., unumgäng-
lich notwendig sein.

Es seien hier Befunde von WILMORE et al. angeführt (11), die
bei der Verbrennungskrankheit fanden, daß septische Patienten
trotz maximal erhöhter Katecholaminausscheidung eine geringere
Steigerung der Stoffwechselrate zeigten als nicht infizierte
Patienten. Die Autoren schlossen daraus, daß die durch Katecholamine ausgelöste Stoffwechselsteigerung durch Toxine oder
Entzündungsmediatoren blockiert werden kann.

Die Bedeutung der Hypoxie für die Effizienz einer Ernährungstherapie

Eine Gewebshypoxidose, die nicht Folge einer Asphyxie, sondern

einer hypoxischen Perfusion ist, hat nicht diese gravierenden
Auswirkungen auf den Stoffwechsel der Zelle. Diese toleriert
einen Sauerstoffmangel bei ungestörter Mikrozirkulation besser
als eine totale Ischämie. Dennoch müssen wir uns die Frage stellen, wie es um die Utilisation zugeführter Nährstoffe bestellt
ist, wenn eine Hypoxidose Folge einer pulmonalen Insuffizienz
ist.

Im Bereich der anästhesiologischen Intensivtherapie tritt eine
respiratorische Insuffizienz häufig nach stumpfen Thoraxtraumen,
aber auch im Rahmen des septischen Schocks bei Peritonitis und
septischem Abort auf. Kann das akute Ereignis beherrscht werden,
so haben wir oft den Folgezustand einer zunehmenden pulmonalen
Insuffizienz vor uns, welche trotz Anwendung künstlicher Beatmung oftmals das Schicksal der Patienten besiegelt.

Sowohl im Herzmuskel als auch im Skelettmuskel wurde bei hypoxi-
scher Perfusion eine gesteigerte Glukoseaufnahme gefunden. Da
diese Zellen auf Energiegewinn aus der Glykolyse angewiesen sind,
ist dieser Befund verständlich. Außerdem fand man bei Hypoxie
eine verstärkte Umwandlung aller Nukleotide in die entsprechenden Nukleoside (7).

Bei Sauerstoffmangel ist die Betaoxydation sowie die Alkohol-
verwertung nicht möglich. Lediglich die Glykolyse kann bis zur
Stufe des Pyruvates ablaufen, wenn das anfallende Laktat in der
Leber wieder zu Glukose aufgebaut wird. Dies ist aber nur bei
ausreichender Sauerstoffversorgung der Leber möglich, die dazu
außerdem auf den Energiegewinn aus der Betaoxydation angewiesen
ist. Wenn bei Hypoxie ein Stoffwechsel und Energiegewinn überhaupt möglich sind, kommen als Substrat eigentlich nur Kohlenhydrate in Frage.

Liegt die Sauerstoffkonzentration am Ende der Versorgungskapil-
lare bereits in der Nähe der kritischen Schwelle der Sauerstoffversorgung von 34 mm Hg, wirkt sich eine erhöhte periphere Sauer-
stoffausschöpfung bei erniedrigtem Herzzeitvolumen oder Links-
verschiebung der Sauerstoffdissoziationskurve infolge Ausküh-
lung, pH-Anstieg oder durch 2,3 DPG-Mangel nach Transfusion äl-
terer Konserven oder bei Hypophosphatämien besonders gravierend
aus.

Wir verfügen bis heute noch nicht über ausreichende Kenntnisse,
welche Grenzwerte wir für die ungestörte Verwertung zugeführter
Substrate ansetzen müssen. Wir stehen außerdem vor der Tatsache,
daß in den unterschiedlichen Geweben und Organbereichen ganz
verschiedene Verhältnisse vorliegen können, die wir mit den heute üblichen Methoden, wie z. B. der Blutgasanalyse, nicht erfassen. Wir können daher wahrscheinlich nur den Grundsatz aufstel-
len, daß Grundlage einer jeden parenteralen Nahrungszufuhr zumindest ein ausgeglichener Säure-Basen-Haushalt sein muß und
daß unter solchen Bedingungen die Wirksamkeit der Verwertung
der zugeführten Nährstoffe ständig mit den bereits genannten
Parametern überprüft werden muß. In diese Frage hinein spielen
die Probleme der Verwertung der verschiedenen Kohlenhydrate,
die alleine durch das Postaggressionssyndrom bedingt sind. Dieses Postaggressionssyndrom bleibt bei Intensivtherapiepatienten,

bei denen eine vollständige Korrektur metabolischer Störungen
wegen der anhaltenden Mikrozirkulationsstörungen nicht gelingt,
sicher über einen langen Zeitraum bestehen.

Die Bedeutung des Wasser-Elektrolyt- und Säure-Basen-Haushaltes für die Effizienz einer Ernährung

Die Korrektur von Störungen des Wasser-Elektrolyt- und Säure-
Basen-Haushaltes ist Voraussetzung für die optimale Verwertung
zugeführter Nährstoffe sowie für den Abtransport der Stoffwechselendprodukte.

Das von DÖLP und AHNEFELD entwickelte Konzept des Basisbedarfs,
des korrigierten Basisbedarfs und des Korrekturbedarfs an Wasser und Elektrolyten hat sich bei uns allgemein bewährt (1).
Dabei ist zu berücksichtigen, daß korrigierter Basisbedarf und
Korrekturbedarf je nach Ausgangslage und Krankheitsbild anders
sein werden. So wird z. B. die Wasser- und Elektrolytzufuhr beim
Verbrennungspatienten die des immobilisierten Tetanuskranken
weit übersteigen. Besondere Krankheitssituationen in der Inneren Medizin, wie Herzinsuffizienz und Niereninsuffizienz, erfordern eine Anpassung der Nährstoffzufuhr an die Erfordernisse
der eingeschränkten Flüssigkeitshomöostase.

Die Zufuhr von freiem Wasser wird hauptsächlich bestimmt durch
Wärmeproduktion und Anfall ausscheidungspflichtiger Substanzen.
Außerdem spielt die Art des vorwiegend metabolisierten Substrates eine Rolle. Bei Fettverbrennung fallen z. B. ca. 1,7 ml/g
verbrannten Substrates als endogenes Wasser an, bei der Verwertung zugeführter Aminosäurengemische ca. 0,5 ml/g metabolisierten Substrates. Bei Eiweißkatabolie ist der Anfall endogenen
Wassers höher, bedingt durch den hohen Wassergehalt protein-
reicher Gewebe (5).

Während bei Durchführung einer Nulldiät trotz Zufuhr großer
Mengen freien Wassers zur Ausscheidung anfallender Metaboliten
der Verlust von Mineralien mit dem Urin auf ein Minimum zurück-
geht, so daß eine Mineraliensubstitution fast nicht notwendig
ist, können wir uns in der prä- und postoperativen Nahrungskarenz nicht darauf verlassen, da dem Organismus hier nicht die
Adaptationszeit zur Verfügung steht, die bei Patienten mit Nulldiät vorausgesetzt werden kann.

Im Rahmen einer Ketonkörperämie oder Ketoazidose verlassen Ka-
liumionen den Organismus als Salze der Ketonkörper (3). Im
Fastenstoffwechsel wird dieses Kalium aus katabolisiertem ei-
weißreichem Gewebe freigesetzt, so daß kein Kaliumdefizit besteht. Im Rahmen des Postaggressionsstoffwechsels, bei Hyper-
aldosteronismus und tubulärer Insuffizienz ist die Kaliumho-
möostase gestört. Allgemein hat sich in den letzten Jahren in
der parenteralen Ernährung eine höhere Kaliumsubstitution durchgesetzt. Durchschnittlich hat sich eine Kaliumzufuhr von 30 -
40 mmol/1.000 zugeführter Kalorien als günstig erwiesen (3), es
gibt aber Situationen mit weit höherem Bedarf.

Die Bedeutung des Postaggressionsstoffwechsels und der Postaggressionskrankheit für die Effizienz einer Ernährungstherapie

Fastenstoffwechsel und Postaggressionsstoffwechsel bedienen sich zum Teil gleicher Regulationsmechanismen, andererseits können zwischen beiden deutliche Unterschiede festgestellt werden.

Verminderung der Glukoseaufnahme und der Glukoseendoxydation, Steigerung von Lipolyse, Ketogenese und Glukoneogenese sind für beide Stoffwechselsituationen kennzeichnend. Während aber in der frühen Fastenphase die langsam absinkenden Glukose- und Insulinspiegel der auslösende Trigger aller Adaptationsvorgänge sind (4), finden wir in der Postaggressionsphase eine im einzelnen noch nicht genau definierte Soll-Wertverstellung im Hypothalamus (11).

Durch vermehrte Katecholaminausschüttung kommt es neben den charakterisierten Veränderungen zu einer deutlichen Stoffwechselsteigerung. Der Organismus verzichtet durch antiinsulinäre Wirkung von Katecholaminen, Glukagon, Kortikoiden und freien Fettsäuren auf die Endoxydation der Glukose und spart diese quasi überstürzt ein. Zunächst ist das Stoffwechselverhalten in der Postaggressionsphase charakterisiert durch eine allgemein intrazellulär erhöhte Aktivität der Adenylcyclase, daneben besteht eine stark erhöhte Endoxydationsrate (10). Diese Umstellung des Stoffwechsels im Streß sichert für kurze Zeit die Bereitstellung der Substrate für den erhöhten Umsatz in der Endoxydation. Diese maximale ergotrope Reaktionslage muß aber nach kurzer Zeit überwunden sein, soll sie für den Organismus nicht nachteilig werden. Es kann sein, daß die Substratbereitstellung aus Lipolyse, Ketogenese und Glukoneogenese nicht ausreicht, die erhöhte Endoxydationsrate zu befriedigen. Dies ist der bedeutendste Unterschied zwischen Fasten und Postaggressionsstoffwechsel. Beim Fasten hungert der Organismus, aber nicht die Zelle. Im unbeeinflußt ablaufenden Postaggressionssyndrom, welches in eine Postaggressionskrankheit einmünden kann, hungert auch die Zelle. Da die Lipolyse hier im Gegensatz zum Fastenstoffwechsel nicht ausreicht, den Energiebedarf des Organismus zu decken, ist die Proteolyse im Postaggressionsstoffwechsel stärker als im Fastenstoffwechsel (9).

Das Ziel unserer Therapie im Postaggressionsstoffwechsel muß also zunächst sein, eine gesteigerte Endoxydation zu befriedigen, oder aber die Endoxydationsrate zu dämpfen. Verhindern von Wärmeverlusten, Sedierung unruhiger Patienten, ausreichende Schmerzbekämpfung, frühzeitige Beatmung zur Sicherstellung einer optimalen Oxygenierung stellen hierfür Möglichkeiten dar. Es bleibt jedoch weiterhin die Aufgabe bestehen, die Ursache für das Auftreten des Postaggressionssyndroms zu definieren und zu beseitigen, um die Effizienz der zugeführten Nährstoffe zu gewährleisten und um so rasch wie möglich wieder auf die normale enterale Ernährung übergehen zu können.

Zusammenfassung

Ziel unseres Beitrages war es, zum einen darzustellen, daß die
Durchführung der parenteralen Ernährung bestimmter Voraussetzungen bedarf und zum anderen, daß bei allen Patienten im prä- und
postoperativen Zustand, aber auch posttraumatisch, neben den vitalen Funktionen der Stoffwechsel definiert werden muß, um die
Notwendigkeit einer rechtzeitigen und ausreichenden Substitution von Energieträgern zu erkennen und sicherstellen zu können.
Imbalancen im Wasser-Elektrolyt- und im Säure-Basen-Haushalt,
Veränderungen im Stoffwechsel, aber auch Störungen im Bereich
der Mikrozirkulation müssen verhindert oder therapiert werden,
um eine ungestörte Verwertung der zugeführten Nährstoffe zu ermöglichen. Die Sicherstellung dieser Basisbedingungen erst läßt
eine eventuell stufenweise aufgebaute parenterale Ernährung
sinnvoll werden; durch eine Überwachung während der Substitution wird der Erfolg des eingeschlagenen Ernährungsregimes zu
überprüfen sein.

Literatur

1. AHNEFELD, F. W., DÖLP, R.: Der Basisbedarf im Wasser- und
   Elektrolytstoffwechsel zur Erhaltung der Homöostase. In: In-
   fusionstherapie I (eds. F. W. AHNEFELD, C. BURRI, W. DICK,
   M. HALMAGYI), p. 58. München: Lehmanns-Verlag 1973.

2. BÄSSLER, K.-H., FEKL, W., LANG, K.: Grundbegriffe der Er-
   nährungslehre. Berlin-Heidelberg-New York: Springer 1973.

3. DICK, W., SEELING, W.: Wasser- und Elektrolytbedarf in der
   parenteralen Ernährung. In: Infusionstherapie II - Parenterale Ernährung (eds. F. W. AHNEFELD, C. BURRI, W. DICK, M.
   HALMAGYI), p. 108. Berlin-Heidelberg-New York: Springer 1975.

4. DIETZE, G., WICKLMAYR, M., MEHNERT, H.: Physiologie des Hun-
   gerstoffwechsels. In: Infusionstherapie II - Parenterale Ernährung (eds. F. W. AHNEFELD, C. BURRI, W. DICK, M. HALMAGYI),
   p. 20. Berlin-Heidelberg-New York: Springer 1975.

5. DITSCHUNEIT, H., FAULHABER, J.-D., BEIL, I., PFEIFFER, E. F.:
   Veränderungen des Stoffwechsels bei Nulldiät. Internist 11,
   176 (1970).

6. DÖLP, R.: Untersuchungen über das Aminosäurenmuster im Blut
   und Harn bei polytraumatisierten Patienten unter fortlaufender Infusion von Aminosäuren. Habilitationsschrift 1975.

7. ELLIOTT, D. A., CHEEK, D. B.: Muscle and liver cell growth
   in rats with hypoxia and reduced nutrition. In: Human Growth
   (ed. D. B. CHEEK), p. 326. Philadelphia: Lea and Febiger 1968.

8. SCHMIDT-SCHÖNBEIN, H.: Zelluläre Physiologie der Mikrozirkulation. Ausbildung von Risikofaktoren als Folge optimaler An-
   passungsfähigkeit. In: Mikrozirkulation (eds. F. W. AHNEFELD,
   C. BURRI, W. DICK, M. HALMAGYI), p. 1. Berlin-Heidelberg-New
   York: Springer 1974.

9. SCHULTIS, K., BEISBARTH, H.: Pathobiochemie des Postaggressionsstoffwechsels. In: Infusionstherapie II - Parenterale Ernährung (eds. F. W. AHNEFELD, C. BURRI, W. DICK, M. HALMAGYI), p. 35. Berlin-Heidelberg-New York: Springer 1975.

10. STREMMEL, W.: Die Bedeutung des cyclischen Adenosinmonophosphates bei streßinduzierten Stoffwechselstörungen. Infusionstherapie 1, 36 (1973/74).

11. WILMORE, D. D., LONG, J. M., MASON, A. D., SKREEN, R. W., PRUITT, B. A.: Catecholamines. Mediator of the hypermetabolic response to thermal injury. Ann. Surg. 180, 653 (1974).

Practical Metabolic Problems

D. W. Thomas

Introduction

Although intravenous infusions were first performed in 1832, for
the management of patients with cholera, over one hundred years
were to pass before any form of complete nutrition could be provided by this route. Not until the late 1930's were protein hydrolysates being prepared, and the late 1940's were fat emulsions being made. In the intervening 30 or so years the practice of parenteral nutrition has expanded widely. In recent
years its use has become widespread and includes patients with
a great variety of illnesses (13). There are increasing numbers
of solutions available for parenteral nutrition, and their use
recommended in a variety of ways. Thus it has become common
practice, in catabolic patients particularly, to administer
throughout the day large amounts of nitrogen in the form of
amino acids, and even larger amounts of calories in the form
of glucose, other carbohydrates and fat emulsions (24).

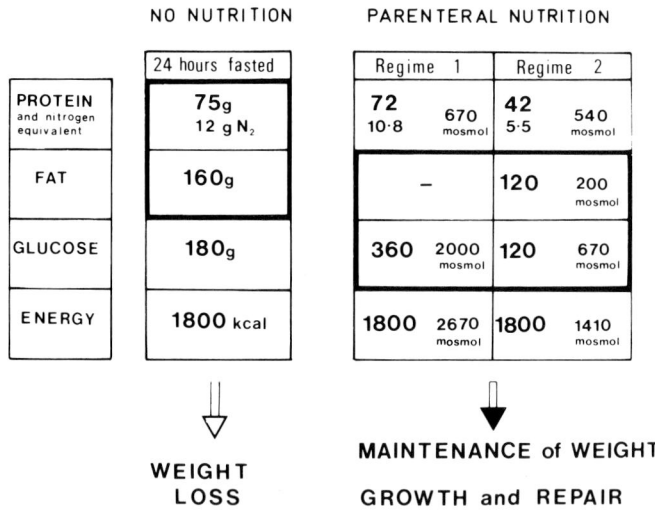

Fig. 1. Energy substrates, nitrogen utilisation and glucose
turnover for a 60 kg man. Substrates utilised for energy or
glucose requirements are shown within heavy lines

It can be seen from the data shown in Fig. 1 that a normal fasted
man, who expends 1800 kcals per day, utilises protein equivalent

to 12 g nitrogen and 160 g of triglyceride. As a result, approximately 180 g of glucose are provided for the central nervous system and other tissues that have an obligatory requirement for glucose. Two commonly used regimes for the administration of nutrients intravenously are shown, and it can be readily appreciated that, for energy substrates such as glucose, recommended administration is several times greater than the daily turnover in the fasted state. With such increased activity occurring in one of the body's major metabolic pathways, changes in the control of that pathway, as exerted by hormones or other factors influencing enzyme activity, may have great effect. So it is not surprising that, when patients are given parenteral nutrients, certain metabolic disturbances not previously encountered may appear, particularly in those that are severely ill.

Practical metabolic problems encountered during the intravenous infusion of nutrients in individuals unable to take food by the oral route will be discussed in four groups:
a) Problems resulting from the excessive administration or underutilisation of infused nutrients with the production of an "overload" situation,
b) complications associated with the metabolism of specific parenteral nutrients, particularly when infused in large quantities,
c) problems encountered when parenteral nutrition is given in the presence of specific clinical situations, and
d) effects resulting from the presence or development of certain deficiency states during the administration of parenteral nutrients.
Examples of problems within each of these groups are given in Table 1 and will be discussed in some detail below.

Excessive Administration and Underutilisation of Parenteral Nutrients

A variety of effects occur when the rate of administration of nutrients exceeds rates of cellular uptake and metabolic utilisation. Increasing concentrations of the infused substances within the extravascular fluid arise as a result of:
a) the rate of administration being too rapid and exceeding normal rates of cellular uptake and metabolic utilisation, or
b) the normal rate of administration being too excessive for reduced rates of cellular uptake and metabolic utilisation, as may be seen with renal failure, hepatic insufficiency or diabetes mellitus.

The first situation arises usually when those infusing parenteral nutrients incorrectly determine the rate of infusion in relation to known or estimated rates of intracellular transport and metabolism. Thus infused substances accumulate in the extracellular spaces with a variety of effects likely to occur, and generally determined by the quantitative increases in the concentrations obtained. Such a situation is easily detected by regularly measuring either the blood concentration of one or

Table 1. Practical metabolic problems

Excessive administration or underutilisation of parenteral nutrients

Extracellular accumulation of solute - hyperosmolality states
Accumulation of amino acids   - nervous system toxicity
Accumulation of fat emulsions   - hyperlipidaemia

Problems associated with metabolism of specific parenteral nutrients

Hyperchloraemic acidosis
Metabolic (organic) acidosis
Hypophosphataemia
Hyperuricaemia
Hyperammonaemia

Problems encountered with parenteral nutrition in specific clinical states

Hypercatabolic states
Liver and kidney disease
Shock

Effects resulting from the presence or development of deficiency states

Mineral and vitamin deficiencies
Essential fatty acid depletion

---

more of the nutrients being infused, or the plasma osmolality (41). Increases in these observed parameters will indicate accumulations of one or more parenteral nutrients in the extracellular spaces. To prevent fluctuations in rates of infusion of parenteral nutrients, and hence reduce the likelihood of infusions being too rapid, a variety of techniques have been proposed that provide a constant rate of infusion (21).

The second situation can occur when an incorrect estimate of rates of cellular uptake and metabolic utilisation has been made. This is likely to happen in the more severely ill patient in whom these rates are lower than normal as a result of altered hormonal and other rate controlling factors. Then, even with rates of administration acceptable for "normal" individuals, accumulations of infused nutrients occur within the extracellular spaces. In either situation a variety of effects may occur.

Hyperosmolality Syndrome

Sugar solutions used for parenteral nutrition are quite active osmotically when compared with amino acid solutions and fat emulsions (see Fig. 1). When accumulations of sugars, such as glucose, fructose, sorbitol or xylitol, occur in the extracellular compartment, a hyperosmolality state may result (30). As a consequence, greater concentrations of infused material are filtered by the kidney, likely to exceed maximal tubular reabsorption rates, with subsequent losses in the urine. As the amount of urinary solute may be quite large in this situation, increased losses of water and electrolytes are likely to occur as well (41). The term osmotic diuresis is used to describe such an increase in urine flow (16).

Rises in extracellular osmolality will induce intercompartmental shifts of water, principally from the intracellular compartment into the extracellular spaces until osmotic equilibrium is established (30). Thus, in addition to the loss of total body water, there will be a greater loss from the cellular compartment leading to generalized water depletion and cellular dehydration.

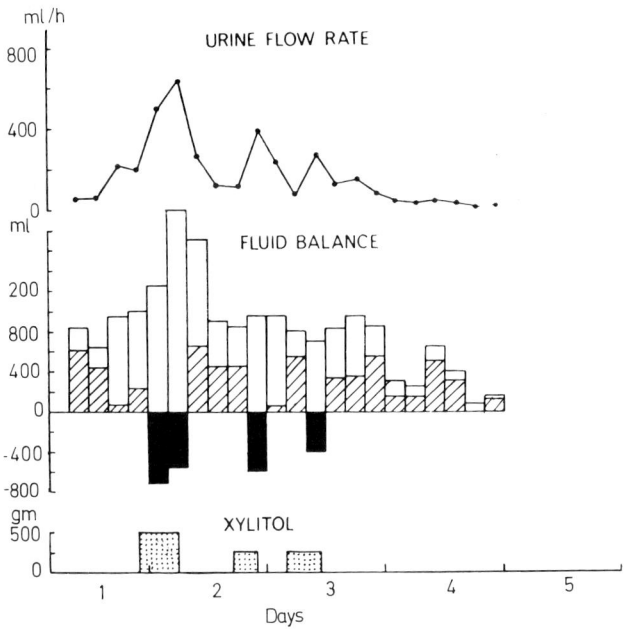

Fig. 2. Urine flow rate and fluid balance changes occuring with infusions of xylitol

A hyperosmolality state and associated osmotic diuresis occurring during infusions of xylitol are shown in Fig. 2, 3 and 4. In one patient, each infusion was associated with increases in urine flow and negative fluid balances (Fig. 2). In another patient, infused with xylitol at the rate of nearly 1.0 g/kg body weight/ h, a hyperosmolality state and osmotic diuresis occurred, with

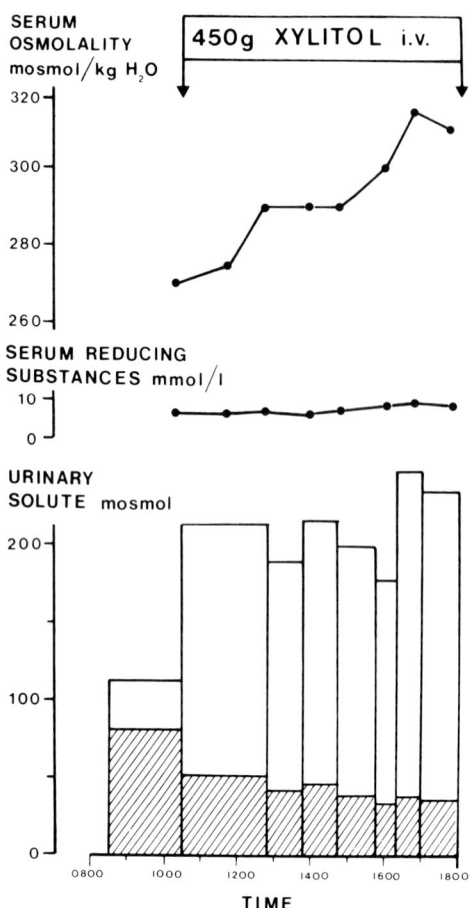

Fig. 3. Increases in serum osmolality and urinary solute losses during rapid infusion of xylitol. Urinary urea, uric acid, creatinine, and electrolytes are shown as cross-hatched portions of urinary solute

considerable increases in serum osmolality, urinary solute excreted and urine flow rates (Fig. 3 and 4). The majority of urinary solute, although not positively identified, is presumed to be xylitol. When infusing glucose or fructose, increased urinary losses and likelihood of osmotic diuresis can be detected by measuring urinary reducing substances. However, when infusing sorbitol or xylitol, osmotic diuresis can only be detected by carefully monitoring urine flow rates or fluid balances, as neither of these substances has reducing properties, unless specific assays for sorbitol or xylitol are available.

In the presence of significant reductions of glomerular filtration rates, resulting from renal disease for example, solute accumulation within the body would occur more rapidly, and although total loss of water and electrolytes would be less,

URINE FLOW RATE
ml/min

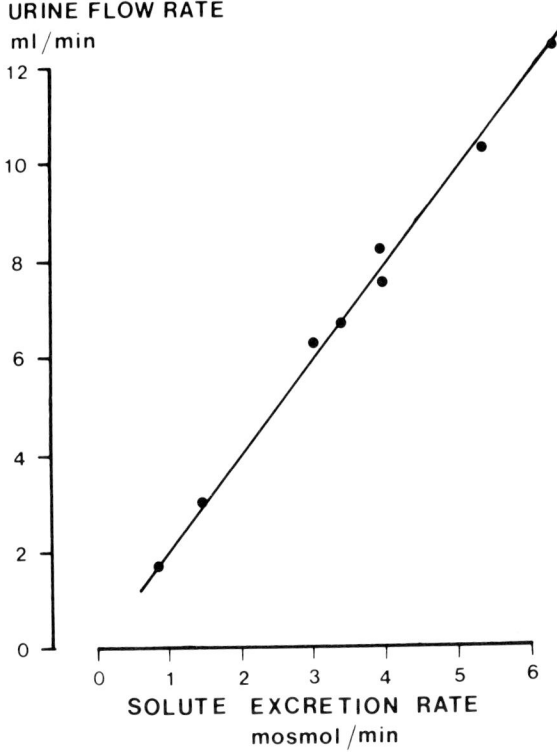

SOLUTE EXCRETION RATE
mosmol/min

Fig. 4. Relationship between urine flow rate and solute excretion during rapid infusion of xylitol shown in Fig. 3

the rise in plasma osmolality would be greater and cellular dehydration worse.

Amino Acid Induced Nervous System Toxicity

Amino acids infused into the systemic circulation are cleared by liver and muscle, principally to be utilised in protein synthesis. Reduced utilisation can occur in hepato-cellular disorders, particularly in cirrhosis where intrahepatic vascular shunts reduce the rate of uptake by parenchymal liver cells, and the circulating concentrations of some amino acids rise.

Renal losses would increase as the quantity of amino acids filtered exceeded the maximal tubular capacity for reabsorption. This loss would prevent excessive rises in blood amino acid concentrations in patients with normal renal function unless very rapid infusion rates were used. Alternatively, in the presence of abnormal renal function with reduced glomerular filtration, mild increases in rates of infusion may result in accumulations of amino acids in the extracellular compartment. Thus situations may arise when concentrations of amino acids may be reached which adversely influence the central nervous system. The usual features of amino acid toxicity are nausea, vomiting, dizziness, disorientation and confusion. However, quite high rates of infusion, approximating 0.4 - 0.6 g/kg body weight/day, in otherwise normal individuals, are required to produce these symptoms. In general, rates of infusion should not exceed 0.2 g amino acids/kg body weight/h. This should provide adequate amounts, even for infants whose requirements are generally much greater (49).

Hyperlipidaemia

Most authorities would agree that fat emulsions used for parenteral nutrition are handled similarly to chylomicrons produced during the gastrointestinal digestion and absorption of fat (49). However, there is some evidence that cells of the reticuloendothelial system are involved in the clearance of intravenously administered fat emulsions, particularly those derived from cotton seed oil (40). Intracellular lipoprotein lipases hydrolyse triglyceride to glycerol and fatty acids, just as endothelial lipoprotein lipase hydrolyses triglyceride within chylomicrons. This enzyme is stimulated by insulin, and in the absence of insulin, or with reduced enzyme activity for some other reason, there may be reduced clearance of chylomicrons. This alone may contribute to a rise in the plasma concentration of chylomicrons (typically seen in Type 1 hyperlipoproteinaemia due to an inherited defect in the activity of lipoprotein lipase). When occurring ·in the presence of increased rates of infusion of fat emulsion, the risk of hyperlipidaemia is quite high.

Increased concentrations of circulating chylomicrons may be associated with abdominal pain, pancreatitis, fatty infiltration of the liver, spleen and bone marrow, and accumulations of foam cells within the reticuloendothelial system. Cutaneous manifestations, including eruptive xanthomata, have been described in Type 1 hyperlipoproteinaemia. This state is easily detected by the milky appearance of retinal vessels (lipaemia retinalis) or plasma. Chylomicrons will float to the top of plasma, particularly if stored at 4 °C overnight, to form an easily seen milky layer with clear plasma beneath.

Fat emulsions infused intravenously are tolerated remarkably well. Recommended rates of infusion are 0.04 - 0.08 g fat/kg body weight/h (19), and soybean oil emulsions infused at these rates in many patients have not been associated with significant side effects. An "overload" syndrome following infusion of fat emulsion of cotton seed oil origin has been described and involves fever, headache, vomiting, bleeding, anaemia and clotting abnormalities. Reduced resistance to infections may result from blockage of the reticuloendothelial system by infused fat particles. Acute studies with soybean oil emulsion have shown adequate clearance when infused at rates up to

0.2 g fat/kg body weight/h ($\underline{32}$). However, a case of "dissemina-
ted lipidosis" has been described after prolonged infusion of
soybean fat emulsion at rates of 0.1 g fat/kg body weight/h ($\underline{15}$).

Problems Associated with Metabolism of Specific Parenteral Nutrients

Hyperchloraemic Acidosis

The use of amino acid solutions, particularly crystalline synthetic amino acid mixtures, has been associated with the development of a hyperchloraemic acidosis. Although these solutions
contain significant amounts of titrable acid, the content in
synthetic amino acid mixtures (approximately 10 mmol H^+/l) is
considerably less than that found in protein hydrolysates (30 -
50 mmol H+/l). Yet hyperchloraemic acidosis is rarely associated
with the use of protein hydrolysate solutions.

An alternative explanation has been proposed ($\underline{22}$). Certain synthetic amino acid mixtures have been found to contain an excess
of cationic amino acids, such as lysine, arginine and histidine,
over and above anionic amino acids or other metabolisable anionic
compounds such as acetate. The incorporation of such amino acids
into protein will result in the formation of an excess of hydro-
gen ions, producing a metabolic acidosis with increased serum
chloride concentrations. The possibility of an amino acid mixture being associated with this problem may be anticipated by
carefully assessing its anionic and cationic constituents, and
determining whether there is an excess of one or the other, un-
balanced by substances that are not normally metabolised ($\underline{22}$).

This complication is frequently observed in patients in the
paediatric age group, who should be constantly monitored for
the appearance of this complication, particularly when using
crystalline synthetic amino acid mixtures.

Lactic Acidosis

The association between fructose infusions and the development
of lactic acidosis has been known for some time ($\underline{5}$, $\underline{6}$), and a
similar situation has been described with infusions of sorbitol
and xylitol ($\underline{41}$). The development of lactic acidosis after a
short infusion of fructose at a rate of approximately 0.7 g/kg
body weight/h is shown in Fig. 5. The biochemical data shown
illustrate the characteristic changes seen during an organic
acidosis. There is a decrease in both serum bicarbonate and
chloride concentrations, and an increase in the "anion gap"
calculated as $(Na^+ + K^+) - (Cl^- + HCO_3^-)$, each value being expressed as mmol/l. The changes are due to the increased concentrations of organic acids such as lactate. A severe acidosis
has developed, since, after the administration of 300 mmol $NaHCO_3$
intravenously, the arterial pH was only 7.35. These results

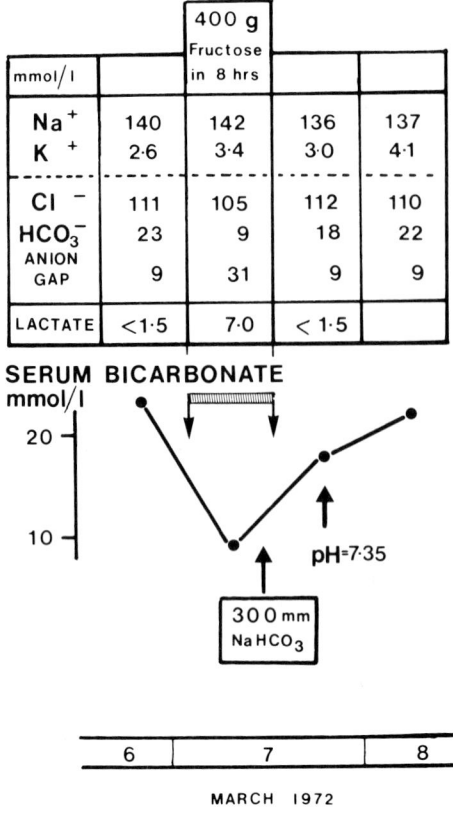

mmol/l		400 g Fructose in 8 hrs		
Na$^+$	140	142	136	137
K$^+$	2·6	3·4	3·0	4·1
Cl$^-$	111	105	112	110
HCO$_3^-$	23	9	18	22
ANION GAP	9	31	9	9
LACTATE	<1·5	7·0	<1·5	

Fig. 5. Serum electrolytes and blood lactate changes with a rapid and acute infusion of fructose

fulfil the criteria of TRANQUADA's definition of lactic acidosis (43).

Fructose is rapidly phosphorylated to fructose-1-PO$_4$ which is converted to dihydroxyacetone-PO$_4$ and glyceraldehyde. Subsequent phosphorylation of glyceraldehyde produces glyceraldehyde-3-PO$_4$, an intermediate in the glycolytic pathway (48). Because certain control enzymes, such as phosphofructokinase, are bypassed, lactate, pyruvate and glucose are rapidly formed. Some 30 - 70 % of the infused fructose may appear as lactate. The potential of serious lactic acidosis occurring during the infusion of fructose may be made worse by the concurrent administration of ethanol or the development of generalized anoxia; both these situations alter cytoplasmic redox potentials favouring increased conversion of pyruvate to lactate (28).

Hypophosphataemia

Decreases in plasma concentrations of phosphate have been seen in association with administration of parenteral nutrients. This effect appears to be related to the infusion of simple sugars, glucose, fructose, sorbitol and xylitol, and probably results from the movement of phosphate into cells accompanying glucose and amino acids. Thus an intracellular shift of phosphate occurs with depletion in the extracellular and vascular compartment and other tissue not accumulating the infused materials (37).

A phosphate depletion syndrome has been described which includes muscle weakness, lethargy and coma (31). More recently these and other effects have been described in patients receiving parenteral nutrition. Many changes occur in red cell metabolism with reductions in intracellular ATP concentrations, accumulations of fructose 1:6 diphosphate and glyceraldehyde-3-PO4 and reductions in other triose phosphates, such as 2,3 diphosphoglycerate (44). Reduced glycogenolysis and glycolysis have been associated with these changes (27). Other functional changes also occur. Red cells become rigid and more susceptible to damage within the vascular system, with a significant haemolytic anaemia resulting (26). Haemoglobin-oxygen affinity increases with reduced ability of erythrocytes to displace oxygen, thus predisposing to tissue hypoxia (29). However, this has been challenged as a cause of coma associated with hypophosphataemia (12).

Other cells are affected by hypophosphataemia. Depressed chemotactic, phagocytic and bactericidal activity of granulocytes have been described, and these may be significant factors in the predisposition to infection exhibited by patients receiving parenteral nutrition (10). Faulty retraction of platelets, reduced platelet survival and thrombocytopenia have also occurred as a result of hypophosphataemia (50). The kidney may be affected in a variety of ways. There is evidence that the threshold at which HCO_3^- appears in the urine and the T_M for HCO_3^- are reduced during phosphate depletion in dogs. These effects may be mediated by changes in intracellular pH, with higher values occurring during phosphate depletion, possibly reducing H^+-secretion by the renal tubule and decreasing their ability to reabsorb HCO_3^- (17).

This complication is most likely to occur with regimes employing glucose as the sole energy source with crystalline amino acid preparations. The phosphate content of such solutions may be quite low. Protein hydrolysates and intralipid, on the other hand, have greater amounts of phosphate and their use is likely to have much less propensity for the development of hypophosphataemia.

Regular measurements of plasma inorganic phosphate concentrations are mandatory during the administration of parenteral nutrients. Since polyols such as mannitol and sorbitol, and possibly xylitol, interfere with the commonly used test based on the formation of a phosphomolybdate complex, alternative methods should be used (25).

Hyperuricaemia

Increased concentrations of uric acid in the blood, and increased
urinary excretions of uric acid, were first described in association with infusions of fructose, but have since been observed
during infusions of sorbitol and xylitol. In contrast to glucose,
all of these alternative substrates are rapidly phosphorylated
on entering the cell, with decreases in intracellular ATP and
inorganic phosphate. These changes in intracellular environment
activate enzymes which degrade AMP resulting in the increased
production of inosine and eventually uric acid (48). These events
are summarized in Fig. 6. It has been shown in man that infusions
of fructose at rates of 0.5 g/kg body weight/h reduce hepatic
ATP content by half (7).

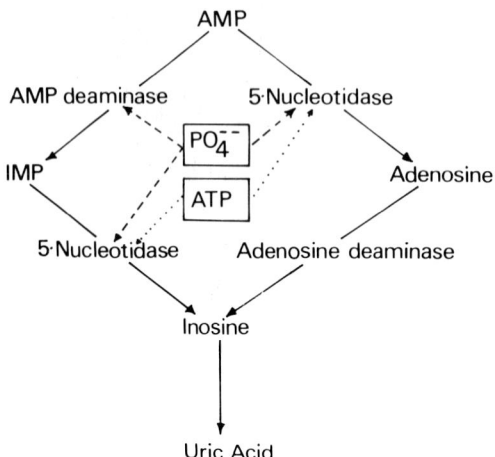

Fig. 6. Degradative pathways of adenine nucleotides with formation of uric acid

In addition to the above mechanism, concurrent production of
organic acids, such as lactic acid, may reduce the urinary excretion of urate by competitive inhibition. Such situations
have been described in lactic acidosis, and ketoacidosis, where
lactic acid or the ketone bodies actively compete with uric acid
for excretion (18).

Although the hyperuricaemia observed in such situations may not
be harmful in itself, it does signify reduced hepatic adenine
nucleotide content. Such a state may have profound metabolic
effects. Any energy requiring process, such as protein synthesis,
may be compromised.

Hyperammonaemia

Infants appear particularly prone to develop hyperammonaemia
when fed intravenously. This may result from reduced ammonia
disposal by way of the urea cycle because of immaturity or decreased activity of urea cycle enzymes.

High blood ammonia concentrations may affect central nervous
system function, resulting in lethargy, unresponsiveness,
twitching and grand mal seizures. Protein hydrolysate solutions
have been found to contain significant amounts of ammonia, in
some reaching concentrations as great as 7.5 mmol/l (33). This
ammonia load appears too great in certain situations, with the
liver being unable to incorporate excess ammonia into the urea
cycle. A second situation has been described in association
with the use of synthetic amino acid solutions (23). These solutions do not contain much ammonia, concentrations usually
being of the order of 1 mmol/l or less. Usually an amino acid
imbalance is observed with high serum concentrations of glycine
and methionine, and reduced serum concentrations of arginine.
The problem may be avoided by selecting formulations that do
not contain excessive amounts of glycine, and may be overcome
by infusing additional amounts of arginine.

Problems Encountered with Parenteral Nutrition in Specific Cli-
nical States

Hypercatabolic States

The hormonal responses to stress, whether they be the result of
trauma, burn injury, sepsis or surgery, are multiple and charac-
terized by a decrease in the anabolic hormone insulin and increases in the catabolic hormones, catecholamines, glucagon,
cortisol and growth hormone (3). The net effect of these hormonal changes is to increase the rates of protein breakdown and
gluconeogenesis. Thus glucose tolerance is reduced, principally
due to suppressed release of insulin from the pancreas and increased insulin antagonists reducing the peripheral effectiveness
of insulin, and nitrogen losses are large. The use of parenteral
nutrition in such states, although of great importance, is accompanied by a greater likelihood of producing metabolic problems. Hyperglycaemia may result from the reduced glucose tolerance
and the maximum glucose utilisation rate may fall to less than
0.5 g/kg body weight/h. Cellular uptake and metabolism of glucose may be considerably reduced and the risk of developing
marked hyperglycaemia and a hyperosmolality state quite high.
Carbohydrate solutions should be administered slowly, particularly in the initial phases of parenteral nutrition, and blood
concentrations of infused substrate, serum osmolality, urine
flow rates and fluid balances should be monitored closely.

As nitrogen losses are large in severe hypercatabolic states,
amino acid requirements are correspondingly higher. For effec-

196

tive utilisation of increased amounts of infused amino acids the non-protein calorie supply must also be increased, but with care, for the reasons stated above. Calorie/nitrogen ratios should be 200 kcal/g or more to achieve effective utilisation of infused amino acids (9, 20). Increasing this ratio may induce positive nitrogen balances, as shown in Fig. 7. For effective utilisations of infused amino acids and carbohydrates insulin may be required, sometimes in quite large doses (24). A fall in blood urea concentration may accompany an increase in nitrogen retention, as shown in Fig. 7. Such an effect may be a useful indicator, providing renal function is normal, that positive nitrogen balance has been achieved (36).

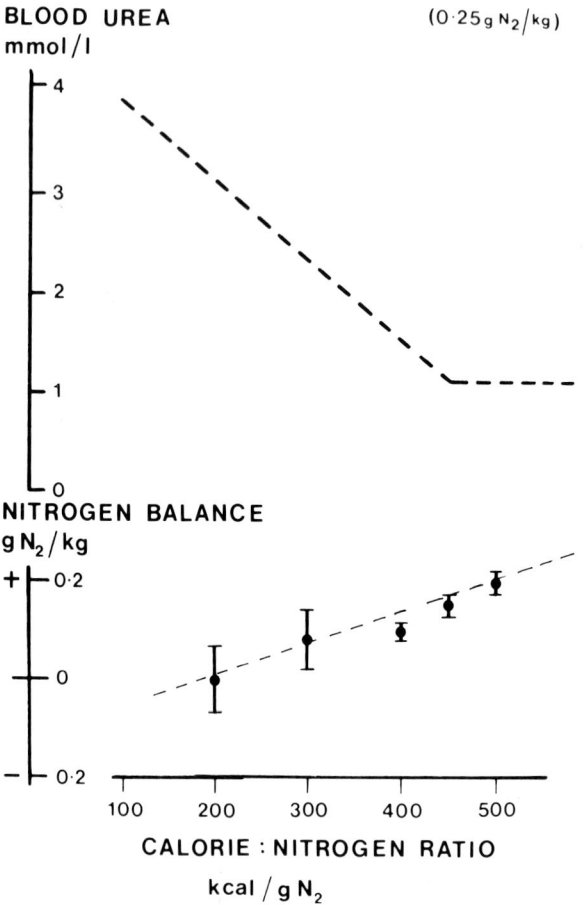

Fig. 7. Blood urea and nitrogen balance changes associated with different calorie/nitrogen ratios

Hepatic and Renal Disease

As a result of acute hepato-cellular damage or chronic fibrosis
and cirrhosis, the liver parenchyma may be largely bypassed by
the portal blood as it flows directly to the systemic circulation. Unmodified by hepatic processes hormones released into
the portal circulation, products of digestion and absorption,
and other substances produced within the gastrointestinal tract
appear in the general circulation without much change. In the
presence of such liver disease blood insulin and glucagon concentrations are increased, and muscle incorporation of branched-
chain amino acids augmented. Furthermore, blood concentrations
of most of the essential amino acids (lysine, methionine, phenylalanine, threonine and tryptophan), normally removed by the liver,
are increased. It has been proposed that the reduced concentration of branched-chain amino acids facilitates the entry of
tryptophan into the brain. Since the level of non-protein tryptophan in the brain determines the rate of serotonin formation,
increased amounts of this neurotransmitter may be formed and
altered states of consciousness result (34).

Such imbalances of plasma amino acids occurring in liver disease
require that amino acid formulations be used with great care
lest the imbalances are aggravated with adverse effect to the
patient.

Reduced glucose tolerance occurs in over 50 % of patients with
renal failure. This usually occurs in the presence of hyper-
insulinaemia, suggesting that insulin antagonists accumulate
in renal failure. Although insulin release mechanisms appear
normal the clearance rate of insulin is reduced, probably as a
result of diminished capacity of the kidneys to metabolize insulin. Other hormones, catabolic in nature, such as cortisol
and growth hormone, increase within the circulation with progressive renal failure (11).

Hypertriglyceridaemia is a characteristic feature of renal
disease, particularly the nephrotic syndrome. It results from
both an increase in the rate of triglyceride synthesis in the
liver and a reduced peripheral clearance of triglyceride from
the circulation (8).

Thus energy sources such as carbohydrate solutions and fat
emulsions should be used with care in patients with renal
disease. Careful monitoring and judicious use of insulin, however, will in most cases allow satisfactory use of parenteral
nutrition. Indeed, the supply of essential amino acids may be
of particular benefit, and the need for tyrosine and histidine
may well be obligatory in renal disease. There is evidence that
careful intravenous administration of essential L-amino acids
and glucose hastens to recovery and improves the survival from
acute renal failure (1).

Since fat tolerance declines in liver and renal disease, the
use of such energy sources is restricted in these states. As
carbohydrate solutions must then be used as major sources of

non-protein calories, the glucose intolerance that particularly
accompanies renal disease requires that care be used to avoid
hyperglycaemia and hyperosmolality states.

As both the liver and kidney are capable of gluconeogenesis,
they play an important role in the removal of lactate. Any situation leading to an increased formation of lactate, such as infusions of fructose, sorbitol or xylitol, in the presence of
significant liver disease in particular, may predispose to the
generation of a lactic acidosis. Such solutions should be used
sparingly, if at all, in patients with severe liver or kidney
damage.

Shock

Reduced tissue perfusion resulting from hypotension and peripheral vascular collapse will reduce cellular uptake and metabolism of infused nutrients. For most tissues hypoxic conditions
will result in the generation of large amounts of lactate, often
with overt acidosis being present. For these reasons parenteral
administration of nutrients is contraindicated until adequate
circulation can be restored.

Effects Resulting from the Presence or Development of Deficiency States

Although mineral and vitamin requirements have been set down for
patients receiving parenteral nutrition, much of this information has been derived from oral nutrition studies performed on
normal individuals. Requirements in various clinical conditions
are not extensively defined, nor the effects of parenteral nutrition on mineral and vitamin status fully appreciated. Nevertheless, several entities have been recognised and their effects
documented.

Magnesium is an important intracellular constituent and deficiencies are accompanied by disturbances in protein synthesis.
In particular there may be a failure of maintenance of struc-
tural integrity of enzymes, such as adenosine triphosphatase
and creatine kinase, and disturbed interaction between various
macromolecules that occurs during protein synthesis. Hypocalc-
aemia may be seen in magnesium depletion due to a combination
of parathyroid failure and insensitivity to parathyroid hormone
(4, 47).

Zinc deficiency has been associated with poor wound healing, a
state that responds well to zinc replacement. Zinc is important
for the function of several enzymes, including alcohol dehydrogenase, lactic dehydrogenase, aldolase, alkaline phosphatase
and carboxypeptidase, and in deficiency states the activities
of these enzymes may be reduced. Recently cutaneous manifestations typical of acrodermatitis enteropathica have been described
in association with zinc deficiency occurring in a patient on
long-term parenteral nutrition (45).

Copper deficiency has been described in patients on long term
parenteral nutrition. Anaemia, and neutropenia occurred in these
patients, and responded to oral and intravenous copper replace-
ments (14, 46).

Vitamin deficiencies occurring during parenteral nutrition may
be quite important, and most patients should receive water
soluble vitamins of the B complex, vitamin C and folic acid
daily. Failure to administer vitamins may result in depletions,
as has recently been described in patients given long-term parenteral nutrition without vitamin supplements (35). Vitamin K
and vitamin B_{12} are usually administered at regular intervals.
Whether recommended doses are adequate is unknown. Minor abnormalities in vitamin B_6 status may impair carbohydrate tolerance (2) and in animals vitamin B_6 deficiency has been associated with increased urinary excretions of oxalate, particularly
during infusions of xylitol (42).

An important deficiency syndrome that has developed during long-
term parenteral nutrition is that due to a lack of essential
fatty acids, principally linoleic acid. The clinical features
include dry scaly skin lesions, with erythematous margins, initially confined to skin creases but becoming generalized with
time. Responses to daily infusions of intravenous fat emulsion
appear within nine days (39). Recently, the cutaneous application of sunflower-seed oil has been shown to correct essential
fatty acid deficiency caused by long term fat-free parenteral
nutrition (38).

Conclusions

Despite these many metabolic problems, parenteral nutrition can
be safe under most circumstances, and there are very few absolute contraindications to the use of this form of nutrition.
Metabolic problems can best be avoided by paying careful attention to the following points:
a) Define the specific and individual nutritional requirements
   of each patient, taking into account his present nutritional
   state, special requirements and continuing needs,
b) plan the nutritional programme as completely as possible,
   prescribing the exact amount of each solution to be used and
   the precise amounts of additives to be included,
c) administer the nutrient solutions at appropriate rates, taking
   care that maximum utilisation rates are not exceeded, and
d) monitor the patient's response to determine whether the
   nutritional programme is adequate and to detect at the earliest
   opportunity metabolic complications.

References

1. ABEL, R. M., BECK, C. H., ABBOTT, W. M., RYAN, J. A., BAR-
   NETT, G. D., FISCHER, J. M.: Improved survival from acute
   renal failure after treatment with intravenous essential L-
   amino acids and glucose: results of a prospective, double-
   blind study. New Engl. J. Med. 288, 695 (1973).

2. ADAMS, P. W., WYNN, V., FOLKARD, J., SEED, M.: Influence of
   oral contraceptives, pyridoxine (vitamin B6), and tryptophan
   on carbohydrate metabolism. Lancet I, 759 (1976).

3. ALLISON, S.: The metabolic response to injury. Medicine 11,
   730 (1972).

4. ANAST, C. S., MOHS, J. M., KAPLAN, S. L., BURNS, T. W.:
   Evidence for parathyroid failure in magnesium deficiency.
   Science 177, 606 (1972).

5. ANDERSOON, G., BROHULT, J., STERNER, G.: Increasing metabolic
   acidosis following fructose infusion in two children. Acta
   paediat. scand. 58, 301 (1969).

6. BERGSTROM, J., HULTMAN, E., ROCH-NORLUND, A. E.: Lactic acid
   accumulation in connection with fructose infusion. Acta med.
   scand. 184, 359 (1968).

7. BODE, J. Ch., ZELDER, O., RUMPELT, H. J., WITTKAMP, U.:
   Depletion of liver adenosine phosphates and metabolic effects of intravenous infusion of fructose or sorbitol in
   man and in the rat. Europ. J. clin. Invest. 3, 436 (1973).

8. CATTRAN, D. C., FENTON, S. S. A., WILSON, D. R., STEINER, G.:
   Defective triglyceride removal in lipaemia associated with
   peritoneal dialysis and haemodialysis. Ann. intern. Med. 85,
   29 (1976).

9. CHEN, W.-J., OHASHI, E., KASAI, M.: Amino acid metabolism
   in parenteral nutrition: with special reference to the
   calorie/nitrogen ratio and the blood urea level. Metabolism
   23, 1117 (1974).

10. CRADDOCK, P. R., YAWATA, Y., VAN-SANTEN, L., GILBERSTADT, S.,
    SILVIS, S., JACOB, H. S.: Aquired phagocyte dysfunction - a
    complication of the hypophosphatemia of parenteral hyper-
    alimentation. New Engl. J. Med. 290, 1403 (1974).

11. CRAMP, D. G., WILLS, M. R.: Disorders of carbohydrate and
    lipid metabolism in renal disease: a short review. Ann. clin.
    Biochem. 12, 179 (1975).

12. DERR, R. F., ZIEVE, L.: Etiology of hyperalimentation coma.
    New Engl. J. Med. 288, 1080 (1973).

13. DUDRICK, S. J., RUBERG, R. L.: Principles and practice of
    parenteral nutrition. Gastroenterology 61, 901 (1971).

14. DUNLAP, W. M., JAMES, W., HUME, D. M.: Anemia and neutropenia caused by copper deficiency. Ann. intern. Med. 80, 470 (1974).

15. FREUND, U., KRAUSZ, Y., LEVIJ, I. S., ELIAKIM, M.: Iatrogenic lipidosis following prolonged intravenous hyperalimentation. Amer. J. clin. Nutrit. 28, 1156 (1975).

16. GENNARI, F. J., KASSIRER, J. P.: Osmotic diuresis. New Engl. J. Med. 291, 714 (1974).

17. GOLD, L. W., MASSRY, S. G., ARIEFF, A. I., COBURN, J. W.: Renal bicarbonate wasting during phosphate depletion - a possible cause of altered acid-base homeostasis in hyperparathyroidism. J. clin. Invest. 52, 2556 (1973).

18. GOLDFINGER, S., KLINENBURG, J. R., SEEGMILLER, J. E.: Renal retention of uric acid induced by infusion of ß-hydroxy butyrate and acetoacetate. New Engl. J. Med. 272, 351 (1965).

19. HALLBERG, D.: Elimination of exogenous lipids from the blood stream. An experimental, methodological and clinical study in dog and man. Acta physiol. scand. 64, 306 (1965).

20. HARTLEY, T. F., LEE, H. A.: Investigations into the optimum nitrogen and caloric requirements and comparative nutritive value of three intravenous amino acid solutions in the postoperative period. Nutr. Metabol. 19, 201 (1975).

21. HEATLEY, R. V., EVANS, B. K.: Infusion apparatus for parenteral nutrients. Brit. med. J. 4, 204 (1975).

22. HEIRD, W. C., DELL, R. B., DRISCOLL, J. M., GREBIN, B., WINTERS, R. W.: Metabolic acidosis resulting from intravenous alimentation mixtures containing synthetic amino acids. New Engl. J. Med. 287, 943 (1972).

23. HEIRD, W. C., NICHOLSON, J. F., DRISCOLL, J. M., SCHULLINGER, J. N., WINTERS, R. W.: Hyperammonemia resulting from intravenous alimentation using a mixture of synthetic L-amino acids: a preliminary report. J. Pediat. 81, 162 (1972).

24. HINTON, P., ALLISON, S. P., LITTLEHOHN, S., LLOYD, J.: Insulin and glucose to reduce catabolic response to injury in burned patients. Lancet I, 767 (1971).

25. HO, C. H., PANDE, S. V.: Orthophosphate determination: interference by mannitol and sorbitol. Analytical Biochem. 60, 413 (1974).

26. JACOB, H. S., AMSDEN, T.: Acute hemolytic anemia with rigid cells in hypophosphatemia. New Engl. J. Med. 285, 1446 (1971).

27. KLOCK, J. C., WILLIAMS, H. E., MENTZER, W. C.: Hemolytic anaemia and somatic cell dysfunction in severe hypophosphatemia. Arch. intern. Med. 134, 360 (1974).

28. KREBS, H. A., WOODS, H. F., ALBERTI, K. G.: Hyperlactat-
    aemia and lactic acidosis. Essays Med. Biochem. 1, 81 (1975).

29. LICHTMAN, M. A., MILLER, D. R., COHEN, J., WATERHOUSE, C.:
    Reduced red cell glycolysis, 2,3-diphosphoglycerate and
    adenosine triphosphate concentrations, and increased hemo-
    globin-oxygen affinity caused by hypophosphatemia. Ann.
    intern. Med. 74, 562 (1971).

30. LOEB, J. N.: The hyperosmolar state. New Engl. J. Med. 290,
    1184 (1974).

31. LOTZ, M., ZISMAN, E., BARTTER, F. C.: Evidence for a phos-
    phorus depletion syndrome in man. New Engl. J. Med. 278,
    409 (1968).

32. MacFADYEN, B. V., DUDRICK, S. J., TAGUDAR, E. P., MAYNARD,
    A. T., LAW, D. K., RHOADS, J. E.: Triglyceride and free
    fatty acid clearances in patients receiving complete par-
    enteral nutrition using a ten per cent soybean oil emulsion.
    Surg. Gynec. Obstet. 137, 813 (1973).

33. MONNENS, L., TRIJBELS, F., VAN GALEN, M., HENRICHS, Y.,
    BAARS, P.: Complications of intravenous feeding. Lancet I,
    1116 (1973).

34. MUNRO, H. N., FERNSTROM, J. D., WURTMAN, R. J.: Insulin,
    plasma aminoacid imbalance, and hepatic coma. Lancet I, 722
    (1975).

35. NADEL, A. M., BURGER, P. C.: Wernicke encephalopathy fol-
    lowing prolonged intravenous therapy. J.A.M.A. 235, 2403
    (1976).

36. O'CONNELL, R. C., MORGAN, A. P., AOKI, T. T., BALL, M. R.,
    MOORE, F. D.: Nitrogen conservation in starvation: graded
    responses to intravenous glucose. J. clin. Endocrin. Metab.
    39, 555 (1974).

37. POLLACK, H., MILLET, R. F., ESSEX, H. E., MANN, F. C., BOLL-
    MAN, J. L.: Serum phosphate changes induced by injections
    of glucose into dogs under various conditions. Amer. J.
    Physiol. 110, 117 (1934).

38. PRESS, M., HARTOP, P. J., PROTTEY, C.: Correction of essen-
    tial fatty-acid deficiency in man by the cutaneous appli-
    cation of sunflower-seed oil. Lancet I, 597 (1974).

39. RIELLA, M. C., BROVIAC, J. W., WELLS, M., SCRIBNER, B. H.:
    Essential fatty acid deficiency in human adults during to-
    tal parenteral nutrition. Ann. intern. Med. 83, 786 (1975).

40. SCHOLLER, K. L.: Transport und Speicherung von Fettemulsions-
    teilchen. Z. prakt. Anästh. Wiederbel. 3, 193 (1968).

41. THOMAS, D. W., EDWARDS, H. B., EDWARDS, R. G.: Side effects of sugar substitutes during intravenous administration. Nutr. Metabol. 18 (Suppl.), 227 (1975).

42. THOMAS, D. W., HANNETT, B., CHALMERS, A., ROFE, A. M., EDWARDS, J. B., EDWARDS, R. G.: Oxalate excretion during carbohydrate infusions. Int. J. Vit. Nut. Res. Suppl. 15, 181 (1976).

43. TRANQUADA, R.: Lactic acidosis. Calif. Med. 101, 450 (1964).

44. TRAVIS, S. F., SUGERMAN, H. J., RUBERG, R. L., DUDRICK, S. J., DELIVORIA-PAPADOPOULOS, M., MILLER, L. D., OSKI, F. A.: Alterations of red-cell glycolytic intermediates and oxygen transport as a consequence of hypophosphataemia in patients receiving intravenous hyperalimentation. New Engl. J. Med. 285, 763 (1971).

45. TUCKER, S. B., SCHROETER, A. L., BROWN, P. W., McCALL, J. T.: Acquired zinc deficiency - cutaneous manifestations typical of acrodermatitis enteropathica. J.A.M.A. 235, 2399 (1976).

46. VILTER, R. W., BOZIAN, R. C., HESS, E. V., ZELLNER, D. C., PETERING, H. G.: Manifestations of copper deficiency in a patient with systemic sclerosis on intravenous hyperalimentation. New Engl. J. Med. 291, 188 (1974).

47. WOODARD, J. C., WEBSTER, P. D., CARR, A. A.: Primary hypomagnesemia with secondary hypocalcemia, diarrhea and insensitivity to parathyroid hormone. Digestive Dis. 17, 612 (1972).

48. WOODS, H. F., ALBERTI, K. G. M. M.: Dangers of intravenous fructose. Lancet II, 1354 (1972).

49. WRETLIND, A.: Complete intravenous nutrition, theoretical and experimental background. Nutr. Metabol. 14 (Suppl.), 1 (1972).

50. YAWATA, Y., HEBBEL, R. P., SILVIS, S., HOWE, R., JACOB, H.: Blood cell abnormalities complicating the hypophosphatemia of hyperalimentation: erythrocyte and platlet ATP deficiency associated with hemolytic anemia and bleeding in hyperalimented dogs. J. Lab. clin. Med. 84, 643 (1974).

Parenteral Nutrition for the Critically Ill Patient

M. H. Weil and V. Puri

For Dr. PURI and for me, I should like to adress myself especially to issues that have to do with parenteral nutrition in
the critically ill patient, the patient who is acutely stressed
and whose life is immediately threatened. This type of patient
is in a complicated environment. The options that are at hand
for maintaining nutrition are limited. They are limited in part
because of the complexity of the bedside environment in which
the patient is found, the complexity of the life-sustaining
equipment. But most of all, it is the physical status of the
patient which precludes oral alimentation. We select parenteral
alimentation for the critically injured or ill patients who are
found in our critical care units with head injury, hemothorax,
obstruction or perforation of the intestine, rupture of abdominal
aneurysm; in patients who are in acute cardiorespiratory failure,
after cardiac arrest, or in patients with overwhelming infections (5).

The caloric requirements of the patient who is stressed with
multisystemic injury or illness is in the order of five times
that which is required under basal conditions. When a patient
enters our own university critical care services, after massive
injury or illness, we routinely place catheters into the femoral
artery and superior vena cava via internal jugular vein for purposes of monitoring, for purposes of rapid volume repletion, as
a source of arterial blood for routine panel of tests. The reason we utilize the femoral site is because it is most accessible
and remote from the chest and arms, because the femoral artery
is large, and because the number of vascular complications has
been small and technically it is easily entered. Before we routinely used the femoral artery in patients in profound shock,
we would lose one extremity in approximately 200 catheterizations.
This was during a period prior to 1965. This incidence of complications was comparable to routine angiography at that time.
With the introduction of percutaneous femoral approach, the incidence of vascular injuries markedly decreased.

The introduction of the balloon flow-directed catheters, the so-
called Swan-Ganz catheters, have been an important development
(7).

The Swan-Ganz catheter, which is inserted for another purpose,
namely to monitor pulmonary artery and pulmonary artery wedge
pressure for assuring that fluid administration does not threaten
cardiac competence, is almost never used for parenteral nutrition
because of increased risk of contamination.

However, a central venous catheter initially placed for central
venous pressure monitoring may be used for parenteral nutrition

after removing the manometer from the intravenous line. Thereafter the catheter is only used for delivery of amino acids and
glucose and proper aseptic precautions are taken regarding change
of dressing and intravenous tubing (5).

The major assignment that I have is to report about assessment
of the most critically ill patients during parenteral nutrition.
Both Dr. KILIAN and Dr. THOMAS have made my job much, much easier
because they have referred to the types of prior examinations
that are important for assuring that parenteral nutrition is
safe. We need the laboratory, when we care for critically ill
patients from the very beginning. One practice that we have
learned and learned well over the years is the advantage of a
routine panel of tests to provide key information that is likely
to be useful in the assessment of every critically ill patient.
In our own center, this routine panel has been developed and
the results are available within but minutes in a highly predictable fashion on a 24-hour per day basis (3). Since the use
of 20 - 25 % glucose solutions with crystalline amino acid solutions constitutes the mainstay of parenteral nutrition, it is
essential to monitor urine sugar and acetone, at relatively
frequent intervals, i. e., four times daily. At present the
blood sugar is measured initially every day and subsequently,
only twice a week. The reason that we have abandoned more frequent glucose measurements in blood stems from the availability
of routine measurements of plasma osmolality. This makes it
possible for us to anticipate changes that would previously
have led us to measure blood sugar more frequently. The daily
measurement of sodium, potassium, chloride, and bicarbonate is
part of our routine panel; the calcium, phosphorus, magnesium,
and blood count are measured twice each week. Creatinine and
BUN are also measured only twice each week, again owing to the
availability of plasma osmolality.

The urine osmolality is measured every eight hours in all patients on our critical care services. The plasma osmolality is
measured routinely as part of our panel and so are the arterial
blood gases. Recording of the patient's weight and 24-hour fluid
intake and output are also part of our routine.

The laboratory report is available within 11 min of the time
that an arterial blood sample is brought to the laboratory.
Since the majority of our patients who are critically ill have
arterial catheters both for the purpose of making arterial blood
samples available and for the routine monitoring of arterial
pulses, this does not necessarily involve arterial puncture
each time. Parenthetically, arterial pulses are a much better
means of routine hemodynamic monitoring than the electrocardio-
gram, except those who had acute myocardial infarctions. We use
the arterial pressure pulse to provide us with a reliable immediate indicator of cardiac arrest, since we know that electro-
cardiogram may continue to indicate a regular rhythm for a
minute or two but without effective stroke output and peripheral pulse. For these reasons, the pulse is our primary monitor.

The 11-minute panel includes arterial oxygen saturation, hemo-globin content and carboxyhemoglobin and these are measured with a Co-oxymeter (Instrumentation Laboratories). Arterial oxygen tension, arterial pH and arterial PCO_2 are measured with standard electrode system. Hematocrit is measured with the micro-hematocrit technique. Bicarbonate, standard bicarbonate, actual bicarbonate and gaseous excess are calculated from pH and PCO_2 with appropriate corrections for temperature and pH of all blood gas values. Utilizing a digital computer system, interpretation of the information is automatically generated by the computer with a typewriter. The colloid osmotic pressure of plasma is included in the report. More about that will be discussed later. An estimate of protein content of plasma is obtained with a refractometer. Plasma osmolality by freezing point method is the very measurement in patients who receive parenteral nutri-tion with hypertonic solutions of glucose. The osmolality is not only the single most important test, but incidentally, one of the very inexpensive tests that is obtained. In addition to that we measure, of course, the plasma electrolytes sodium and potassium with the flamephotometer and chloride with a chlorido-meter. Lactate is measured in blood with a lactimeter developed by us for this purpose (1) using flurometric methods.

The reason that all of these tests are completed within 11 min is the simultaneous orderly procedures followed by the technician who is provided with semi-automatic analysis and automatic com-putation devices. The laboratory is located within easy reach of the primary emergency areas in the hospital and so the phy-sical access to the laboratory is optimal. The laboratory tech-nologist is trained to respond to the bedside at a time of car-diac arrest so that the interval between the time a sample is taken and analyzed at this crucial junction is shortened. During cardiac arrest, pH, PCO_2, PO_2, and osmolality are reported within 3 1/2 min.

There are times cited already by Dr. KILIAN and Dr. THOMAS when parenteral alimentation may be contraindicated. Resuscitation from shock, correction of fluid, electrolyte and acid-base ab-normalities, operative control of hemorrhage, management of sepsis take precedence over total parenteral nutrition. Even though an aggressive approach to maintenance of adequate nutri-tion is employed for early management of critically ill and in-jured patients, we are inclined to interrupt parenteral nutri-tion temporarily if acute life-threatening priorities rise. Acute respiratory failure syndromes, on the other hand, greatly stress the energy needs of the patient and the nutritional support of increased work expenditures emerges as a clinically useful under-taking.

I am glad that the issue of protein synthesis, turnover, and colloid osmotic pressure may have previously been brought to the fore during these discussions because this emerges as an important interlock in the cardiorespiratory survival of the critically ill patient. The protein-depleted patient is likely to have fatal respiratory complications for reasons quite apart from the lack of caloric nutrition. Rather, this may stem from fluid shifts and related reductions in plasma protein concentrations and colloid osmotic pressure.

In instances in which there is unavailability of oxygen, the oxidative metabolism of glucose is arrested except for the lactate-pyruvate shunt. Accordingly, the accumulation of lactate is a measure of the oxygen deficit (6). It is for this reason that the relationship between survival in patients in shock and the level of blood lactate is such a predictable one. If the patient's blood lactate exceeds 2 mosm, then it is unlikely that this patient is going to profit from parenteral nutrition at that particular state of disease. The survival decreases from about 90 % with a lactate of 2 mosm to less than 5 %, once the lactate exceeds 11 mosm. It is by far the best single measurement that we have of the shock state. Lactate concentration of blood also increases under conditions of vigorous physical activity, particularly convulsions and shivering. However, lactate elevation in patients in shock may be distinguished from the transient elevations that are associated with convulsions. After exertion, the lactate rises very sharply but returns to essentially normal values within a brief period, usually less than a half hour. In patients in shock, lactic acidosis is characteristic of perfusion failure, parenteral nutrition should be deferred.

A few words about acidosis and alkalosis are in order. We used to observe acidosis under conditions of parenteral nutrition, particularly in patients who receive amino acid solutions, most likely due to the fact that there is excess of chloride anion which is liberated during utilization of the amino acid. Incidence of hyperchloremic acidosis has declined due to new formulation of total parenteral nutrition solution - Fre Amine II; which has neglegible amounts of chloride ions. Yet, we overestimate the risks of acidosis. When pH in ranges of between 7.25 and 7.35, this is far better than a pH range of 7.50 to 7.60. Cardiac output is higher and oxyhemoglobin dissociation is favored, i. e., the P_{50} is higher. The availability of oxygen to tissues is therefore augmented. The responsiveness to vasoactive amines, particularly epinephrine, is lower under conditions of acidosis than alkalosis and that protect the patient from arrhythmias. We found that in 299 critically ill patients who at any time during the course of their hospital career had arterial blood pH's that exceeded 7.60, the mortality of such patients without reference to any other parameter increase to levels approaching 70 %. This is in contrast to patients with more normal pH levels or in contrast to a group of patients in whom pH was below 7.34 in whom mortality was less than one half of that. We were not the first to observe this. Dr. AYRES' group at the St. Vincent's Hospital in New York some years ago pointed out that respiratory alkalosis carries a high mortality and that this is not related to whether ventilation is assisted or unassisted. The reason that the mortality increases was examined by Dr. Sherif MOKHTAR in our laboratories (4). With increasing blood pH, the incidence of fatal ventricular arrhythmia increases. When the pH exceeded 7.61 in our critically ill patients, and these patients had ventricular arrhythmias, these proved to be fatal. Acidemia, to the contrary, protected against ventricular arrhythmias. For example, multifocal premature ventricular contractions, ventricular fibrillation and ventricular tachycardia are selectively observed during parenteral nutrition and is not regarded by us as necessarily an unfavorably situation. However, if severe acidemia develops with total parenteral nutrition addition of $NaHCO_3$ or Na acetate in amounts of 20 mEq/l would correct the acid-base balance.

Now to a more specific discussion of plasma osmolality. All of you know the plasma osmolality is nothing more than the total of the cations and the anions to which is added the particulate affect of organic solutes. The normal plasma osmolality is about 280 mosm. Now, you may purchase an osmometer for as little as $ 2000 or DM 4800. First the urine osmolality is a good test for assessment of the kidney function in acutely stressed patients. Once the patient develops a urine osmolality that exceeds the plasma osmolality by 1 1/2, you know that the patient is able to concentrate urine. Hence, it is a very rapid and good test of tabular competence. At any time that the urine plasma osmolal ratio exceeds 1.5, the likelihood of progressive azotemia is very, very small. When it is smaller than 1.5, you cannot be sure. Because it is an inexpensive test, we are able to routinely measure urine osmolality every eight hours on our critically ill patients. If the urine osmolality is 1206 mosm or 998, we know two things: first of all, he is markedly conserving water. He is conserving as much as 4 ml of water for every ml of urine that is excreted. This is one very easy way of detecting that the patient is dehydrated on rounds.

Now with regard to plasma osmolality, this test is diagnostic of hyper- and hypoosmolal fluid and electrolyte defects. Hyperosmolality is the more frequent and much more serious complication. Hyperosmolality is often traced to tube feedings or parenteral nutrition. Patients who are elderly are not infrequently admitted with hyperosmolal states may also have had inadequate intake of fluids, i. e., water, because of inadequate attention in nursing homes or patients who are found in a coma at home and have been unable to drink. Patients with renal failure also develop hyperosmolality because of the osmolal effect of urea.

The hyperosmolal state which is associated with hyperglycemic coma is often termed non-ketotic hyperosmolal coma. There may be decreased glucose utilization due to diabetes mellitus, and these patients are much more susceptible to the hyperosmolal state during parenteral nutrition. If the patient's plasma osmolality rises to more than 350 mosm, a majority of patients die. Exceptions include patients in whom hyperosmolality was reversed within 12 hours (2). The reasons that the patients died when plasma osmolality exceeded 350 mosm is well documented in the literature. It is the very critical level for brain dehydration and subsequent brain edema. When hyperosmolality is due to diabetes, prompt control of hyperglycemia with insulin and fluid repletion may be corrective. Potentially fatal hyperosmolality due to uremia may be controlled by dialysis. In patients with

alcohol intoxication, the transient hyperosmolality caused by
alcohol is spontaneously reversed over a period of less than
12 hours and is not itself fatal.

We may calculate the plasma osmolality from the formula
$$1.86 \ (Na + K) + \frac{BUN}{2.8} + \frac{blood\ glucose}{18} \ .$$

We obtain an estimate of osmolality from these multiple measurements. Yet, consider all the measurements needed at least sodium,
glucose and BUN. It is so much simpler and more reliable to use
the osmometer and obtain the measurement.

In practical terms, acute changes in hyperglycemia may be reli-
ably predicted from changes in osmolality. If the patient's
osmolality declines rapidly from 330 to 280 mosm/kg, you would
estimate that the glucose concentration declined by
$$50 \ mosm \ x \ \frac{100}{80} \ mosm = 277 \ mg/dl.$$
Accordingly, we do not have to repetively measure blood glucose.
We can estimate the blood glucose from the changes in the osmolality after we have one reference measurement of glucose.

The most important reason for hyperosmolality during parenteral
infusions of nutrients is the fact that nurses may speed up infusions to keep pace with the doctor's orders without awareness
of the great danger of rapid infusion of the hypertonic glucose
solution. These accidents were observed on our own services and
for that reason we now require that all patients receive parenteral alimentation by infusion pumps at mechanically established rates.

Finally, I wanted to cite the significance of colloid osmotic
pressure. Colloid osmotic pressure is the pressure which is
created by plasma protein, i. e., albumin, dextran and gelatine.
You remember that capillary exchange is dependent of two major
forces, namely the hydrostatic pressure which tends to force
fluid out of the capillary, and the colloid osmotic pressure
or the protein pressure which allows fluid to be re-absorbed.
Colloid osmotic pressure now may be measured very nicely with
an instrument called the "Oncometer" developed in our laboratory (and soon to be marketed by Instrumentation Laboratories
of Massachusetts). Under normal conditions, in the capillary,
the colloid osmotic pressure and the hydrostatic pressure are
very nicely balanced, so that there is no major efflux or influx of fluid. Depending on arteriolar or venular constriction,
hydrostatic pressure is altered. With capillary hypotension,
e. g., under conditions of shock, the capillary pressure, but
not the colloid oncotic pressure, is initially reduced. Then
a fluid influx or capillary refill is observed. With large doses
of epinephrine, capillary pressure increases and fluid leaves
the capillary and accordingly the patient is volume depleted.
It is for these reasons that we looked at the importance of
colloid osmotic pressure with regard to survival, particularly
in patients with pulmonary complications. We found that, in a
group of 99 patients, there was a very, very clear correlation

between the colloid osmotic pressure and survival. Now, the
colloid osmotic pressure is 25 mm Hg in ambulatory subjects.
In patients who are at bed rest it is 22 mm Hg, the average
of patients who are admitted to our critical care services is
19 mm Hg. As patients become ill and the colloid concentration
is reduced, it may drastically fall. When the colloid osmotic
pressure declines to less than 11 mm Hg, fatality approaches
100 %. We shall want to be able to manipulate colloid osmotic
pressure. We know that these changes in colloid osmotic pressure are in part related to regeneration of colloids, of proteins, which are in turn, dependent on the nutritional status
of the patient. Yet the details of this relationship are not
well documented. This, at the present time, represents a priority area for clinical research.

Conclusion

Provision of adequate calories and proteins is of paramount importance in critically ill patients. Increased caloric needs
after polytrauma, sepsis or bowel dysfunction can now be real-
istically met by parenteral nutrition. Early nutritional support
is employed for patients with acute respiratory and renal failure and those undergoing major surgery.

Evidence indicated that two weeks of optimal total parenteral
nutrition be required before there is appreciable increase in
albumin synthesis. But during this interval provision of calories and proteins serves to spare body protein reserves and
diminish or reverse a negative nitrogen balance.

References

1. BOYCKS, E., MICHAELS, S., WEIL, M. H., SHUBIN, H., MARBACH,
   E. P.: Continuous-flow measurement of lactate in blood. A
   technique adapted for use in the emergency laboratory. Clinical Chemistry 21, 113 (1975).

2. MATTAR, J. A., WEIL, M. H., SHUBIN, H., STEIN, L.: Cardiac
   arrest in the critically ill. II. Hyperosmolal states following cardiac arrest. Amer. J. Med. 56, 162 (1974).

3. MICHAELIS, S., WEIL, M. H., SHUBIN, H.: The "Stat" laboratory.
   In: Critical Care Medicine Handbook (eds. M. H. WEIL, H.
   SHUBIN), p. 405. New York: John N. Kolen Inc. 1974.

4. MOKHTAR, S., WEIL, M. H.: Increased mortality of acute myocardial infarction in patients with alkalosis. Fed. Proc.
   35, 349 (1976).

5. PURI, V. K., WEIL, M. H., SHUBIN, H.: Total parenteral nutrition in critically ill patients. In: Proceedings of the International Symposium on Intensive Therapy, Rome, p. 270.
   Amsterdam: Excerpta Medica.

6. WEIL, M. H., AFIFI, A. A.: Experimental and clinical studies on lactate and pyruvate as indicators of the severity of acute circulatory failure (shock). Circulation 41, 989 (1970).

7. WEIL, M. H., SHUBIN, H.: The "VIP" approach to the bedside management of shock. In: Critical Care Medicine: Current Principles and Practice (eds. M. H. WEIL, H. SHUBIN). Hagerstown: Harper & Row 1976 (In press).

Kriterien zur Beurteilung der Therapie

K. Rommel

Laboratoriumsresultate sind Signale des Körpers und haben damit
den Charakter von Symptomen. Ihre zuverlässige Erfassung und Bewertung ist notwendig, um hieraus die richtigen diagnostischen
Schlüsse zu ziehen.

Das zuverlässige Analysenresultat ist nur dann von ärztlichem
Nutzen, wenn der Test - manche sagen auch Parameter - auch diagnostisch zuverlässig ist. Die zweite wichtige Voraussetzung
für eine zuverlässige Befundung ist also die diagnostische Zuverlässigkeit des Testes.

Im folgenden möchte ich darstellen, welche Teilschritte stan-
dardisiert sein müssen, damit zuverlässige Analysenresultate er-
zielt werden, und einige Voraussetzungen nennen, die erfüllt
sein müssen, damit der verwendete Parameter diagnostisch zuverlässig ist.

Laboratoriumsdiagnostik beginnt am Patienten und nicht erst im
Laboratorium. Die Vorbereitung des Patienten zur Gewinnung des
Untersuchungsmaterials hat erhebliche Auswirkungen auf die Meß-
werte.

Tageszeit

Fast alle in der Labormedizin meßbaren biologischen Größen zeigen tageszeitabhängige Schwankungen. So kann z. B. die Konzentration des Serumeisens nachmittags bis zu 300 % niedriger liegen als vormittags, die Kreatininkonzentration kann abends 30 %
höher sein als vormittags. Reproduzierbare Meßwerte sind von einem Patienten nur zu erhalten, wenn die Spezimengewinnung immer
zur gleichen Tageszeit erfolgt. Ich werde darauf später nochmals
detaillierter eingehen.

Ernährung

Nahrungszufuhr bewirkt einen Anstieg der Konzentration für z. B.
Cholesterin, Neutralfett, Eisen und Phosphor. Darüber hinaus besteht nach Nahrungszufuhr die Gefahr der Trübung des Serums durch
Lipämie, was zu unspezifisch erhöhten Ergebnissen bei photometri-
schen Analysen führen kann.

Körperlage

Die Konzentration höhermolekularer Substanzen im Blut und der
daran gebundenen niedermolekularen Substanzen ist abhängig von
der Körperlage des Patienten. Dies wurde bereits 1911 von BÖHME
durch Eiweißbestimmungen am stehenden und am liegenden Patienten untersucht, der dabei Unterschiede bis zu 10 % fand. Die
gleichen Ergebnisse fanden FAWCETT und WYNN 1960. Das bedeutet,
daß die Eiweißkonzentration beim Übergang von der liegenden in
die stehende Position beispielsweise von 68 auf 75 g/l anstei-

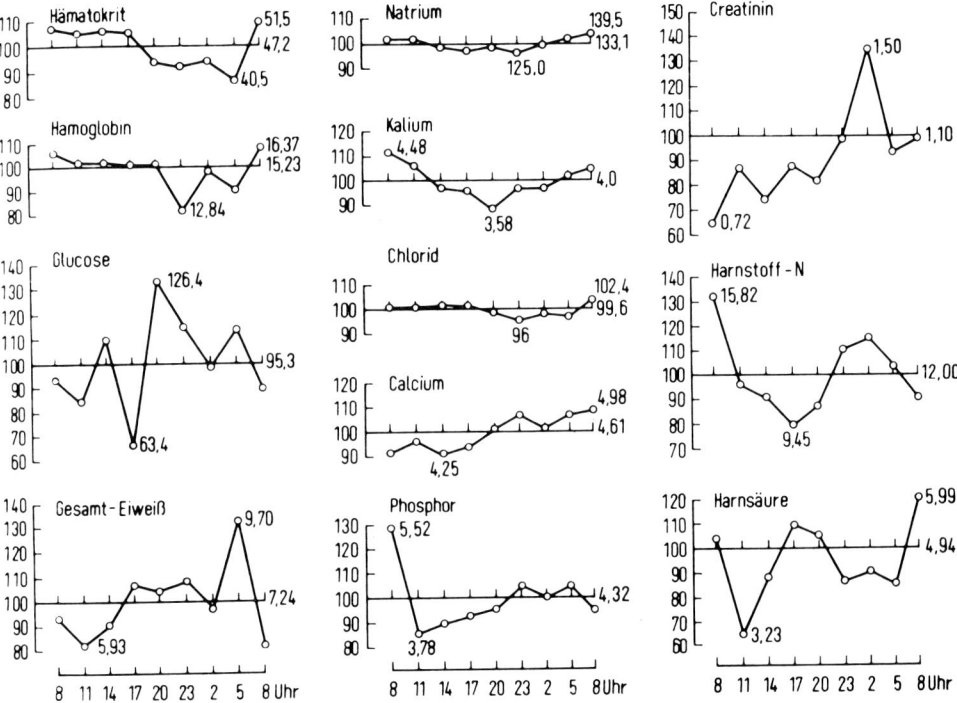

Abb. 1. Tagesschwankungen der Konzentration von Blutbestand-
teilen. Der 21 Jahre alte Proband H. P. lag während der ganzen
Beobachtungszeit im Bett und erhielt keine Nahrung, er durfte
aber beliebige Mengen Mineralwasser trinken. Die Probennahme
durch einen Venenkatheter erfolgte alle 3 h. Abszisse: Proben-
nahmezeiten. Ordinate: Meßergebnisse in % des Tagesmittels, das
gleich 100 % gesetzt wurde (Aus: D. STAMM)

gen kann. Diese Veränderungen können noch deutlicher sein bei
Patienten mit Ödemen, bei denen mit einer durchschnittlichen
Steigerung von 15 % und im Einzelfall mit noch weit stärkeren
Verschiebungen zu rechnen ist. Ähnliches gilt für den Hämato-
kritwert. Es ist sogar die Position des Armes beim Stehen von
Bedeutung: Stehen mit herabhängendem Arm ergibt höhere Meßwer-
te für die Eiweißkonzentration als Stehen mit in Vorhofhöhe er-
hobenem Arm. Andere Kenngrößen, wie z. B. die Kalzium- oder die
Cholesterinkonzentration oder die Höhe der Enzymaktivitäten im
Serum, sind ebenfalls von der Körperlage abhängig.

Körperliche Belastungen
Eine körperliche Belastung kann zur Veränderung der Konzentration einer Reihe von Parametern führen: Für Kalzium, Phosphor
und Gesamteiweiß und die Höhe der Enzymaktivitäten im Serum wurde ein Anstieg beobachtet, für Glukose und Harnstoff sowie Thy-
roxin ein Abfall. Wichtig ist hierbei, daß das Ausmaß der Veränderung zusätzlich altersabhängig ist und auch vom Trainings-
zustand des Patienten mit beeinflußt wird.

214

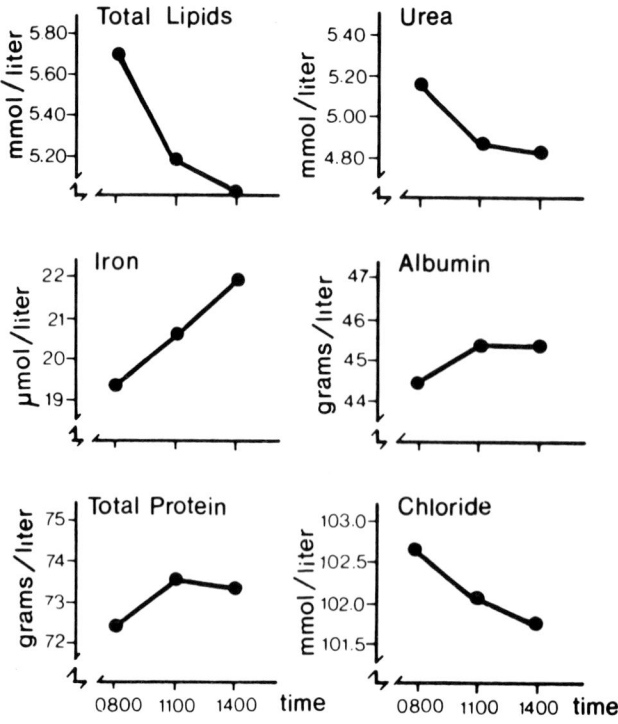

Abb. 2. Serum constituents having a significant main effect of hour. The values at 8 a. m., 11 a. m. and 2 p. m. for all subjects on all five experimental days (WINKEL et al. (1975))

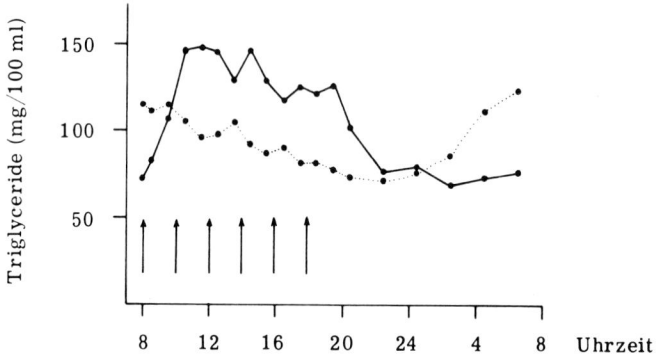

Abb. 3. Mittlere Triglyzerid-Tagesprofile normaler Versuchspersonen unter isokalorischer fettreicher (durchgezogene Linie) bzw. kohlenhydratreicher (gepunktete Linie) Kost. Die Pfeile geben die Mahlzeiten an (Aus: SCHLIERF und Mitarb. (1971))

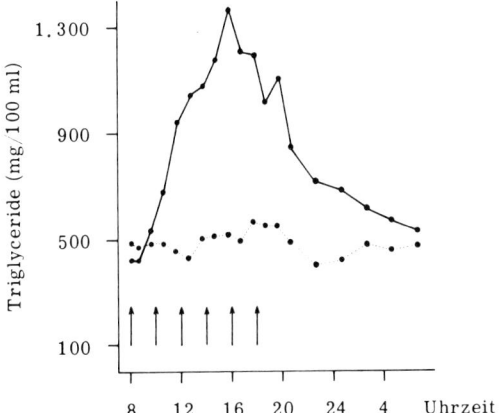

Abb. 4. Mittlere Triglyzerid-Tagesprofile bei Patienten mit Hy-
perlipidämie Typ IV unter isokalorischer fettreicher (durchgezogene Linie) bzw. kohlenhydratreicher (gepunktete Linie) Kost.
Die Pfeile geben die Mahlzeiten an (Aus: SCHLIERF und Mitarb.
(1971))

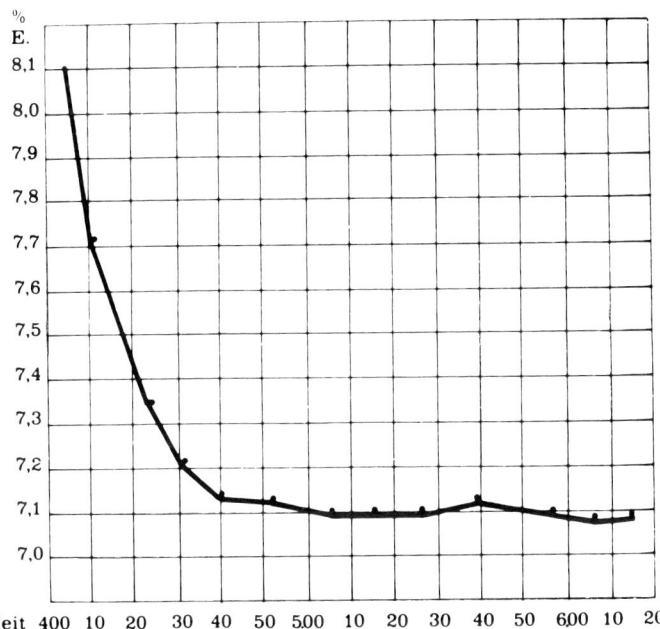

Abb. 5. Schwankungen der Serumkonzentration beim gesunden Menschen. Die Versuchsperson, die bis dahin ihrer gewöhnlichen Tä-
tigkeit nachgegangen war, legte sich unmittelbar vor Beginn des
Versuches nieder und verhielt sich weiterhin völlig ruhig

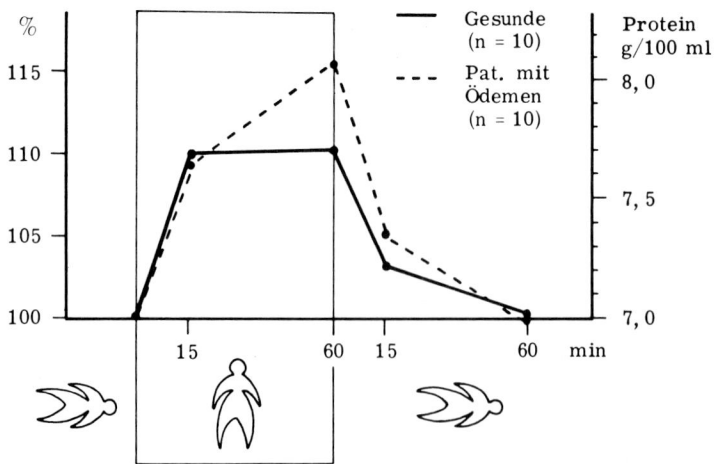

Abb. 6. Abhängigkeit der Proteinkonzentration im Serum von der Körperlage bei Patienten mit Ödemen (Nach: FAWCETT und WYNN (1960))

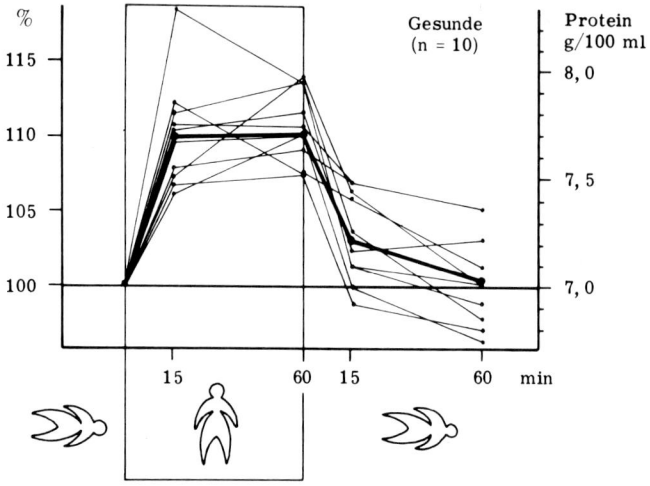

Abb. 7. Abhängigkeit der Proteinkonzentration im Serum von der Körperlage bei Gesunden (Nach: FAWCETT und WYNN (1960))

Therapeutische Maßnahmen

Veränderungen von Meßgrößen werden vielfach nach Gabe von Arzneimitteln beobachtet. Die Zahl der Einzelberichte hierüber ist unüberschaubar groß. Grundsätzlich muß bei den Arzneimittelwirkungen zwischen in vitro-Interferenzen und in vivo-Beeinflussungen unterschieden werden. Bei einer in vitro-Interferenz interferiert ein Arzneimittel oder sein Abbauprodukt mit Reagenzien

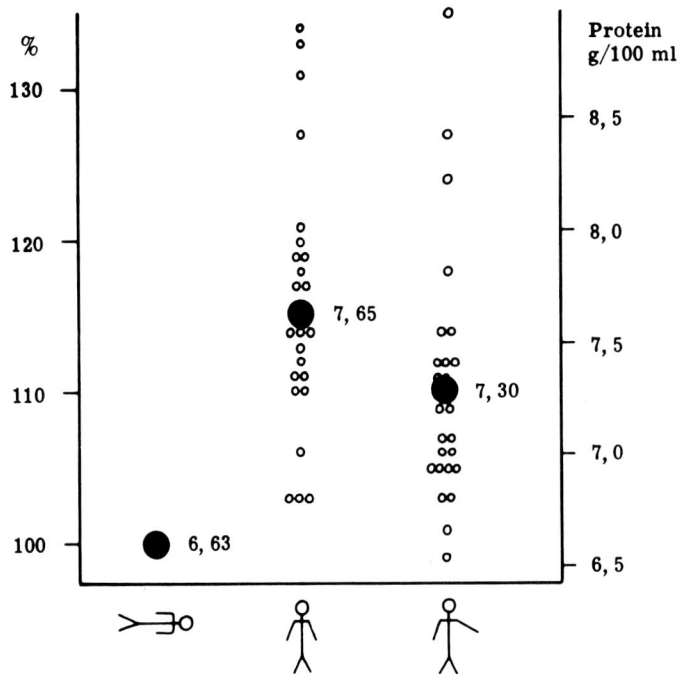

Abb. 8. Proteinkonzentration im Serum in Abhängigkeit von der
Blutentnahme (Nach EISENBERG (1963))
Links: beim liegenden Probanden
Mitte: nach 20 min Stehen aus dem herabhängenden Arm
Rechts: nach 20 min Stehen aus einem in die Höhe des rechten
        Vorhofs angehobenen Arm

im Testansatz, was zu unspezifischen Veränderungen der Meßwerte
führen kann. Ein Beispiel ist die Eigenschaft einiger Antibio-
tika, bei der Glukosebestimmung mit dem Polarimeter eine Glukoseausscheidung vorzutäuschen oder zu verschleiern.

Bei einer in vivo-Beeinflussung greift ein Arzneimittel in physiologische Abläufe ein und ruft Konzentrationsänderungen von
Substraten hervor, die nicht durch einen Krankheitsprozeß bedingt sind. Hier seien als Beispiele erhöhte Meßwerte für Eisen,
Kupfer oder Bromthaleinretention nach Ovulationshemmern genannt.
Ein starker Anstieg bestimmter Enzyme im Serum kann nach Einnahme von Abführmitteln erfolgen. Im Serum tritt eine Erhöhung
der Amylaseaktivität auf mit Makroamylasämie z. B. nach Gabe
des Volumenersatzmittels Plasmasteril, einer Hydroxyäthylstärke.

Die praktisch größte Bedeutung kommt den in vivo-Beeinflussungen zu, während die in vitro-Störungen dank ständiger Verbesserung der klinisch-chemischen Methoden nur in geringem Umfang
auftreten.

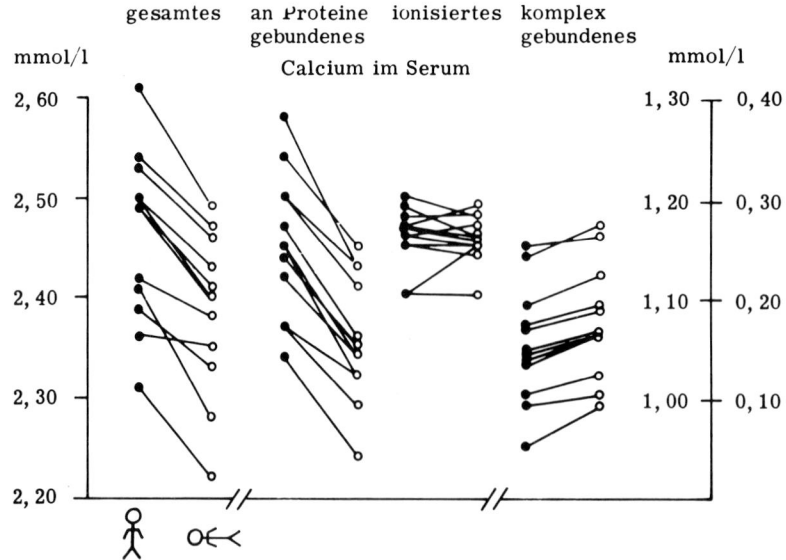

Abb. 9. Abhängigkeit der Konzentrationen des gesamten Kalziums, des an Proteine gebundenen Kalziums, des ionisierten und des komplex gebundenen Kalziums im Serum von der Körperlage (Nach: PEDERSEN (1972))

Tabelle 1. Auswirkungen körperlicher Belastungen auf biologische Größen im Blut bzw. Serum

Volumen	Abnahme[1]
Glukose	Abnahme
Proteine	Zunahme
freie Fettsäuren	Zunahme
Laktat	Zunahme
Pyruvat	Zunahme/Abnahme
pH-Wert	Abnahme
Enzyme	Zunahme/(Abnahme)
Kalium	Zunahme
Ammoniak	Zunahme
BSP-Retention	keine Änderung/Zunahme
Hämatokrit	Zunahme

[1]Dadurch werden sämtliche nicht durch die Kapillarwand diffusiblen Bestandteile in ihrer auf das Blut- bzw. Plasmavolumen bezogenen Konzentration erhöht.

Ist die geeignete Vorbereitung des Patienten vor der Blutentnahme nicht gewährleistet, d. h. wird das Blut nicht schon entnommen, ehe der Patient seine Morgenmedikation erhält, so wird es immer wieder vorkommen, daß die Entnahme auf einen Zeitpunkt fällt, zu dem gerade die Arzneimittelinterferenz stark ausgeprägt ist.

Unerwartete klinisch-chemische Befunde durch pharmakologische
Beeinflussung erhalten einen wichtigen informativen Wert, wenn
sie richtig interpretiert werden, da es sich dabei nicht um
Fehlbestimmungen handelt, sondern um richtige Analysenresultate, die jedoch für den Gesundheitszustand des Patienten nicht
repräsentativ sind.

Diagnostische Maßnahmen

Eine Vielzahl diagnostischer Maßnahmen hat Auswirkungen auf
Analysenergebnisse. Als Beispiel seien genannt der Anstieg der
Prostataphosphatase nach einer Prostatapalpation oder die gestörte Eiweißbestimmung nach einem Bromthaleintest. Eine Tolbutamidbelastung führt zu einer Erniedrigung der Ergebnisse für
Kalium und freie Fettsäuren, während eine Glukosebelastung zu
einer Zunahme der Kalium-, Magnesium- und Phosphatkonzentration
führt.

Tabelle 2. Laborfehler durch diagnostische Maßnahmen

Prostatapalpation	Cholezystogramm	Röntgenkontrastmittel
↓	↓	↓
Erhöhung der sauren Phosphatase	Erhöhung der Bromthaleinreten-tion	Erhöhung von spezifischem Uringe-wicht

Tabelle 3. Auswirkungen der Tolbutamidbelastung auf Meßgrößen
im Blut bzw. Serum und im Harn

Im Blut bzw. Serum	
Glukose	Abnahme
Freie Fettsäuren	Abnahme
Kalium	Abnahme
Alkalische Phosphatase	(Zunahme)
BSP-Test	(Zunahme)
PBJ	(Abnahme)
T_3-Test	(Zunahme)
Im Harn	
Eiweiß-Präzipitationsreaktionen	Zunahme

Spezimengewinnung

Die Spezimengewinnung ist unterschiedlich schwierig. Häufig
sind mehrere Punktionsversuche einer Vene notwendig, die dann
meist am gestauten Oberarm durchgeführt werden. Daß die Dauer
der venösen Stauung Resultate verändern kann, wurde bereits
1962 von PAGE und MOINUDDIN nachgewiesen: Die Proteinkonzentration in den Blutgefäßen einer gestauten Extremität beginnt bereits nach wenigen Minuten anzusteigen und zeigt dann weiterhin deutliche, der Stauungszeit proportionale Veränderungen.

Tabelle 4. Auswirkungen der Glukosebelastung auf Meßgrößen im Serum bzw. Plasma

Insulin	Zunahme
Glukose	Zunahme
Pyruvat	Zunahme
Freie Fettsäuren	Abnahme
Kalium	Zunahme
Natrium	Abnahme
Kalzium	Abnahme
Magnesium	Zunahme
Phosphat	Zunahme

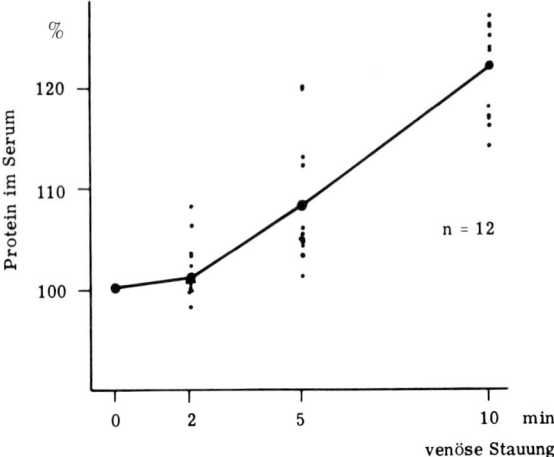

Abb. 10. Abhängigkeit der Proteinkonzentration im Serum von der Dauer einer venösen Stauung am Ort der Blutentnahme (Nach: PAGE und MOINUDDIN (1962))

Wir untersuchten kürzlich den Einfluß der Probennahme auf die Kaliumbestimmung im Serum. Dabei wurde der gleichen Person bei liegender Flügelkanüle eine Probe durch Abtropfen des Blutes entnommen, eine zweite wurde gewonnen durch starkes Aspirieren mit einer aufgesetzten Spritze, die dritte Probe wurde gewonnen durch langsames Aspirieren, jedoch wurde die Vollblutprobe im Anschluß an die Entnahme zur Nachahmung des Transporteinflusses mehrmals leicht geschüttelt. Die dabei gemessenen Resultate waren in dem durch Abtropfen gewonnenen Serum 3,7 mmol/l, die geschüttelte Blutprobe enthielt 4,7 mmol/l und in der durch starke Aspiration gewonnenen Probe wurden 5,2 mmol Kalium/l gemessen!

Aufbewahrung und Transport des Spezimens
Die am Patienten gewonnenen Spezimen unterliegen meist einem mehr oder weniger langen Transport und/oder einer Aufbewahrungszeit, ehe sie ins Labor gelangen. Hierbei kann es zu gravieren-

den Veränderungen kommen, weil die meisten Substanzen sowohl
im Blut als auch im Urin nur für kurze Zeit haltbar sind und
äußere Einflüsse zu Meßergebnissen führen können, die der ursprünglichen Zusammensetzung des Spezimens nicht entsprechen.
So werden z. B. Zellen im Urin und Liquor nach kurzer Zeit auf-
gelöst. Im Urin setzt Bakterienwachstum ein, und im Vollblut
werden die Erythrozyten infolge abnehmender Vitalität durch-
lässig, was im Serum zu Konzentrationserhöhungen von Kalium,
Laktatdehydrogenase und Phosphor führt. Ein weiteres Beispiel
ist die Abnahme der Bilirubinkonzentration des Blutes sowie der
Porphyrine im Urin bei Aufbewahrung im Tageslicht.

Test im Labor
Die Durchführung der Analytik im Labor unterliegt heute stren-
gen Qualitätsanforderungen hinsichtlich der Präzision und Richtigkeit. Für jede Testserie wird die Präzision anhand von Kon-
trollproben mit bekanntem Gehalt sowie die Lage des Resultates
zum Soll-Wert ermittelt. Für beide Kenngrößen gibt es maximal
zulässige Werte.

Neben der konsequent durchgeführten Qualitätskontrolle hat auch
die ständige Verbesserung der Methoden in Richtung einer gerin-
geren Störanfälligkeit, einfacheren Handhabung und größeren Präzision entscheidend zur größeren Verläßlichkeit der Resultate
beigetragen, so daß gegenwärtig Fehler durch eine falsche Gewinnung des Untersuchungsmaterials und einen fehlerhaften Transport etc. größer sind als der methodische Fehler.

Beurteilung
Wenn ich eingangs festgestellt habe, daß im Prinzip die Probleme der analytischen Zuverlässigkeit gelöst sind, so sind die Erkenntnisse über die diagnostische Zuverlässigkeit der Teste noch
ganz in den Anfängen. Das Problem ist sogar vielen noch nicht
richtig bewußt. Bis heute beruht die Beurteilung des diagnostischen Wertes eines Testes weitgehend auf der subjektiven Einschätzung durch den Arzt, wobei die eigene praktische Erfahrung
mit dem Test die entscheidende Rolle spielt. Nicht zuletzt deshalb sind für viele klinisch-chemische Testverfahren eine Vielzahl von Methoden und Methodenvarianten nebeneinander in Gebrauch.
Das ist ein sicheres Zeichen dafür, daß sich die Methoden im
Routinebereich als nicht ausreichend sicher erwiesen haben. Tra-
ditionellerweise wird das Problem der diagnostischen Zuverlässigkeit dadurch umgangen, daß jeder sich aus den Ergebnissen
mehrerer Testuntersuchungen gefühlsmäßig den Wert heraussucht,
der ihm paßt, oder den Wert in Frage stellt bzw. als biologische Ausnahme betrachtet, wenn er ihm nicht paßt. In neuerer
Zeit sind Ansätze erkennbar, die diagnostische Zuverlässigkeit
mit Hilfe multivarianter statistischer Verfahren zu quantifi-
zieren.

Die diagnostische Zuverlässigkeit der Teste kann in Anlehnung
an die Definition der analytischen Zuverlässigkeit durch die
Begriffe "diagnostische Empfindlichkeit" und "diagnostische
Spezifität" beschrieben werden. Wir wollen darunter verstehen,
daß ein Test dann diagnostisch spezifisch ist, wenn er nur die
gesuchte Gesundheitsstörung anzeigt und keine andere. Der Test

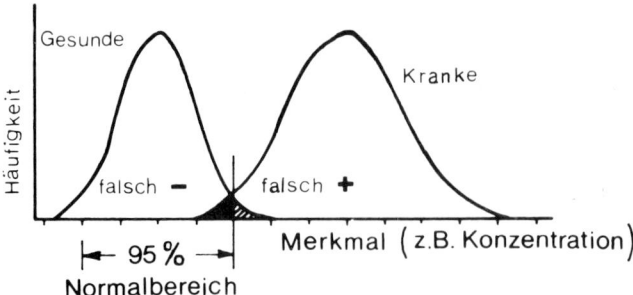

Abb. 11. Eingeschränkte diagnostische Sicherheit eines Testes durch Überschneidung der Ergebnisse bei Gesunden und Kranken (BÜTTNER (1970))

ist diagnostisch empfindlich, wenn er alle die Personen erfaßt, die diese Störung haben, aber auch alle die Personen ausschließt, die diese Störung nicht haben. Es ist klar, daß die diagnostische Zuverlässigkeit des Testes von der analytischen Zuverlässigkeit abhängig ist. Verschlechtert sich die Präzision der Analyse, weiten sich die Normal- oder Referenzbereiche aus. Für vergleichende Untersuchungen bedeutet dies, daß es zu erheblichen Überschneidungen zwischen zwei untersuchten Kollektiven kommen kann. Beim Vergleich der Vorwerte eines Patienten bei Längsschnittbeobachtungen können schwerwiegende Irrtümer auftreten.

Die Lebensabläufe sind dynamische Prozesse. In diesem fließenden System stellen Analysenresultate nur Momentaufnahmen dar. Wir finden aber in den Lehrbüchern und Nachschlagewerken häufig viele Angaben über die Biochemie und Pathobiochemie der Kenngrößen, die uns interessieren. Informationen über die biologische Dynamik fehlen meist. Die Kenntnis der Dynamik ist aber eine entscheidende Voraussetzung für die richtige Bewertung der Analysenresultate. Hier werden durch Unkenntnis viele Fehler gemacht.

Um zu entscheiden, ob zwei Analysenresultate bei demselben Menschen eine Veränderung in der Kondition des Patienten darstellen oder durch biologische Fluktuation - wie sie auch beim gesunden Menschen vorkommt - bedingt sind, ist es notwendig, Kenntnisse über die biologische Varianz zu haben. Wir verstehen darunter, in Anlehnung an die Beschreibung der analytischen Varianz, die Varianz - also Streuung - der biochemischen Kenngrößen im Laufe eines Tages und die Varianz dieses Parameters von Tag zu Tag über längere Zeiträume.

Die nachfolgenden Kenngrößen unterliegen einem ausgeprägten Tagesrhythmus, also einer ausgeprägten Varianz im Verlauf des Tages:
Kreatinin, Harnstoff, Glukose, Harnsäure, Hämatokrit, Totalprotein, Albumin, Chlorid, Phosphat und Eisen.

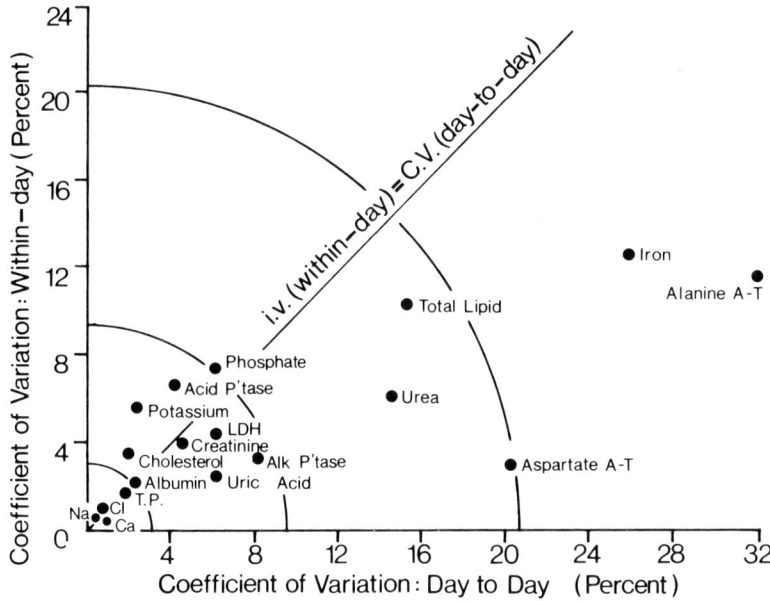

Abb. 12. Nomogram comparing within-day variation with day-to-day variation (WINKEL et al. (1975))

Die tagesbiologische Varianz ist bei Kalium und Phosphat größer als die Varianz von Tag zu Tag.

Lassen Sie mich die Kenntnisse über die totale intraindividuelle biologische Varianz zusammenfassen:
Für Natrium, Chlorid und Kalzium beträgt der Variationskoeffizient weniger als 1 %.
Für Totalprotein und Albumin beträgt der Variationskoeffizient etwa 3 %.
Bei den sonstigen Parametern liegt die biologische Varianz zwischen 3 % für Gesamteiweiß und Albumin und 30 % für GOT und GPT.

Zusammenfassung

Laboratoriumsmedizin beginnt am Patienten. Voraussetzungen für ein zuverlässiges Analysenresultat sind eine standardisierte Gewinnung des Untersuchungsmaterials, Standardisierung des Transportes und der Verwahrung sowie eine korrekte Probennahme. Die Analytik selbst muß durch Kontrolle von Präzision und Richtigkeit qualifiziert sein. Sollen die diagnostischen Teste einen wahren Aussagewert haben, müssen sie in der Lage sein, Gesunde von Kranken zu trennen. Zur Erkennung der biologischen Dynamik, der die Kenngrößen unterliegen, ist es notwendig, ihre biologische Varianz zu kennen. Ihre Kenntnis ist von großer Bedeutung für die Longitudinalbeurteilung, also die Beobachtung von Verläufen, wenn wir bei einem Patienten Ausgangswerte als seine eigene Kontrolle benutzen. In einem inadäquat definierten Experiment, also ohne Standardisierung der hier besprochenen

Voraussetzungen, vergrößert sich die biologische Varianz. Für die praktische Arbeit in der Klinik kommt uns die Rigidität der Hospitalroutine zur Hilfe, bei der zu bestimmten Tageszeiten das Essen gegeben und der Patient aus dem Schlaf geweckt wird. Diese Rigidität vermindert sicher das Ausmaß der Variationen. Der Stoffwechsel der Hospitalpatienten erfährt jedoch zusätzliche Veränderungen durch Einnahme von Medikamenten und auch durch Angstzustände in der Krankenhausumgebung, natürlich auch durch seine Krankheiten, an denen er leidet.

Individuelle Adaptation der „künstlichen" Ernährung

W. Dick

Gewöhnlich stellt sich der unbeeinträchtigte, stoffwechselgesunde Organismus aus einem mehr oder weniger qualifizierten
"natürlichen" Nahrungsangebot eine individuell bedarfsadaptier-
te Nahrung zusammen. Diese Fähigkeit geht dem Organismus jedoch
dann teilweise oder gänzlich, kurz- bzw. längerfristig verloren,
wenn die Möglichkeiten der enteralen Nahrungsaufnahme durch endogene oder exogene Einflüsse gestört oder gar ausgeschaltet werden. Den daraus resultierenden Folgen der Restriktion gilt es
durch Unterstützung, Ergänzung oder gar Ersatz der Aufnahme und
der Re- bzw. Absorptionsbedingungen von außen entgegenzuwirken
und der Entwicklung einer defizitären metabolischen Haushalts-
lage vorzubeugen bzw. sie zu korrigieren. Da die "Restriktions-
folgen" außerordentlich unterschiedlich sein können, ist ein
einziges Standardschema der Ernährungsbehandlung schlechthin
unmöglich; vielmehr wird eine individuelle Adaptation an den
jeweiligen Zustand erforderlich sein.

Wir wollen im folgenden den Begriff der "natürlichen" Ernährung
nicht dem der "künstlichen" Ernährung gegenüberstellen, sondern
vielmehr den Terminus technicus "Ernährungsbehandlung" verwenden. Dadurch soll unterstrichen werden, daß die verschiedenen
Formen der "künstlichen" Ernährung ebenso den Charakter einer
Therapie tragen wie etwa die Applikation von Medikamenten (5).

Im operativ-intensivtherapeutischen Bereich lassen sich - bei
aller Vielfalt der unterschiedlichen Krankheitsbilder - sche-
matisierend drei Gruppen von Patienten bzw. Zeitperioden skiz-
zieren, denen bestimmte prinzipielle Erfordernisse einer Ernährungsbehandlung zugeordnet werden können (Abb. 1).

1. Perioden von unterschiedlicher Dauer unter verschiedenen metabolischen Bedingungen, die einem operativen Eingriff vor-
   ausgehen: die präoperative Phase;

2. Perioden von unterschiedlicher Dauer unter den verschiedensten metabolischen Bedingungen im Anschluß an einen operativen Eingriff unterschiedlicher Schwere und unterschiedlichen
   Ausmaßes: die postoperative Phase;

3. Perioden unterschiedlicher Dauer unter den verschiedensten
   metabolischen Bedingungen im Anschluß an ein Trauma unterschiedlicher Schwere und unterschiedlichen Ausmaßes: die
   posttraumatische Phase.

Die Erfordernisse der präoperativen Phase können darin bestehen,

a) eine ärztlich verordnete Flüssigkeits- und Nahrungskarenz
   von Stunden bis Tagen bei einem sonst gesunden Patienten zu
   überbrücken;

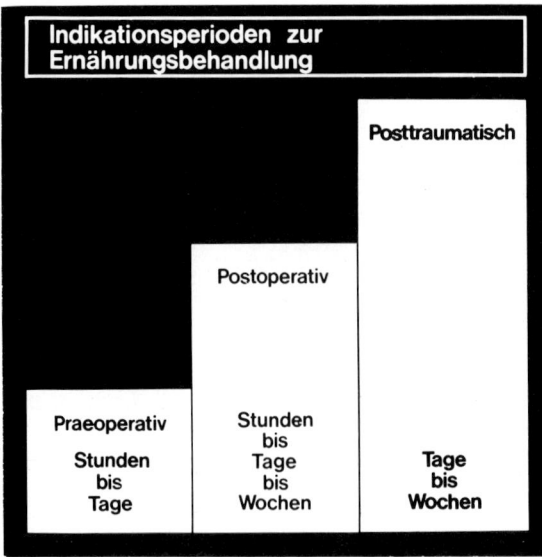

Indikationsperioden zur Ernährungsbehandlung

Posttraumatisch

Postoperativ

Praeoperativ

Stunden bis Tage

Stunden bis Tage bis Wochen

Tage bis Wochen

Abb. 1

b) stoffwechselgesunde Patienten etwa für darmchirurgische Eingriffe vorzubereiten, ohne ihnen in diesem Rahmen eine kürzere oder längere Karenzperiode auferlegen zu müssen;

c) Patienten, die sich bereits in einer Stoffwechseldysregulation befinden, in den Zustand der Therapie-, d. h. Operationsfähigkeit zu versetzen. Derartige Patienten erhalten aufgrund mechanischer oder absorptiver Störungen im Gastrointestinalbereich kein qualitativ und quantitativ vollwertiges Nahrungsangebot, oder aufgrund mechanischer bzw. absorptiver Störungen erfolgt praktisch überhaupt kein enterales Nahrungsangebot mehr. Der Prozeß der metabolischen Imbalance kann dabei völlig verschiedene Grade erreichen.

Damit erstreckt sich die Notwendigkeit einer individuellen Adaptation der Ernährungsbehandlung schon in der präoperativen Phase
von der enteral ergänzenden Ernährungsbehandlung
über die totale enterale Ernährungsbehandlung,
die parenteral ergänzende Ernährungsbehandlung
bis hin zur totalen parenteralen Ernährungsbehandlung (Abb. 2).

Nach unterschiedlich traumatisierenden und damit kataboliauslösenden Operationen wird der zeitliche und graduelle Aufbau der Ernährungsbehandlung in etwa umgekehrter Reihenfolge ablaufen.

a) Gering traumatisierende Eingriffe mit kurzer Rekonvaleszenz und kurzer Nahrungskarenz bei guter präoperativer Ausgangslage sind in der Regel das klassische Beispiel einer Infusionstherapie lediglich mit Flüssigkeit und Elektrolyten.

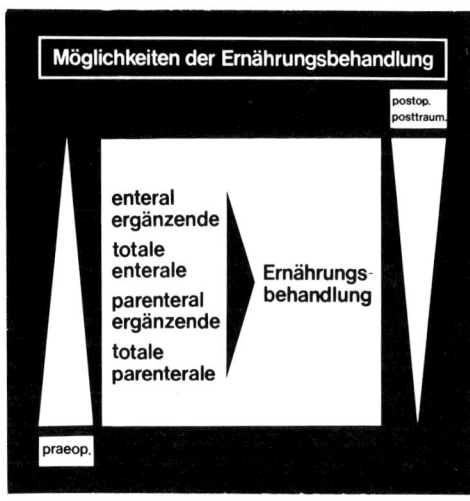

Abb. 2

b) Jede Abweichung von dieser Idealsituation bedingt jedoch
zwangsläufig eine Erweiterung des Substitutionsprogramms.
In der postoperativen wie in der posttraumatischen Phase
kann es nämlich nicht Aufgabe ärztlicher Therapie sein, die
Erschöpfung der geringen Glykogenreserven und das Fortschrei-
ten der unökonomischen Glukoneogenese aus Protein mit Interesse, aber passiv zu verfolgen; im Stadium der - durch den
operativen Eingriff und seine Begleitumstände bedingten -
Katabolie stehen die Erfordernisse der Ernährungsbehandlung
vielmehr unter der Maxime (Abb. 3):

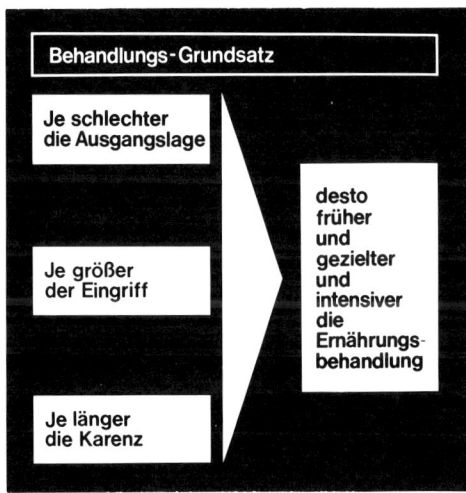

Abb. 3

Je schlechter die Ausgangslage, je größer der Eingriff, je länger die postoperative Karenzperiode, desto früher, gezielter und intensiver muß die Ernährungsbehandlung erfolgen. Ihre zeitliche und graduelle Gestaltung wird sich dabei gegebenenfalls einer anderen Reihenfolge zu unterwerfen haben als in der präoperativen Phase, die parenterale Ernährung steht am Beginn und wird gegebenenfalls ergänzt bzw. abgelöst durch eine enteral ergänzende Ernährungsbehandlung bzw. durch die normale enterale Ernährung.

Die Erfordernisse der posttraumatischen Ernährungsbehandlung sind zwar auch gekennzeichnet durch die Prinzipien, die die postoperative Phase bestimmen, sie gehen jedoch weit über diese hinaus. Für das Überleben des akuten Stadiums sind die klassischen Vitalfunktionen - Atmung, Herz-Kreislauf-System, Wasser-Elektrolyt- und Säure-Basen-Haushalt - ausschlaggebend; über das definitive Überleben und die Wiederherstellung aller Organfunktionen entscheidet jedoch die Resultante der Vitalfunktionen, der Stoffwechsel (Abb. 4).

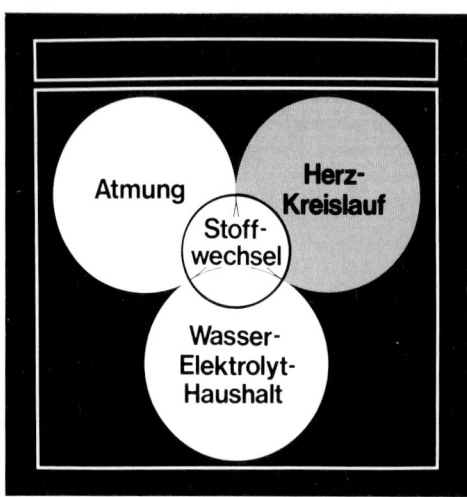

Abb. 4. Der Stoffwechsel als Resultante der Vitalfunktionen

So befindet sich der traumatisierte Patient aufgrund einer anhaltenden Hypoxämie, hochfieberhafter Reaktionen, großer Wundflächen etc. in einer permanent anhaltenden Streßsituation; hinzu kommen nicht selten sekundäre Komplikationen wie Blutungen, Infektionen, Darmatonie etc., die die ursprünglichen Traumafolgen komplizieren. Der Bedarf an energie- und eiweißspendenden Substanzen liegt bei derartigen Patienten vielfach in einer Größenordnung, die mit Hilfe einer Ernährungsbehandlung alleine kaum noch zu decken ist. Wenn auch - wie bereits erwähnt - essentielle Voraussetzung für den Beginn einer künstlichen Ernährung in der posttraumatischen Phase die Wiederherstellung und

Stabilisierung der klassischen Vitalfunktionen ist, so wird sich
diese Forderung kaum immer lückenlos erfüllen lassen; Energiede-
fizit und Katabolie sind besonders ausgeprägt, Umsatz und Verwertung zugeführter Nähr- und Baustoffe oft unkalkulierbar. Die
Forderung nach individueller Adaptation der künstlichen Ernährung wird besonders dringlich, aber auch besonders problematisch
zu erfüllen sein.

Auch die Ernährungsbehandlung hat - wie jede andere therapeutische Maßnahme - der Prämisse der Verhältnismäßigkeit der einge-
setzten Mittel zu folgen. Bei gleichem Effektivitätsziel lautet
daher die Skala der Methoden der Ernährungsbehandlung (Abb. 5):
orale Ernährungsbehandlung,
Ernährungsbehandlung per sondam,
periphere parenterale Ernährungsbehandlung,
zentrale parenterale Ernährungsbehandlung.

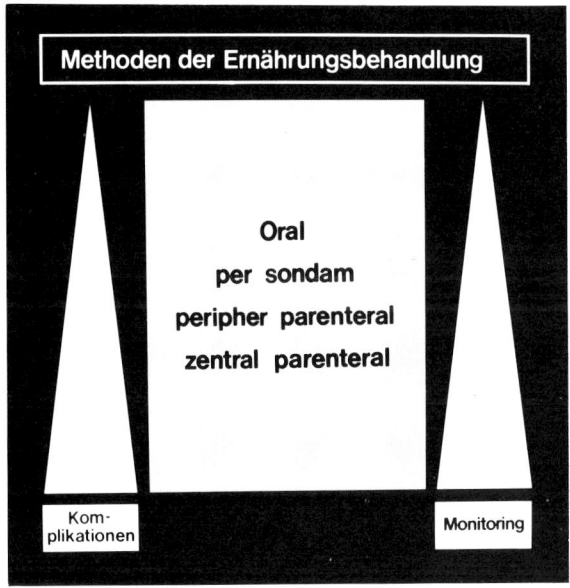

Abb. 5

Diese Methodenskala ist naturgemäß ein grobes Schema. Sie soll
jedoch einerseits darauf hinweisen, daß eine parenterale Ernährung über zentrale Zugangswege dann kaum indiziert ist, wenn
der gleiche Erfolg mit einer Sondenernährung möglich wäre. Sie
soll andererseits auch verdeutlichen, daß eine periphere parenterale Ernährung mit Lösungen, die nur zur Applikation über zentrale Zugangswege vorgesehen sind (Osmolarität etc.), ebenso-
wenig indiziert sein kann. Schließlich bedingen alle Formen der
Ernährungsbehandlung, die sich der "natürlichen" Stoffselektions-
fähigkeit des Organismus bedienen, in der Regel nur geringe abrupte Veränderungen metabolischer Größen des Organismus. Damit

230

ist einmal ihre Komplikationsrate verhältnismäßig niedrig, zum anderen der Aufwand an Monitoring vergleichsweise gering. Mit jeder Intensivierung der Ernährungsbehandlung und insbesondere mit jeder Verschiebung von der enteralen zur parenteralen Seite wird zwangsläufig eine Ausweitung der Überwachungsmaßnahmen erforderlich.

Wie bereits erwähnt, dient die einfachste Form der Ernährungsbehandlung, die Anreicherung der Nahrung mit Hilfe einer nährstoffdefinierten Formuladiät mit vorwiegend hochmolekularen Substratanteilen, dazu, ein Defizit an vollwertigen Ernährungsmöglichkeiten bei erhaltener Absorptionsfähigkeit des Gastrointestinaltraktes auszugleichen, z. B. beim Malabsorptionssyndrom, Maldigestionssyndrom, Morbus Crohn, Pankreasinsuffizienz etc. (2, 3, 6, 7, 12, 16, 18) (Abb. 6).

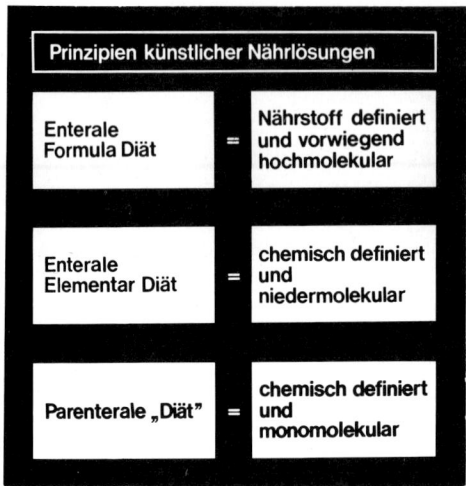

Abb. 6

In den Fällen, in denen die oben genannten Voraussetzungen nicht mehr oder nicht mehr in vollem Umfang gegeben sind, in denen aber eine enterale Ernährung - wenn auch bei eingeschränkter körpereigener Absorptionsfähigkeit - noch möglich ist, kann auf die chemisch definierte Elementardiät mit vorwiegend niedermolekularen Substratanteilen ausgewichen werden, die oral oder per sondam appliziert wird. Die chemisch definierte Diät steht damit zwischen der Formuladiät und den Lösungen zur parenteralen Ernährung.

Der parenterale Teil der Ernährungsbehandlung läßt sich schematisch unterteilen in (Abb. 7):

a) Lösungen zur reinen Wasser-Elektrolyt-Substitution,
b) Lösungen zur vorwiegend peripher-parenteralen Applikation und zur parenteralen Ergänzung der enteralen Ernährung = Basisernährung,

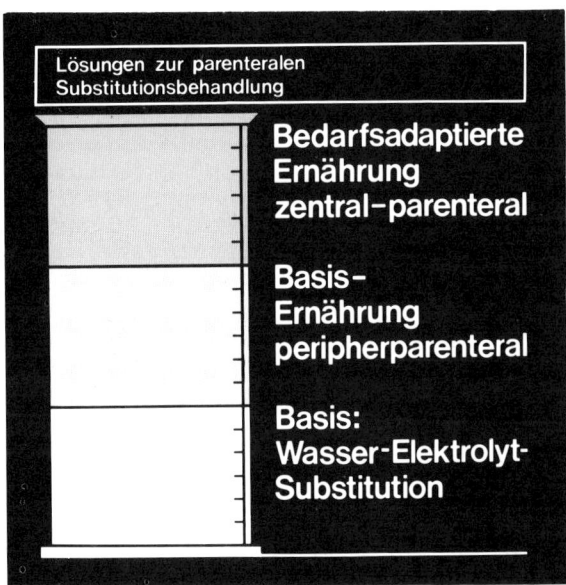

Abb. 7

c) Lösungen zur zentral-parenteralen Applikation = <u>bedarfsadap-</u>
   <u>tierte parenterale Ernährung</u>.

Die Lösungen zur prä- und postoperativ kurzfristigen Substitution von Flüssigkeit und Elektrolyten - die sogenannten Basis-
elektrolytlösungen - seien hier nur der Vollständigkeit halber
erwähnt (<u>1</u>, <u>2</u>, <u>3</u>, <u>9</u>) (Abb. 8).

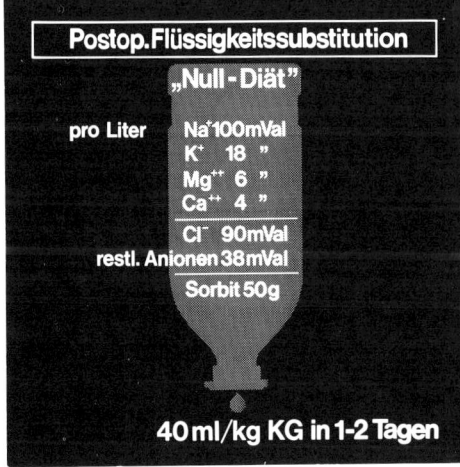

Abb. 8

Theoretische Überlegungen und klinische Untersuchungen haben
erwiesen, daß in die perioperative Routineinfusionstherapie eine Lösung zur Basisernährung einzuführen war, die Eiweißgrund-
substanz und Energie im Sinne eines Basisangebotes enthält, zugleich aber auch noch über periphere Venen zugeführt werden kann.
Ihr Indikationsgebiet umfaßt Patienten in gutem Allgemeinzustand,
d. h. mit guter präoperativer Ausgangslage, deren postoperative
Rekonvaleszenz absehbar ist, die aber über einen mehr als 60 h
währenden nahrungsfreien Zeitraum einer parenteralen Substitution bedürfen. Eine derartige parenterale Basisernährung kann
ohne besondere Laborkontrollen durchgeführt werden und endet
entweder mit dem Übergang auf die orale Nahrungsaufnahme oder
wird in eine zentrale parenterale Ernährung überführt (3, 10,
11, 13, 17, 18).

Oberstes Prinzip jeder Ernährungsbehandlung ist die Erhaltung
des körpereigenen Eiweißbestandes. Zur klinischen Beurteilung
dieses Therapiezieles wird die Stickstoffbilanz herangezogen.
Als klinische Bemessungsgrundlage der parenteralen Ernährung
ist die Stickstoffzufuhr hingegen weniger geeignet als die Zufuhr an Aminosäuren und Kohlenhydraten. Wir möchten daher den
parenteralen Nährstoffbedarf folgendermaßen formulieren (Abb. 9):

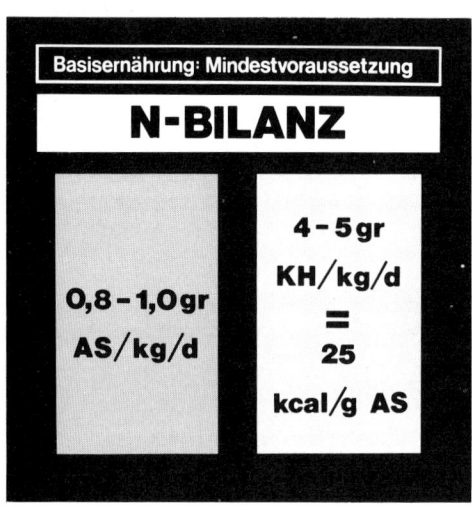

Abb. 9

In Abhängigkeit vom Ausmaß der präoperativ bestehenden Veränderungen bzw. in Abhängigkeit vom Ausmaß des operativen Eingriffs
und der postoperativen Situation ist eine günstige Stickstoffbilanz (Beurteilungsgröße) nur dann zu erreichen, wenn das Angebot (Bemessungsgrundlage) an Eiweißgrundsubstanzen bei 0,8
bis 1 g Aminosäuren pro kg und Tag liegt (60 bis 75 g Aminosäuren pro Tag oder 8 bis 12 g Stickstoff pro Tag) (4, 17). Dieser
Aminosäurenbedarf kann in Form einer 2- bis 2,5%igen Aminosäurenlösung zugeführt werden.

Die Applikation von Aminosäuren ist nur dann sinnvoll, wenn nicht die Aminosäuren - mangels reiner Kalorienträger - in überwiegendem Ausmaß verbrannt werden, sondern der Kalorienbedarf über ein ausreichendes Energieangebot gedeckt wird. Ein ausreichendes Energieangebot liegt aber bei ca. 25 kcal/g Aminosäuren (zwischen 125 und 200 kcal/g Stickstoff). Das entspricht ca. 4 bis 5 g Kohlenhydraten pro kg und Tag, die in Form einer 10- bis 13%igen Kohlenhydratlösung appliziert werden können.

Die hier schematisch fixierten Grenzen erfüllen im unteren Bereich noch die Voraussetzungen einer günstigen Stickstoffbilanz, überschreiten andererseits jedoch im oberen Bereich noch nicht die Grenzen der peripher-venösen Verträglichkeit. Zu beachten bleibt dabei, daß immer dann, wenn der Aminosäurenanteil geändert wird, der Kohlenhydratanteil ebenfalls variieren muß. So sollte aus den oben genannten Gründen eine 2%ige Aminosäurenlösung mit einer 13%igen Kohlenhydratlösung, eine 3%ige Aminosäurenlösung mit einer 12%igen Kohlenhydratlösung oder eine 2,5%ige Aminosäurenlösung mit einer 12,5%igen Kohlenhydratlösung kombiniert werden, um immer eine Gesamtkalorienzufuhr von rund 1.800 kcal oder 25 kcal/g Aminosäuren zu erreichen.

Eine derartig konfigurierte Lösung, die z. B. mit 2,5 % Aminosäuren, 12,5 % Kohlenhydraten und bilanzierten Elektrolyten eine Osmolalität von 1.100 mosmol/l aufweist, ist in der Regel noch über eine periphere Vene applizierbar und weist damit entscheidende Vorteile gegenüber höher konzentrierten Lösungen auf. Bezogen auf einen 75 kg schweren Patienten werden mit 3 l/Tag rund 40 ml/kg KG Flüssigkeit, 1 g Aminosäuren/kg und rund 25 kcal/g Aminosäuren/Tag zugeführt (Abb. 10).

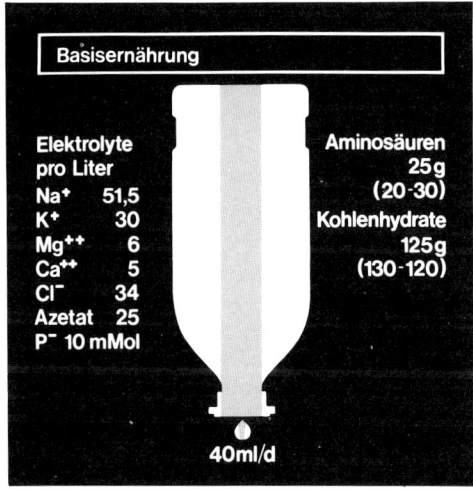

Abb. 10

Reicht eine derart konfigurierte parenterale Ernährung zeitlich, quantitativ und qualitativ nicht mehr aus, so muß auf anders zusammengesetzte bzw. konzentrierte Lösungen, d. h. von der basis- zur bedarfsadaptierten Ernährungsbehandlung, übergegangen werden; dies bedingt in aller Regel auch eine Änderung der Infusionstechnik von der peripheren zur zentralen parenteralen Ernährung. Im Gegensatz zur vorher geschilderten Situation sind schematisierende quantitative Empfehlungen zur parenteralen Ernährung hier nicht mehr möglich; die einzig zulässige Aussage lautet: Der Bedarf liegt höher als 1 g Aminosäuren/kg/Tag und höher als 4 bis 5 g Kohlenhydrate/kg/Tag bzw. 25 kcal/g Aminosäuren und kann nur aus den Ergebnissen der individuellen Bilanz bestimmt werden (Abb. 11).

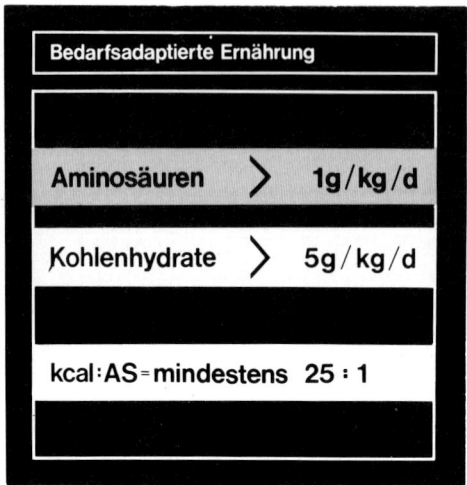

Abb. 11

Bei traumatisierten Patienten besteht - wie bereits eingangs erwähnt - nicht selten ein permanent unterhaltener Streßstoffwechsel in Kombination mit Hypoxämie, latenter Hypovolämie, persistierenden Mikrozirkulationsstörungen in Teilbereichen, gesteigertem Anfall von Stoffwechselendprodukten etc.. Bezüglich der Hypoxämie kann davon ausgegangen werden, daß die Verwertung zugeführter Nährstoffe bei manifester Hypoxie gestört ist; exakte Bezugswerte liegen jedoch bis heute nicht vor (3).

Patienten mit komplizierenden septischen Prozessen, Schädel-Hirn-Verletzungen, Tetanus oder Verbrennungen haben aufgrund ihrer traumakomplizierenden Begleitfaktoren vielfach einen theoretisch kalkulierbaren Kalorienbedarf, der weit über das bisher dargestellte Maß hinausgeht. Ein derartiger Bedarf ist parenteral kaum noch zu decken, in vielen Fällen aber auch kaum noch sinnvoll. In diesen Fällen kommt es vielmehr darauf an, soweit wie möglich durch flankierende therapeutische Maßnahmen den ex-

trem gesteigerten Bedarf zu senken. Dazu stehen unter anderem
Sedierung, Relaxierung, Beatmung, vegetative Blockade, Klimati-
sierung der Umgebung etc. zur Verfügung. Durch diese flankieren-
den Maßnahmen gelingt es, den theoretisch ermittelten Bedarf von
50 bis 70 kcal/kg/Tag oder 175 bis 300 kcal/g Stickstoff oder
Grundumsatz + 150 % auf Werte um 35 bis 40 kcal/kg/Tag (Grundumsatz + 50 %) zu senken (15) (Abb. 12).

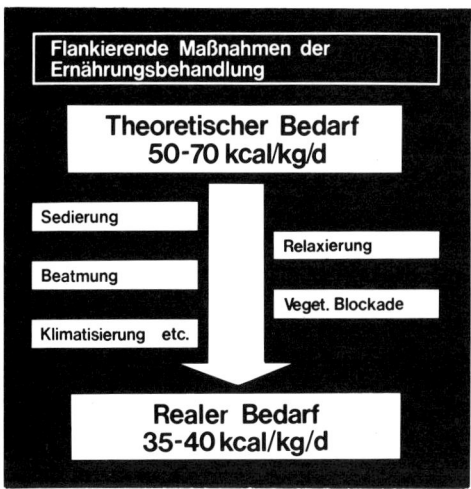

Abb. 12

Eine günstige Stickstoffbilanz unter diesen Bedingungen ist dann
zu erreichen, wenn 120 % des Grundumsatzes als reine Kalorienträger verabreicht, der Rest als Aminosäuren appliziert werden.
Der theoretisch naheliegende Zusatz von Kalorienträgern in Form
von Fett hat sich in der akuten Situation als nicht sinnvoll erwiesen, da in der unmittelbar posttraumatischen Phase zugeführr-
tes Fett nur zu 30 % verwertet wird und zudem der Fettzusatz unter diesen Bedingungen wiederum zu einer negativen Stickstoffbilanz führt (3, 15). Dadurch werden selbstverständlich spezi-
fische Indikationen, wie etwa im Kindesalter oder die Zufuhr
essentieller Fettsäuren, nicht berührt (8).

Wie bereits im Eingangsreferat ausgeführt, ist Conditio sine
qua non jeder parenteralen Ernährung des polytraumatisierten
Patienten die vorherige Wiederherstellung und weitgehende Sta-
bilerhaltung der vitalen Funktionen. Völlig ungewiß ist aber
trotzdem, wie der traumatisierte Patient in der jeweiligen Stoffwechselsituation auf die Zufuhr von Nährstoffen metabolisch re-
agiert. Bei anhaltender und "therapieresistenter" Hypoxie etwa
kann die Zufuhr der üblicherweise empfohlenen Kalorien durchaus
schädlich wirken. Bei nachgewiesener Gewebshypoxie erscheint eine Reduktion des Aminosäuren- und Kohlenhydratangebots indiziert.
Eine wiederum generell schematisierende Empfehlung zur parenteralen Ernährung in der posttraumatischen Phase mit extremen

Stoffwechselbedingungen kann nur lauten, stufenweise aufzubauen, unabhängig davon, ob die parenterale Ernährung mit einem Monokohlenhydrat oder mit einer Kohlenhydratkombination durchgeführt wird. Dies gilt für die Applikation von Kohlenhydraten wie für die Applikation von Stickstoffträgern. Ein derartiger stufenweiser Aufbau ist nicht allein zeitabhängig zu sehen, er muß an der jeweiligen Stoffwechselsituation des Patienten orientiert werden und ist insofern bedarfsadaptiert und situationsgerecht. Für den stufenweisen Aufbau einer zentralen parenteralen Ernährung werden mehrere Möglichkeiten diskutiert, wobei zwei Alternativen davon ausgehen, initial nur Kohlenhydrate zu verwenden, erst später Aminosäuren zuzusetzen (Abb. 13).

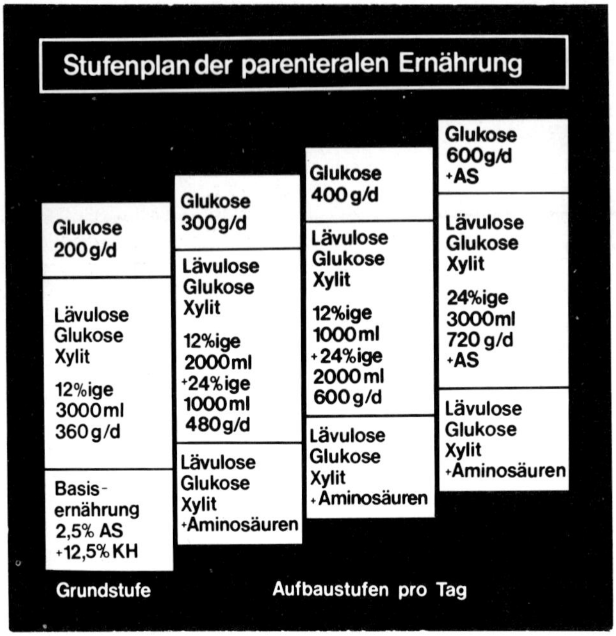

Abb. 13

a) Bei initialer ausschließlicher Verwendung von Glukose als Kalorienträger beginnt die Substitution mit 200 g/die und steigert sich um 100 g/die bis zu 600 g/die, wobei zunächst auf die Zufuhr von Aminosäuren bewußt verzichtet wird (3).

b) Wird anstelle von Glukose initial eine Kohlenhydratkombination aus Lävulose, Glukose und Xylit verwendet, so kann dazu eine 12%ige Lösung dienen. Mit 3.000 ml/Tag appliziert, macht dies eine anfängliche Kohlenhydratmenge von 360 g aus, durch stufenweisen Übergang von der 12%igen auf die 24%ige Lösung mit jeweils 1 l/Tag wird in drei Tagen die angestrebte Zielstufe - mittlerweile ergänzt durch Aminosäuren - erreicht (3).

c) Zu bevorzugen ist jedoch unseres Erachtens die bereits initial beginnende simultane Verwendung von Kohlenhydraten und Aminosäuren. Als unterste Grenze und damit Grundstufe einer parenteralen Zufuhr von Nährstoffen kann ein Kalorienbetrag von 1.800 kcal und die Zufuhr von 70 g Aminosäuren/Tag gelten. Der Stufenplan unter Zugrundelegung von Kohlenhydraten und Aminosäuren geht von dieser unteren Grenze als Grundstufe aus. Die weiteren Stufen - auch als Aufbaustufen zu bezeichnen - werden durch den Übergang zur zentral-parenteralen Ernährung entsprechend den oben definierten Kriterien hergestellt (3, 4).

Es versteht sich von selbst, daß alle nährstoffhaltigen Lösungen in Kombination mit einem ausgewogenen Anteil an Elektrolyten, Spurenelementen und Vitaminen zu applizieren sind (3, 14), wobei nicht zuletzt dem Kalium und Phosphatzusatz, bei länger dauernder parenteraler Ernährung auch dem Zinkzusatz Bedeutung zuzumessen ist.

Probleme speziell für die parenterale Ernährung ergeben sich unter anderem durch eine nie sicher kalkulierbare renale Verlustquote; nicht selten wird sich darüber hinaus nachträglich herausstellen, daß der exakt errechnete Bedarf in der postoperativen wie posttraumatischen Phase durch die parenterale Substitution nicht in vollem Umfang gedeckt worden ist, da Utilisationskriterien etc. nicht kalkulierbar waren. In den vorausgegangenen Beiträgen ist eine Reihe von Kontrollgrößen aufgezeigt und in ihrer Wertigkeit kritisch diskutiert worden. Für klinische Belange ist unseres Erachtens zumindest zu fordern, daß das Schicksal des angebotenen Substrates so weit wie möglich verfolgt wird. Das bedeutet wiederholte Kontrolle der Blutglukosekonzentrationen und gegebenenfalls der Glukoseausscheidung mit dem Urin. Im Zusammenhang damit sind Blutgase und Säure-Basen-Status zu sehen.

Mit Hilfe dieser relativ einfachen laborchemischen Kontrollgrößen kann beurteilt werden, ob das zugeführte Kohlenhydrat hinlänglich verwertet wird. Mit einiger Berechtigung kann dann auch die Verwertung der zugeführten Aminosäuren gefolgert werden, wenngleich deren Umsatz derzeit mit einfachen klinischen und laborchemischen Methoden noch nicht erfaßt werden kann.

Literatur

1. AHNEFELD, F. W., BURRI, C., DICK, W., HALMAGYI, M.: Schriftenreihe Klinische Anästhesiologie, Bd. 3. Infusionstherapie I. München: Lehmanns Verlag 1973.

2. AHNEFELD, F. W., BURRI, C., DICK, W., HALMAGYI, M.: Schriftenreihe Klinische Anästhesiologie und Intensivtherapie, Bd. 6. Grundlagen der postoperativen Ernährung. Berlin-Heidelberg-New York: Springer 1975.

238

3. AHNEFELD, F. W., BURRI, C., DICK, W., HALMAGYI, M.: Schriftenreihe Klinische Anästhesiologie und Intensivtherapie, Bd. 7. Infusionstherapie II: Parenterale Ernährung. Berlin-Heidelberg-New York: Springer 1975.

4. AHNEFELD, F. W., DÖLP, R., MEHRKENS, H.: Möglichkeiten der peripheren parenteralen Ernährung in der postoperativen Phase (vorläufige Mitteilung). Infusionstherapie 3, 195 (1976).

5. BÄSSLER, K. H.: Wann wird Ernährung zur Therapie? Infusionstherapie 3, 1 (1976).

6. BERG, G.: Fortschritte der parenteralen Ernährung. Stuttgart: Thieme-Verlag 1970.

7. BERG, G.: Langfristige Ernährung mit chemisch definierter Diät. Infusionstherapie, Sonderheft 3, 4 (1975).

8. BODE, H. H., WARSHAW, J. B.: Parenteral nutrition in infancy and childhood. Advances in Experimental Medicine and Biology, vol. 46. New York-London: Plenum Press 1974.

9. DÖLP, R., AHNEFELD, F. W., FODOR, L.: Differenzierte postoperative Substitution: Bedingungen und Konzeption. Infusionstherapie, Sonderheft 2, 79 (1973).

10. DÖLP, R., BAUER, H., AHNEFELD, F. W., SEELING, W.: Klinische Untersuchungen über die routinemäßige Infusionstherapie mit 1,5%igen Aminosäurelösungen in der operativen Medizin. Infusionstherapie 1, 615 (1973/74).

11. DÖLP, R., GRAB, E., KNOCHE, E., AHNEFELD, F. W.: Stoffwechselverhalten und Verwertung parenteral zugeführter Kohlenhydrate in der postoperativen Phase. Infusionstherapie 2, 103 (1975).

12. DUKE, J. H. jr., YAR, M. S.: Management of surgical nutritional complications in developing countries. Infusionstherapie, Sonderheft 3, 15 (1975).

13. FEKL, W., SCHULTIS, K., SCHULTIS, K., BRAND, O.: Zur Bedeutung der parenteralen Ernährung in der Intensivtherapie. Intensivbehandlung 1, 56 (1976).

14. FODOR, L., DÖLP, R., AHNEFELD, F. W.: Operationsbedingter Zinkverlust als limitierender Faktor im Zellstoffwechsel. Anaesthesist 22, 393 (1973).

15. HALMAGYI, M.: Bilanzierte Substitutionstherapie durch Infusion bei schwerkranken, traumatisierten Patienten. Infusionstherapie 1, 473 (1973/74).

16. HELLER, K. L., SCHULTIS, K., WEINHEIMER, B.: Grundlage und Praxis der parenteralen Ernährung. Stuttgart: Thieme-Verlag 1974.

17. Van WAY, Ch. W., MENG, H. C., SANDSTEAD, H. H.: Nitrogen balance in postoperative patients receiving parenteral nutrition. Arch. Surg. 110, 272 (1975).

18. WHITE, P. L., NAGY, U. E.: Total Parenteral Nutrition. München-Berlin-Wien: Urban & Schwarzenberg 1974.

Zusammenfassung der Diskussion zum Thema: „Die Überwachung des Patienten unter künstlicher Ernährung"

LEE:
Ist es wichtig, zwischen einer Laktatazetämie (bei Werten von 2 - 4 mmol/l) ohne Komplikationen und einer Ketonämie etwa gleicher Größenordnung ohne Azidose zu unterscheiden? Es ist häufig zu beobachten, daß Laktat allein oder Ketonkörper allein bestimmt werden und dann Rückschlüsse daraus gezogen werden, ohne daß dabei der Gesamt-pH berücksichtigt wird.

THOMAS:
Es ist wichtig festzustellen, ob jemand einen ungestörten Umsatz von Laktat hat oder nicht. So kann es zum Beispiel beim Muskeltraining zu einem signifikanten Laktatanstieg kommen, ohne daß dadurch metabolische Probleme entstehen müssen. Es ist deshalb wichtig, nicht nur den Laktatspiegel, sondern auch den extrazellulären pH-Wert zu berücksichtigen.

LEE:
Eine weitere praktische Frage: Sie benutzen, wie wir, bei geeigneten Patienten zur intravenösen Ernährung Fettemulsionen als Energiequelle. Ihre Dosierungsangabe von 0,4 g/kg/h ist meiner Meinung nach ziemlich hoch. Welche Kriterien für die Anwendung und die Dosierung von Fettemulsionen würden Sie empfehlen? Genügen einfache Nierenfunktionstests oder würden Sie zum Beispiel raten, daß man stets ein fettinfusionsfreies Intervall von 6 h vor der morgendlichen Blutentnahme einhält und dann beobachtet, ob das Plasma lipämisch ist oder nicht?

THOMAS:
Ich glaube, man kann dabei flexibel vorgehen. Eine Möglichkeit hierfür wäre die Bestimmung der aktuellen Triglyzeridkonzentration in einer steady state-Situation, eine andere Methode wäre die, die Sie gerade erwähnten: Man stoppt die Fettinfusion eine bestimmte Zeit, bevor man untersucht, ob das Plasma mit Lipoproteinen überladen ist oder nicht. Unter diesen Voraussetzungen ist eine Messung des Trübungsgrades akzeptabel, weil das Plasma nach dem freien Intervall klar sein sollte.

SCHUSTER:
Stimmen Sie mit der Feststellung überein, daß der Kalorienbedarf durch Sedierung und verschiedene andere Maßnahmen entscheidend gesenkt werden kann?

WEIL:
Ja. Neuromuskuläre Blockade, mechanische Ventilation und Sedierung reduzieren die metabolischen Erfordernisse.

Eine Frage an Prof. LEE: Warum ist die Bestimmung der Ketonkörper gerade auch beim Fehlen einer Azidose wichtig?

LEE:
Ich glaube, wir gehen nicht ganz vom gleichen Standpunkt aus. Meine Frage zielte daraufhin ab, daß tatsächlich ein entscheidender Unterschied besteht zwischen einer Ketonämie - als physiologische Antwort auf eine Streßsituation - und einer Laktatämie gleicher Größenordnung ohne eine Laktatazidose, über deren Hintergründe man genau Bescheid wissen sollte.

Eine Gegenfrage: Sie haben verschiedene Korrelationen aufgestellt zwischen Alkalose und Mortalität, Hyperosmolarität und Mortalität und sogar kolloidosmotischem Druck und Mortalität. Diese Beziehungen müssen in enger Verbindung mit dem entsprechenden Krankengut gesehen werden. In dem Zusammenhang sollte aber auch erwähnt werden, daß es bei einem Myokardinfarkt oder bei schwerster Herzinsuffizienz gleichermaßen zu einer Azidose kommen kann. Deswegen kann ich mit Ihrer pointierten Herausstellung Ihrer Befunde, bezogen auf die Alkalose, nicht ganz konform gehen.

WEIL:
Mir geht es im wesentlichen um folgendes: Allgemein wird die Azidose immer als das größte Übel angesehen, wohingegen man eine Alkalose wie einen guten Freund betrachtet. Diese Klassifizierung ist meiner Meinung nach revisionsbedürftig.

LEE:
Sie sprechen über die Korrektur von hyperosmolaren Zuständen und erwähnen drei Patienten, die dialysiert wurden. Enthält Ihre Dialyselösung Glukose?

WEIL:
Ja, sie enthält 1,5 % Glukose. In der genannten Konzentration ist die Dialyselösung nahezu isoosmolar. Das Problem dieser Patienten ist nicht ein zu hoher Blutzuckerspiegel, sondern die erhöhte Harnstoffkonzentration, die die Hyperosmolarität noch begünstigt.

STEINBEREITHNER:
Wie hoch ist der Prozentsatz von Patienten mit solch extremen pH-Werten (pH >7,60), und könnten diese Werte nicht iatrogen hervorgerufen sein?

WEIL:
Ich glaube nicht, daß diese Werte iatrogen bedingt sind. Schwer-
kranke Patienten - und besonders solche mit starken Schmerzen -
hyperventilieren. Das führt zu einer respiratorischen Alkalose.
Bei einem großen Teil unserer Patienten kommt eine diuretikabe-
dingte metabolische Alkalose hinzu. Beide Faktoren zusammen führen dann zu der ausgeprägten Alkalose.

KILIAN:
Mit welchen Kenngrößen ist eine parenterale Ernährung zu über-
wachen bzw. ihr Erfolg oder Mißerfolg zu beurteilen?

WEIL:
Die Hauptkenngröße ist die Plasmaosmolalität. Daneben sind der
Laktatspiegel und der kolloidosmotische Druck von Bedeutung. Man
sollte jedoch nicht spezielle Tests für Einzelfunktionen heraus-
greifen, sondern stets den Gesamtaspekt im Auge behalten.

THOMAS:
Mir scheint die Stickstoffbilanz der beste Test für die Effek-
tivität einer parenteralen Ernährung zu sein.

LEE:
Das ist richtig. Man muß den Stickstoffbedarf ermitteln und natürlich in Zusammenhang damit auch den entsprechenden Energie-
und Elektrolytbedarf.

SCHUSTER:
Ist es wirklich die Alkalose, die die Patienten umbringt oder
ist die Alkalose nur ein prognostisches Zeichen?

WEIL:
Ich glaube nicht, daß eine Alkalose ein prognostischer Hinweis
ist, vergleichbar dem Laktatspiegel für eine fortschreitende
Gewebshypoxie. Die Alkalose korreliert nicht mit dem Blutlaktat-
spiegel. Sie tritt plötzlich auf und ist eigentlich auch nicht
in Korrelation zu einer bestimmten Grundkrankheit zu bringen.
Zur Klarstellung muß ich sagen, daß Patienten, die bei uns versterben, natürlich sehr viel häufiger eine Azidose aufweisen
als einen pH-Wert im Normbereich. Die Patienten jedoch, von denen ich in meinem Referat sprach, gehören zu einer ganz bestimmten Gruppe Herzkranker, denen es scheinbar gutgeht und die dann
ganz plötzlich versterben. Ich erinnere hier an Todesfälle auf
dem Operationstisch - experimentell wie klinisch beobachtet -,
die durch akute Hyperventilation verursacht wurden. Bekannter-
maßen führen abrupte starke PCO_2-Abfälle fast immer zum Kammer-
flimmern. Ich glaube also, daß es sich hier um einen plötzlichen
Tod handelt, bedingt durch kardiale Arrhythmien infolge Verschiebungen des pH-Gradienten. Wir vermuten - was wir allerdings bislang nicht nachweisen konnten-, daß dabei eine Art überschießender

adrenerger Mechanismus unter den Bedingungen einer Alkalose eine Rolle spielen könnte.

ROMMEL:
Ist der skin-fold-Test (Hautfaltentest) ein geeignetes Meßverfahren zur Kontrolle der künstlichen Langzeiternährung?

FEKL:
Kürzlich haben BUTTERWORTH und BLACKBURN darüber veröffentlicht und diese Methode als sehr sinnvoll beschrieben. Sie fanden eine gute Korrelation mit dem Blutalbumingehalt ($\underline{1}$, $\underline{2}$).

FRAGE AUS DEM AUDITORIUM:
Welchen diagnostischen und prognostischen Wert messen Sie dem Quotienten Urin-Plasma-Osmolalität zu?

WEIL:
Zunächst muß festgestellt werden, daß die Urinosmolalität nicht in Beziehung zu setzen ist mit der allgemeinen Lebensfähigkeit des Gesamtorganismus. Andererseits ist ein Anstieg der Urinosmolalität auf Werte, die das 1,5fache der Serumosmolalität betragen, ein guter Indikator für eine intakte Tubulusfunktion. Dies ist ein sehr guter und obendrein billiger Test für die Nierenfunktion.

THOMAS:
Bei sehr hohen Urinosmolalitätwerten muß man an zwei Dinge denken:
1. Es kann sich um eine generalisierte Dehydration handeln (normale Ausscheidung gelöster Teilchen bei verminderter Wasserausscheidung), oder
2. die andere Möglichkeit - von wesentlich größerer Bedeutung - ist die, daß es sich um eine normale Wasserausscheidung mit erhöhtem Anteil gelöster Bestandteile handelt, was auch zu einer Hyperosmolalität des Urins führt. Die rechtzeitige Erkennung eines solchen Zustandes ist natürlich besonders wichtig während einer parenteralen Ernährung, weil es sich dann um eine Überladung des Gesamtflüssigkeitssystems mit gelösten Bestandteilen handeln kann.

SCHUSTER:
Man kann das Problem der osmotischen Diurese bei drohender Niereninsuffizienz leicht beurteilen, indem man die freie Wasserclearance berechnet.

ALTHOFF:
Muß man bei einer Bedarfserstellung für einen Patienten das Idealgewicht oder das tatsächliche Ist-Gewicht berücksichtigen?

DICK:
Unter klinischen Bedingungen wird das aktuelle Körpergewicht als Bezugsgröße genommen. Besser wäre der Bezug zur Körperoberfläche bzw. zur metabolischen Umsatzrate.

LEE:
Das ist unbedingt zu unterstreichen. Das aktuelle Körpergewicht ist einfach zu messen und ein guter Anhaltspunkt.

FEKL:
Man darf dabei nicht nur an Über-, sondern muß vor allem auch an ein mögliches Untergewicht denken. Mit Prof. BÄSSLER sprach ich über einen extrem untergewichtigen Patienten von ca. 30 kg Körpergewicht, der die Mengen für einen 70 kg Patienten erhalten hatte. Man muß also unbedingt das aktuelle Körpergewicht berücksichtigen und nicht das "Normalgewicht", sonst gibt man - wie in dem erwähnten Fall - zuviel.

WEIL:
Ich wundere mich, daß man bisher mit Äußerungen über die Möglichkeit von Fettzufuhr als Energiequelle so zurückhaltend war.

DICK:
Ich habe diese Frage kurz angeschnitten. Sie kennen die kontroversen Standpunkte generell zur Fettsubstitution. Herr HALMAGYI hat dazu unlängst nachgewiesen, daß eine bereits durch parenterale Ernährung - ohne Fett - in einen günstigen Bereich geführte Stickstoffbilanz durch zusätzliche Gaben von Fett wieder verschlechtert wird (3). Unberührt davon bleibt die Zufuhr von essentiellen Fettsäuren unter speziellen Bedingungen.

LEE:
Bei unseren traumatisierten Patienten müssen wir als erstes den erforderlichen Stickstoffbedarf decken. In diesem Stadium dürfen wir die Energiezufuhr aber nicht in der gleichen Zusammensetzung wie im Normalzustand durchführen, denn der Posttraumatisierte kann Fette nicht in gleicher Weise wie ein normaler oder ein an einen Hungerzustand gewöhnter Patient verwerten. Hier muß also ganz deutlich zwischen einem an einen Hungerzustand gewöhnten Patienten und dem akut Traumatisierten unterschieden werden.

Literatur

1. BISTRIAN, B. R., BLACKBURN, G. L., HALLOWELL, E., HEDDLE, R.: Protein status of general surgical patients. J.A.M.A. 230, 858 (1974).

2. BUTTERWORTH, C. E., BLACKBURN, G. L.: Hospital malnutrition. Nutrition today, March/April, 8 (1975).

3. HALMAGYI, M.: Bilanzierte Substitutionstherapie durch Infusion bei schwerkranken, traumatisierten Patienten. Infusionstherapie 1, 473 (1973/74).

Klinische
Anästhesiologie und
Intensivtherapie

Band 5: Mikrozirkulation

Workshop April 1974
Herausgeber: F.W. Ahnefeld, C. Burri, W. Dick, M. Halmágyi
Unter Mitarbeit zahlreicher Fachwissenschaftler
126 Abb. 8 Tabellen. XI, 207 Seiten. 1974
DM 24,–; US $9.90   ISBN 3-540-06981-X

Band 6: Grundlagen der postoperativen Ernährung

Workshop Mai 1974
Herausgeber: F.W. Ahnefeld, C. Burri, W. Dick, M. Halmágyi,
Unter Mitarbeit zahlreicher Fachwissenschaftler
89 Abb. IX, 128 Seiten. 1975
DM 24,–; US $9.90   ISBN 3-540-07209-8

Band 7: Infusionstherapie II: Parenterale Ernährung

Workshop Dezember 1974
Herausgeber: F.W. Ahnefeld, C. Burri, W. Dick, M. Halmagyi,
Unter Mitarbeit zahlreicher Fachwissenschaftler
103 Abb. X, 214 Seiten. 1975
DM 28,–; US $11.50   ISBN 3-540-07288-8

Band 8: Prophylaxe und Therapie bakterieller Infektionen

Workshop Januar 1975
Herausgeber: F.W. Ahnefeld, C. Burri, W. Dick, M. Halmágyi
Unter Mitarbeit zahlreicher Fachwissenschaftler
65 Abb. X, 217 Seiten. 1975
DM 28,–; US $11.50   ISBN 3-540-07429-5

**Band 9: Indikation, Wirkung und Nebenwirkung kolloidaler
Volumenersatzmittel**

Symposium April 1975
Herausgeber: F.W. Ahnefeld, H. Bergmann, C. Burri, W. Dick,
M. Halmágyi, E. Rügheimer
Unter Mitarbeit zahlreicher Fachwissenschaftler
27 Abb. X, 103 Seiten. 1975
DM 24,–; US $9.90   ISBN 3-540-07464-3

Band 10: Notfallmedizin

Workshop April 1975
Herausgeber: F.W. Ahnefeld, H. Bergmann, C. Burri, W. Dick,
M. Halmágyi, E. Rügheimer
Unter Mitarbeit zahlreicher Fachwissenschaftler
109 Abb., 124 Tabellen. XIII, 386 Seiten. 1976
DM 48,–; US $19.70   ISBN 3-540-07581-X

**Band 11: Der Risikopatient in der Anästhesie.
1. Herz-Kreislauf-System**

Workshop November 1975
Herausgeber: F.W. Ahnefeld, H. Bergmann, C. Burri, W. Dick,
M. Halmágyi, E. Rügheimer
Unter Mitarbeit zahlreicher Fachwissenschaftler
49 Abb., X, 169 Seiten. 1976
DM 34,–; US $14.00   ISBN 3-540-07763-4

Die Bände 1 - 4 sind im J.F. Lehmanns Verlag München
erschienen

Preisänderungen vorbehalten

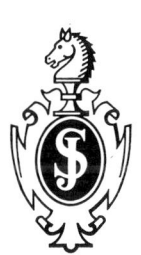

Springer-Verlag
Berlin
Heidelberg
New York

Klinische Anästhesiologie und Intensivtherapie

Band 12: Der Risikopatient in der Anästhesie.
2. Respiratorische Störungen

Workshop März 1976
Herausgeber: F.W. Ahnefeld, H. Bergmann, C. Burri, W. Dick,
M. Halmágyi, E. Rügheimer
Unter Mitarbeit zahlreicher Fachwissenschaftler
79 Abb., VIII, 240 Seiten. 1976
DM 38,–; US $15.60   ISBN 3-540-08039-2

Geplante Bände

Band 14: Technische Probleme in der Herstellung und Anwendung
von Infusionslösungen.

Workshop November 1976 in Bad Kreuznach

Band 15: Wasser-Elektrolyt-Säure-Basen-Haushalt.

Workshop Februar 1977 in Kassel

Band 16: Grundlagen der Ernährungsbehandlung im Kindesalter.

Workshop Mai 1977 in Riesensburg

Band 17: Lokalanesthesie

Fachschwester-Fachpfleger Anaesthesie-Intensivmedizin

Weiterbildung 1
Richtlinien, Lehrplan. Organisation

Von F.W. Ahnefeld, W. Dick, M. Halmágyi, Th. Valerius
XIII, 204 Seiten. 1975
DM 24,–; US $9.90   ISBN 3-540-07115-6

Weiterbildung 2
Praktische Unterweisung.
Intensivbehandlungsstation-Intensivpflege

Von. M. Halmágyi, Th. Valerius
67 Abb., IX, 120 Seiten. 1975
DM 24,–; US$9.90   ISBN 3-540-07213-6

Weiterbildung 3
Praktische Unterweisung.
Punktion. Injektion-Infusion-Transfusion. Gefäßkatheter

Von M. Halmágyi, Th. Valerius
60 Abb., VIII, 120 Seiten. 1976
DM 28,–; US $11.50   ISBN 3-540-07723-5

In Vorbereitung:
Weiterbildung 4
Sonden, Katheter, Drainage, Endoskopie

Von M. Halmágyi, Th. Valerius

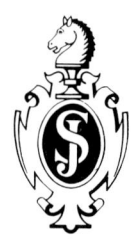

Springer-Verlag
Berlin
Heidelberg
New York

Preisänderungen vorbehalten